Remo Rittiner
Dr. Ingfried Hobert
Yogatherapie und ganzheitliche Medizin

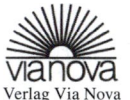
vianova
Verlag Via Nova

Remo Rittiner
Dr. med. Ingfried Hobert

Yogatherapie
und
ganzheitliche Medizin

Vorbeugen und Heilung
von Krankheiten

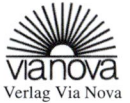

Verlag Via Nova

Wichtiger Hinweis:
Die in diesem Buch veröffentlichten Übungen wurden von den Verfassern und vom Verlag sorgfältig erarbeitet und geprüft. Eine Garantie kann dennoch nicht übernommen werden. Eine Haftung der Verfasser bzw. des Verlags für Personen-, Sach- und Vermögensschäden ist ausgeschlossen.

1. Auflage 2014

Verlag Via Nova, Alte Landstr. 12, 36100 Petersberg

Telefon: (06 61) 6 29 73

Fax: (06 61) 96 79 560

E-Mail: info@verlag-vianova.de

Internet: www.verlag-vianova.de / www.transpersonale.de

Umschlaggestaltung: Guter Punkt, München

Lektorat: Susanne Klein, Hamburg

Satz: Sebastian Carl, Amerang

Druck und Verarbeitung: Appel und Klinger, 96277 Schneckenlohe

ISBN 978-3-86616-302-7

Inhalt

Vorwort von Dr. Ingfried Hobert

Ich bin Arzt, und zwar ein Arzt, der in Deutschland studiert hat und all das, was man hier lernen kann, aufgesogen hat. Die Schulmedizin, die wir hier haben, ist weit entwickelt und wunderbar. Es gibt unglaublich viele Kollegen, die ich zutiefst bewundere, da sie ihr ganzes Wissen und ihren ganzen Elan einsetzen, um im Dienste der Menschen immer tiefer zu forschen. Und dennoch halte ich diese Form wissenschaftlicher Medizin für unvollständig und finde, dass sie lebensnotwendige Teile des Menschseins ausschließt.

Ich bin ein Reisender, der immer gerne auch noch an anderen Orten suchen und das über die Zeit gesammelte Heilwissen der Völker vermitteln möchte. Dieser Drang hat mich dazu gebracht, überall auf der Welt nach den medizinischen Geheimnissen anderer Kulturen zu suchen und sie mit der Schulmedizin, wie ich sie erlernt habe, zu verbinden. Dabei bin ich auf eine Art Schatztruhe wertvollen Heilwissens gestoßen und daraus ist schließlich das ganzheitsmedizinische Konzept entstanden, das ich in meiner Praxis anwende. Dieses Konzept hat in den letzten Jahren eine wichtige Bereicherung erfahren – durch ayurvedisches Yoga, genauer gesagt, durch Ayur Yoga.

Vor mehr als zehn Jahren habe ich in der Schweiz den Yogatherapeuten Remo Rittiner kennengelernt, der mich vom ersten Moment an mit seiner offenen, klaren und stets fröhlichen Art begeistert hat. Sofort wusste ich, dass dieser außergewöhnliche Mensch nicht nur etwas Besonderes für sich entdeckt hat, sondern auch in der Lage ist, es authentisch im Alltag zu leben. Als kürzlich seine Heiligkeit der 14. Dalai Lama nach langer Vorbereitungszeit meiner Einladung folgte und meinen Heimatort Steinhude am Steinhuder Meer besuchte, fiel mir auf , worin die beiden sich in besonderer Weise ähneln. Es ist ihre Offenheit gegenüber dem Leben, die sich in jenem bejahenden und herzlichen Lachen zeigt. Dieses zutiefst ehrliche Lachen, das schon so viele Herzen geöffnet hat und immer wieder Verbindung zwischen den Menschen schafft. Doch was braucht es, um so präsent und heiter zu sein und über sich selbst und das Leben lachen zu können? Und zwar in einer Weise, dass es Menschen ansteckt, in der Tiefe berührt und mitnimmt?

Dieses Buch soll auf diese und viele weitere Fragen Antwort geben und mit praktischen Übungen Türen öffnen, sodass wahrhaftige Berührungen mit dem Leben gelingen können. Remo Rittiner ist es Kraft seines Seins und Kraft seiner Liebe zu den Menschen gelungen, die Kernelemente des Ayurveda mit der Essenz des klassischen Yoga zu verbinden. Der von ihm entwickelte Ayur Yoga ist eine wahrhaft ganzheitliche Therapie- und Selbstheilungsform, die die wichtigsten Facetten des Menschseins berücksichtigt und damit Leben in seiner Gesamtheit erfasst. Inzwischen wird diese Form des Yoga in vielen Ländern der Welt von Menschen praktiziert, die die Verantwortung für ihr Leben selbst in die Hand genommen haben. Heute bin ich stolz darauf, Remo Rittiner zu meinen Freunden zählen zu dürfen und an seinem neuen Buch mit einigen Beiträgen aus meiner Praxis mitzuwirken. Noch nie zuvor hatten wir so viele wunderbare Möglichkeiten und so viel fernöstliches Wissen zur Verfügung, um unser Leben zu bereichern. Gerade mit dem heutigen Wissen auf dem Feld der Psychosomatik kann in enger Verbindung mit gezielten Körper- und Atemübungen Erstaunliches ausgelöst werden, denn alles, was wir brauchen, ist bereits in uns angelegt und wartet nur darauf, in Gebrauch genommen zu werden. Gesundheit und Heilung geschehen immer durch körpereigene Selbstheilungskräfte. Diese lassen sich stärken und lenken. So können wir durch bestimmte Denk-und Verhaltensweisen die Voraussetzungen schaffen, unter denen Heilung leichter gelingen kann.

Es ist uns sehr wichtig, in diesem Buch die psychosomatischen Verflechtungen und Ursachen verbreiteter Krankheitsbilder aufzuzeigen und dabei deutlich zu machen, welche Chance für unsere weitere Entwicklung im Verständnis der Zusammenhänge liegt. Dank der Weisheit unseres Körper können wir Signale und Botschaften empfangen, die uns neue Wege eröffnen können und uns deutlich machen, was wir in diesem Moment wirklich brauchen, um wieder in einer erfüllenden Verbindung mit uns und unserer Umwelt zu sein.

Die zu den einzelnen Themen dargestellten Übungen sind das Kernelement dieses Buches. Sie sind der Schlüssel, wenn es im nächsten Schritt darum geht, Blockaden zu lösen und das eigene System neu auszurichten. Die hier beschriebenen Körperübungen (Asanas) und Atemübungen (Pranayama) des Ayur Yoga stärken diesen Prozess mit positiven Impulsen. Sie helfen uns dabei, nicht nur körperliche, sondern auch geistige Verspannungen zu lösen. So können auf den verschiedensten Ebenen psychoemotionale Disharmonien ebenso wie neuromyologische Regulationsstörungen innerhalb des Muskelsystems ausgeglichen werden. Gleichzeitig ist unser neuronales System offen für transformatorische Prozesse und

Neuprogrammierungen. Wir sind also durch Ayur Yoga in der Lage, mittels starker Impulse alte Muster abzulösen und Neuausrichtungen im Gehirn zu verankern. Auch die erstaunlich effektiven Atemübungen fördern die Verbindung zwischen Innen- und Außenwelt und lassen uns mit jedem Atemzug verstärkt mit dem, was jetzt gerade ist, in Kontakt treten. Dieser freie Energiefluss fördert den Austausch und die Interaktion der Zellen und Organsysteme, sodass auf mehreren Ebenen eine Grundlage für die Harmonie von Körper, Atem und Geist geschaffen wird. Mit den Übungen des Ayur Yoga und dem Wissen über die – oder besser gesagt – den Einsichten aus den psychosomatischen Verflechtungen kann eine grundlegende Veränderung des Lebenskonzepts eingeleitet werden. Der Geist kann neu ausgerichtet und für neue faszinierende Möglichkeiten geöffnet werden. Psychosomatische Muster können durch Ayur Yoga transformiert werden. So öffnen sich neue Türen und bislang unbekannt Potenziale und Talente können erschlossen werden. So kann sich das entfalten, was von Natur aus angelegt ist.

Kapitel 1 · Einführung in ganzheitliche Medizin und Psychosomatik

Heilung ist möglich

Als der Dalai Lama 2013 Steinhude besuchte, begeisterte er und öffnete die Herzen Tausender Menschen. Es gab unvergessliche Szenen und Begegnungen im örtlichen Schulzentrum, wo er vor etwa tausend Schülern sprach, und ebenso geschah es wenige Stunden später auf der Steinhuder Badeinsel, wo er etwa viertausend Menschen in seinen Bann zog. Es waren gar nicht so sehr die Worte rund um das Thema Mitgefühl oder Toleranz und auch nicht die vielen Weisheiten, mit denen er seine Liebe zu den Menschen zum Ausdruck brachte, nein, es war die Essenz eines 78-jährigen Mannes, der aus einem „Angekommensein" und einer inneren Stärke heraus Worte von brillanter Klarheit fand. Seine „Lust" an Präsenz und Lebendigkeit öffnete die Herzen und ließ ihn Worte finden, die berührten und Verbindungen von Mensch zu Mensch knüpften. Immer wieder war ein lautloses und alle verbindendes Ja zu vernehmen. Zahlreiche Menschen aus verschiedenen Kulturen und mit verschiedenen Glaubensvorstellungen fühlten sich als ein großes „Wir" – wie eine große Familie miteinander verbunden. Die Luft knisterte geradezu, als der Dalai Lama seine Essenz versprühte und mit seinem berühmten herzhaften Lachen Samenfelder des Miteinanders und Füreinanders säte.

Ähnliche Begegnungen – natürlich in kleinerem Rahmen – kenne ich nur von meinem Freund Remo, der mich immer wieder mit seinem heiteren, vielsagenden Lachen berührt. Dieses Lachen empfinde ich als Ausdruck einer ehrlichen Fähigkeit, Lebendigkeit tatsächlich zu spüren und die Freude darüber auszudrücken. Genau hier liegt einer der großen Schlüssel zu einem sinnerfüllten und gelungenen Leben. Es geht nicht darum, hinter bestimmten Gurus herzulaufen, die Erleuchtung oder Erwachen versprechen, sondern

darum, Lebendigkeit im Hier und Jetzt tatsächlich zu spüren, wahrzunehmen, dass alles bereits da ist und wir nirgendwo hinmüssen, Verbindung zu spüren zu dem, was jetzt gerade ist.

In meiner Praxis beobachte ich täglich, wie schwer wir Menschen uns tun, Freude im Augenblick zu finden, die bunte Vielfalt des Lebens zu genießen, einfach da präsent zu sein, wo wir gerade sind, und von da aus Kontakt zu anderen Menschen zu knüpfen und befriedigende Beziehungen aufzubauen und nachhaltig aufrechtzuhalten. Ob freundschaftliche, geschäftliche, private oder familiäre Beziehungen, sie sind es, die unser Leben und unser Streben ausmachen und uns erfüllen. Ist unser Bedürfnis nach Verbindung befriedigt, so ist dies eine unerschöpfliche Quelle von Lebenskraft, ebenso wie es uns diese Kraft kostet, wenn wir mit den unterschiedlichsten Strategien vergeblich um Verbindung, Respekt, Liebe und Anerkennung buhlen. Geht Verbindung, verloren so fehlt etwas und der Körper weist darauf hin. Heilung wird möglich, wenn wir uns wieder mit der Quelle in uns verbinden.

Ayur Yoga – die kraftvolle Verbindung von Körper, Atem, Geist und gesunder Lebensführung

Die leicht nachvollziehbaren Meditationstechniken, Atem- und Körperübungen des Ayur Yoga lehren uns, ganz im Augenblick zu sein, die Kraft der Stille zu spüren und beides immer wieder in Leichtigkeit zu üben. Wir halten inne, um der Vorgänge in uns selbst gewahr zu werden und unsere Sinne zu schärfen – nach innen wie nach außen. Auf diese Weise verfeinern wir unsere Schwingungsfrequenz und erhöhen so unsere Achtsamkeit und Präsenz. Dies wiederum lässt uns tiefer eintauchen in das, was ist. So lassen wir uns ein auf ein Üben der leidenschaftlichen, staunenden Hingabe an das Leben. Eine Hingabe in der wir alles „sein lassen", in der Körper, Gefühle und Gedanken in der pulsierenden Präsenz des Augenblicks entspannen können. Es ist ein Weg zur Erfahrung der höchsten Wahrheit, der unser gesamtes sinnliches, emotionales und intellektuelles Potenzial einbezieht und uns immer deutlicher spüren lässt, was nicht stimmt und was wir wirklich brauchen. Mit Hilfe des Ayur Yoga können psychosomatische Muster transformiert und der Geist neu ausgerichtet werden. Ein Grundverständnis für die psychosomatischen Zusammenhänge ist daher sehr hilfreich. Anhand einiger Beispiele von häufigen Krankheitsbildern der heutigen Zeit werden wir im dritten Teil die psychosomatischen Zusammenhänge verdeutlichen und eine Reihe hilfreicher Maßnahmen und Übungen anbieten.

Ganzheitliche Psychosomatik

Viele menschliche Probleme haben ihre Ursache weniger in den äußeren Lebensbedingungen als in der Unruhe des eigenen Geistes und dem fehlenden seelischen Gleichgewicht.

Dalai Lama

Ganzheitsmedizin betrachtet den Menschen nicht nur als eine Ansammlung von Organen, sondern sieht ihn eingebunden in ein buntes Geflecht aus ökologischen, ökonomischen, sozialen und psycho-emotionalen Faktoren. Die ganzheitliche Psychosomatik erweitert diese Sichtweise indem sie auch feinstofflich-energetische Vorgänge im sozialen und spirituellen Kontext einbezieht. Dabei basiert ihr Verständnis auf einer Reihe von Naturgesetzen, wie sie in der hermetischen Philosophie erstmals beschrieben wurden. Allen voran stehen die Gesetze der Resonanz und Polarität.

Ob äußeres Glück und Erfolg oder innere Einsicht, Erkenntnis und spirituelles Wachstum – wir allein formen aus unserer inneren Haltung, unserem Bewusstsein heraus die dazu in Resonanz gehende Realität. Dies geschieht – ob wir es wollen oder nicht – mit unseren lichtvollen Seiten genauso wie mit unseren Schattenseiten. Nur allzu oft passiert es, dass wir uns in Gedanken verwickeln, die uns aus unserer Mitte herausreißen. Einer unsichtbaren Regenerationskraft haben wir es zu verdanken, dass unser System in solchen Fällen mit Signalen und Symptomen reagiert, so als wollte es uns rechtzeitig auffordern, hinzuschauen, um zu erkennen, was uns wirklich fehlt.

Heilung ist Selbstheilung

Jede Form der Heilung ist letztlich Selbstheilung. Lebende Systeme sind in der Lage, Selbstorganisationsprozesse in Gang zu setzen. Selbstorganisation hängt jedoch vor allem von den Bedingungen ab, in denen die Selbstorganisation stattfindet. Hier stellt sich die Frage, was für Bedingungen Menschen brauchen, damit Selbstheilungskräfte aktiviert werden können. Was für Kräfte sind es, von denen wir Unterstützung erfahren? Wie fühlen sich diese Kräfte an und woher kommen sie?

Lebensenergie

Lebendigkeit, Ausstrahlung, Frohsinn, Gelassenheit, innere Stärke, Mut, Freude, Begeisterung und Leidenschaft weisen auf einen gleichmäßigen Fluss unserer Lebensenergie hin. Der Mensch[1], dessen Lebensenergie so fließt, hat einen klaren, festen Blick, leuchtende Augen, eine starke, deutliche Stimme, einen festen Händedruck und ein bestimmtes, präsentes Auftreten. Sein Abwehrschild, das Immunsystem, ist intakt. Er ist kompromisslos lebensbejahend, authentisch und mit sich und der Welt im Einklang. Er ist dort präsent, wo das Leben gerade stattfindet. Sein Leben ist im Fluss, er ist in seiner Mitte, in seinem Element.

---

1 Aus Gründen der besseren Lesbarkeit haben wir in diesem Buch auf die gesonderte Nennung der weiblichen Form verzichtet. Leserinnen sind hier selbstverständlich auch angesprochen. Das Gleiche gilt für die Nennung von Lehrern, Therapeuten, Ärzten etc. Auch hier sind jeweils die Lehrerinnen, Therapeutinnen, Ärztinnen etc. mitgemeint.

Quellen der Energie

Diese Lebenskraft (Prana) wird insbesondere aus zwei Hauptquellen genährt: der ererbten Konstitutionsenergie und der erworbenen Energie. Diese setzt sich neben vielen anderen Faktoren in erster Linie zusammen aus:

- Energie aus gesunder und naturgemäßer Nahrung
- Energie aus der intakten Familienstruktur und befriedigenden sozialen Beziehungen
- Energie aus dem Kontakt zur Natur
- Energie aus Liebe, Leidenschaft, Begeisterung und Freude für das, was man tut und wer man ist
- Energie aus dem Gefühl der Selbstachtung und Selbstwertschätzung, verbunden mit der Gewissheit, auf dem richtigen Lebensweg zu sein (Erfüllung)
- Energie aus Dankbarkeit und Akzeptanz der Gegenwart und Vergangenheit
- Energie aus Zeit für die Erfüllung wirklicher Herzenswünsche

Es liegt in unserer Hand, diese Quellen zu nutzen und unser Denken und Handeln aus diesem Wissen heraus auszurichten. So können wir uns all den Faktoren zuwenden, die unsere Energiebatterien auffüllen und damit unser Leben bereichern. Genauso sind wir auch eingeladen, all die energieraubenden und damit lebenseinschränkenden Faktoren einer genauen Prüfung zu unterziehen. Einfach ausgedrückt hat jede unserer fünf „Körperbatterien" (bzw. Funktionskreisläufe= die fünf Elemente Holz, Feuer, Erde, Metall und Wasser) einen „Reservebereich". Geraten wir in die Reserve, indem wir mehr Energie verbrauchen, als wir in der Lage sind, wieder aufzufüllen, dann haben wir die gleiche Situation wie am Armaturenbrett des Autos. Ein Warnlämpchen geht an. Es ist ein Signal, das uns auffordert, stehen zu bleiben und hinzuschauen. So können wir zu Einsichten kommen und Entscheidungen treffen, die unsere Lebenssituation dahingehend verändert, dass wir wieder eine volle Batterie haben.

Energieräuber

Viele Lebensumstände schwächen unser System, kosten Kraft und stören unser Gleichgewicht. Wenn ein Ungleichgewicht entsteht, reagiert unser Körper darauf mit Signalen und Krankheiten. Wie alle Phänomene der bedingten Existenz sind auch alle Krankheiten das Produkt von Ursachen und Bedingungen. Unwissenheit oder Unbewusstheit spielen dabei eine wichtige Rolle. Nach dem Gesetz von Ursache und Wirkung entsteht Krankheit nicht zufällig aus sich selbst heraus, sondern ist auf eine oder mehrere Ursachen zurückzuführen. Diese gilt es zu erkennen und auszuschalten. Dann wird Heilung überflüssig, denn dies beinhaltet bereits die Heilung. Die tibetische Medizin geht so weit, zu sagen, dass Krankheiten, deren Ursachen in sichtbar falschem Verhalten liegen, eigentlich gar nicht behandelbar sind und daher auch von Ärzten nicht behandelt werden dürfen.

Innere und äußere Faktoren können das feine Gleichgewicht stören und damit Krankheiten auslösen:

Innere Faktoren:
- Falsches, einschränkendes Denken (z. B. Egoismus, Gier)
- Die Emotionen Wut, Sorgen, Angst, Trauer, Freudlosigkeit
- Falsches Handeln (z. B. zu wenig Bewegung, Schlaf, Entspannung)
- Unbewusstes Leben in äußeren Ablenkungen
- Fehlende Selbstliebe und mangelnder Respekt
- Fehlende Selbstwahrnehmung
- Nichtbeachtung lebensnotwendiger Bedürfnisse
- Alter und Konstitution
- Karmabedingte (d. h. genetisch bedingte) Krankheiten

Äußere Faktoren:
- Ernährung
- Umwelteinflüsse (auch Nikotin, Medikamente, Giftstoffe, Elektrosmog, Lärm, Umweltgifte etc.)
- Biologische Faktoren (z. B. Viren, Bakterien, Pilze)
- Klimatische Faktoren (z. B. Hitze, Kälte, Feuchtigkeit, Wind)
- Kosmische Einflüsse (z. B. Sonne, Strahlung,)

Blockaden im Energiefluss durch Nichtbeachtung von Bedürfnissen

Schauen wir in die Tiefe der ganzheitlichen Psychosomatik, so stoßen wir auf Urbedürfnisse, die bei allen Menschen gleich sind und sich nur in ihrer Rangfolge je nach Alter und Lebensumstände voneinander unterscheiden. Diese menschlichen Grundbedürfnisse sind tief im Zellbewusstsein verankerte Kräfte, die wir als Motor unseres Lebens bezeichnen können. Sie sind der Grund, warum wir auf die Welt kommen, und ebenso sind sie die treibende Kraft, die uns morgens aus dem Bett steigen lässt. Es ist der Hunger nach Leben und Erfahrung, der sich uns täglich in seinen verschiedenen Facetten zeigt. Auf neurophysiologischer Ebene ist es ein „Synapsen-Hunger", der gesättigt werden will. So liegen jeder unserer Handlungen Bedürfnisse zu Grunde, die nach Erfüllung suchen. Und das ist so in Ordnung. Diese Bedürfnisse wollen nicht abgeschnitten oder wegmeditiert, sondern nur wahrgenommen werden.

Auf der körperlichen Ebene ist es das Bedürfnis nach Sauerstoff, das uns atmen lässt. Hunger und Durst treiben uns an, Strategien zu entwickeln, damit wir uns etwas zu essen und zu trinken beschaffen und dies auch zu uns nehmen. Bleibt das Bedürfnis nach Nahrung unbefriedigt, kommt es zu einer Stauung des Energieflusses. Hungergefühl und schließlich Bauchschmerz machen darauf aufmerksam, dass ein wichtiges Bedürfnis nach Befriedigung sucht. Auch alle anderen unbefriedigten Bedürfnisse bringen unangenehme Gefühle hervor. Je mehr wir mit unseren Gefühlen verbunden sind, umso gleichmäßiger fließen die Energieströme. Bemerkenswert ist, dass oft schon die Wahrnehmung und Würdigung eines Gefühls Erleichterung schafft. Wenn wir jedoch z. B. durch bestimmte Erziehungsmuster verlernen, unsere Gefühle wahrzunehmen und auszudrücken, entfremden wir uns von uns selbst. Es kommt zu einem Gefühlsstau (eine Stauung des Prana oder Qi wird in der Ganzheitsmedizin gleichgesetzt mit Krankheit). Ausgeprägte Rationalität und Orientierung an Normen und Verhaltensmustern, die von außen kommen, sowie Gewohnheiten und Glaubenssätze verhindern die Verbindung zu unserem Innern. Die Selbstwahrnehmung ist reduziert. Die Wahrnehmung unserer selbst und der Außenwelt schafft Verbindung. Im Austausch und der Verbindung mit der Umwelt entsteht Fülle. Dies generiert Kraft und fördert damit das Leben. Reduzierte Wahrnehmung hingegen schränkt Leben ein und richtet sich gegen die Evolution. Fehlt das Bewusstsein für diese Vorgänge, dann drängt es uns nach Ersatzbefriedigungen, denn wir suchen verstärkt im Außen, wenn uns im Innern der Halt bzw. die Verbindung fehlt.

Unangenehme Gefühle sind Wegweiser zu unseren unbefriedigten Bedürfnissen bzw. zu den Bedürfnissen, von denen wir glauben, sie seien unbefriedigt. (Glauben Sie nicht alles, was Sie denken!) Sie zeigen uns, dass ein Bedürfnis in der Prioritätenliste ganz nach oben gerückt ist und nach Beachtung ruft. Die jeweils „hungrigsten" Bedürfnisse setzen sich durch und motivieren uns, hinzuschauen und sie als solche zunächst einmal wohlwollend wahrzunehmen. Es geht darum, gewahr zu sein, dass da etwas in uns lebendig ist, das gesehen werden will. Die Wahrnehmung und Akzeptanz dessen, was sich da zeigt, ist einer der großen Schlüssel zu einem gelungenen und erfüllten Leben. Wir werden aufmerksam auf Bedürfnisse, die wir staunend betrachten können; andere wollen „beschmunzelt" werden und bei wiederum anderen sind wir eingeladen, zu grinsen oder gar zu lachen. Entscheidend ist, dass nicht jedes Bedürfnis in gleicher Weise oder unbedingt sofort befriedigt werden muss. Etwas zu sehen und zu verstehen und ihm Achtung und Respekt zukommen zu lassen, reicht in den meisten Fällen bereits aus. Wir können uns aber auch auf die Befriedigung der Bedürfnisse stürzen und eine Strategie anwenden, um sie zu sättigen. Während Bedürfnisse Teil des Menschseins sind, sind die Strategien, die wir anwenden, um sie zu befriedigen, unterschiedlich. Sie können uneffektiv sein, Kraft kosten und auf verschiedenen Ebenen sehr kostspielig sein. Sie können aber auch so gestaltet sein, dass alle Beteiligten mehr Spaß dabei haben.

Werden Bedürfnisse nicht beachtet oder gar unterdrückt, weil Mut und Kraft zur Veränderung fehlen, kommt es zu Blockaden im Energiefluss. Diese werden über Symptome spürbar und sind über verschiedene feinstoffliche Diagnosemethoden, wie zum Beispiel die chinesische und tibetische Pulsdiagnose, messbar. So lässt sich das Frühstadium von Krankheiten anzeigen. Gelingt es nicht, die Blockaden vorbeugend zu lösen, läuft das Fass irgendwann über. Die Stauung entlädt sich nach außen spürbar als Krankheit, Leben wird eingeschränkt.

Grundbedürfnisse und ihre Zuordnung zu den Fünf Elementen

Verschiedene Gruppen menschlicher Grundbedürfnisse bestimmen unser Denken, Handeln und damit unser Leben. Unser Umgang und unsere Wahrnehmung mit diesen „Lebendigkeiten" in uns bestimmen auch unsere Gesundheit. Geraten Grundbedürfnisse „ins Minus", baut sich eine Blockade im Energiefluss einer der fünf Energiesysteme (bzw. der Fünf Elemente) auf.[2] So sind jeder der im Folgenden genannten Bedürfnisgruppe eines der Fünf Elemente und genau definierte Organsysteme zugeordnet, die sich melden, wenn Bedürfnisse über längere Zeit unbefriedigt bleiben.

Körperliche Grundversorgung

Luft, Wasser, Nahrung, Bewegung, Gesundheit, Unterkunft, Sexualität, Ruhe/Entspannung, körperliche Nähe (spiegelt sich in allen Fünf Elementen)

Verbindung

Harmonische Beziehungen, Verbundenheit, Verständnis, Respekt, Wertschätzung, Anerkennung, Zugehörigkeit/Gemeinschaftlichkeit, ehrliches Feedback, Zuwendung und Geliebtwerden, Vertrauen, menschliche Wärme und Zärtlichkeit, Unterstützung (Element Erde: u.a. Brust, Magen, Darm)

Freiheit und Selbstbestimmung

Unabhängigkeit, Integrität, Authentizität, Kreativität, Weiterentwicklung, Abwechslung, Selbstverwirklichung (Element Holz: u.a. Leber, Galle, Muskeln, Hals, Augen)

Sicherheit

Ordnung, Struktur, Vertrauen (Elemente Wasser und Metall: u.a. Knochen, Niere)

Lachen, Spielen, Feiern

Siege, Erfolge und Träume feiern, Entspannung, Unterhaltung, Abwechslung, Abenteuer, Spiel, aber auch Verluste, Abschiede (Element Feuer: u.a. Herz)

Spiritualität, einen Beitrag leisten

Sich zur Bereicherung des Lebens um das Wohl anderer kümmern, das Überleben sichern, helfen, sich kümmern, Nachhaltigkeit, soziale Verantwortung für Kranke, Leidende, Kinder und Alte mittragen, schöpferische Entfaltung von angelegten Potenzialen, dankbares Erkennen, Schönheit, Harmonie, Inspiration,

Sinnhaftigkeit, Frieden, Klarheit, Bewusstheit, geistige Orientierung (Element Feuer: u.a. Herz, Blutdruck)

Die Gesundheitspyramide – der Körper als Spiegel des Bewusstseins

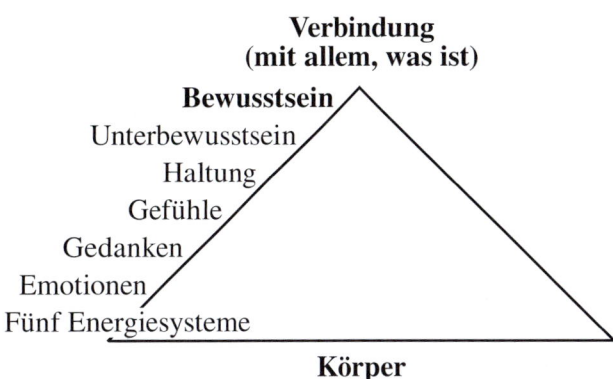

Unser Bewusstsein formt, durchdrungen von vielen unbewussten Einspeicherungen (z. B. unserer Lebensgeschichte mit all ihren Berührungen und Erschütterungen), unsere innere Haltung. Sie entsteht fast automatisch aus der Verdichtung der gemachten Erfahrungen und mitgebrachten Instinkte. Diese Prägung löst sich immer mehr vom eigentlichen Bewusstsein. Unbewusst kann so Leben „abgelebt" werden. Im Austausch mit unserer Umwelt entstehen Gefühle. Diese können angenehm oder unangenehm sein. Sie zeigen uns, was wir brauchen und was wir nicht brauchen. Sie lassen uns im Zusammenspiel mit unserer inneren Haltung Denkmuster entwickeln. So formen sich Gedanken. Diese wiederum können die Gefühle anheizen, sodass sie in Bewegung geraten und wie Tsunamis durch die Energiebahnen rauschen. Gefühle in Bewegung nennen wir Emotionen. Diese heizen das energetische System an, und dies drückt sich wiederum im Körper aus, kommt in die Sichtbarkeit. Der Körper wird so zu einem Spiegel dessen, was unsere Gedanken machen aus dem, was uns aus Haltung und Bewusstsein durchdringt. In diesen Prozess können wir nicht nur mit der Kraft unserer Gedanken eingreifen, sondern z. B. auch durch feinstoffliche Übungen aus dem Ayur Yoga.

---

2 Siehe dazu: Dr. Hobert, *Körperbewusstsein und Zellintelligenz*, Crotona 2011.

Veränderung und Selbstreorganisation sind möglich

Die größte Entdeckung jeder Generation liegt darin, dass die Menschen ihr Leben ändern können, indem sie ihre Geisteshaltung ändern.

Albert Schweitzer

Wie niemals zuvor steht uns ein umfangreiches, breites, von Menschen aller Zeiten und Kulturen zusammengetragenes Wissen rund um das Heilwerden zur Verfügung. Wir sind eingeladen, hinzuschauen und Erkenntnisse zu finden und Entscheidungen zu treffen. Unser Körper ist in wundersamer Weise in der Lage, Selbstorganisationsprozesse in Gang zu setzen. Jede Form der inneren Heilung ist somit Ausdruck einer uns innewohnenden Selbstheilungskraft. Medizinische Maßnahmen, seien sie auch noch so modern, können diesen Prozess nur unterstützend begleiten. Der Hauptanteil der Selbstorganisation hängt jedoch vor allem von den Bedingungen ab, in denen die Reorganisation bzw. Heilung stattfindet. Hier können wir entscheidend eingreifen, indem wir Rahmenbedingungen schaffen, in denen Heilungsprozesse gelingen können. Dies gelingt besonders dann, wenn der Patient zu zwei großen Schritten bereit ist, die bei Weitem nicht so selbstverständlich sind, wie sie im ersten Moment erscheinen:

1. Die Entscheidung, wirklich gesund werden zu wollen
2. Die Bereitschaft, dafür etwas zu tun

Dieser Wille zur Gesundheit ist eine innere Kraft. Diese Kraft verstärkt sich durch eine Haltung der Zuversicht und der Erwartung, dass das Beste immer noch kommt. Haltungen sind nicht angeboren, sondern werden im Laufe des Lebens erworben – sie sind das Resultat von Erfahrungen und Wahrnehmungen. Diese Erfahrungen verdichten sich und werden in der präfrontalen Gehirnrinde verankert. Unsere Haltungen bestimmen darüber, was wir beachten und nicht beachten, wie wir denken, handeln, fühlen, was wir glauben und nicht glauben. Deshalb sind wir grundsätzlich aufgefordert, nicht das Verhalten, sondern die Haltung, die das Verhalten beeinflusst, einer grundlegenden Änderung zu unterziehen. Gefühlsnetzwerk und Wahrnehmungsnetzwerk werden miteinander verkoppelt, das heißt, Gefühle beeinflussen auch, was und wie wir wahrnehmen (und umgekehrt).

Wenn bestimmte Gefühle immer wieder gemeinsam mit bestimmten Wahrnehmungen auftauchen, entstehen daraus Haltungen. Haltungen können verändert werden, indem wir neue Erfahrungen machen. Neue Erfahrungen, die den Raum des Gewöhnlichen verlassen, haben großen Einfluss auf unser System. Sie können Grundsätzliches verändern. Besondere Kraft haben Veränderungen, die mit Emotionen von Freude, Leidenschaft und Begeisterung einhergehen. Sie können unser System radikal verändern.

Solche Erfahrungen können in der äußeren Welt der Abwechslungen gemacht werden oder aber auch im Innern. Dabei zeigt sich unsere Welt als Spiegel unseres Selbst und ist damit ständigen Veränderungen und Anpassungen unterworfen, die ganz eigenen Gesetzmäßigkeiten unterliegen. Diese Lebensgesetze rund um Polarität, Schatten und Resonanz finden in allen Kulturen ihren Niederschlag. Sei es in alten Volksweisheiten, philosophischen Überlieferungen oder in den Schriften der großen Religionsgründer. Sie alle beschreiben das Spiel des Lebens und die goldenen Regeln, die es möglich machen und die uns oft auch verzweifeln lassen. Doch wer die Spielregeln kennt und beherrscht, spielt dieses Spiel erfolgreicher und hat mehr Freude daran. In vielen Kulturen erforschen Menschen seit Jahrtausenden diese Gesetzmäßigkeiten, mit dem Ziel, Einsichten an ihre Nachkommen weiterzugeben.

Aufstehen, Hinschauen und Entscheidungen treffen

Wenn wir erkennen, dass etwas nicht stimmt, haben wir alle Werkzeuge in der Hand, um wieder ein Gleichgewicht herzustellen. Vorab sind wir jedoch eingeladen, uns die folgenden Fragen zu stellen und eine bewusste Entscheidung zu treffen:

- Bin ich bereit, innezuhalten?
- Bin ich bereit, hinzuschauen?
- Bin ich bereit, das, was ich sehe, anzunehmen und zu akzeptieren?
- Bin ich bereit für Heilung und Weiterentwicklung?
- Bin ich jetzt wirklich bereit, eine Entscheidung zu treffen, die mein Leben verändert?
- Bin ich bereit, meine Einsichten in mein Leben zu integrieren und in praktische Handlung umzusetzen?

Ayur Yoga – Heilung durch Gewahrsein und Transformation

Der Mensch erkrankt, wenn er langfristig einzelne Teile seines Körpers, seiner Psyche oder seiner Erinnerungen aus der Wahrnehmung verdrängt oder diese ablehnt. Man könnte diesen Vorgang der Wahrnehmungsverweigerung auch als innere Intoleranz bezeichnen. Das Leugnen und Verdrängen dessen, was ist, führt zu Blockaden im Energiefluss. Wenn der Austausch mit der Umwelt versiegt, wenn innerer Widerstand gegen die Realität das tägliche Feld bestimmt, dann gerät der Körper in Spannung. Diese Spannung sucht nach Entladung. Jedes Symptom, jede Krankheit ist zugleich jedoch auch eine Chance, um hinzuschauen, zu erkennen und Veränderungen einzuleiten. Beim Erforschen dieser Prozesse landen wir sehr schnell bei unseren Gedanken. Vielen unserer Symptome und Krankheiten liegen „lebenseinschränkende" Gedanken zu Grunde. Das können zum Beispiel negative Glaubenssätze sein, die Trennung hervorrufen und uns kleiner machen, als wir sind. Selbstzweifel, Mangel an Bewusstsein für das wirkliche Selbst und vor allem Mangel an Selbstliebe sind die großen einschränkenden Felder, die wir immer wieder aufbauen. „Als ich mich selbst zu lieben begann, da …" – so beschreiben viele Erwachte den Moment, in dem sich ihr Leben grundlegend änderte.

Um uns jedoch selbst lieben zu können, brauchen wir zunächst Verbindung zu diesem Selbst.

Ayur Yoga beschreibt die unterschiedlichen Wege zur Begegnung mit uns selbst. Dabei können die unterschiedlichen Organsysteme mittels unterschiedlicher „Verbindungsübungen" beeinflusst werden. Befindungsstörungen und Krankheiten entstehen aus unterschiedlichen inneren Haltungen heraus. Diesen Haltungen liegen Bewusstseinsfelder und Bedürfnisse zu Grunde. Hier spielen unsere Gedanken eine entscheidende Rolle, weshalb man in der tibetischen Heilkunde auch zu dem Schluss gekommen ist, dass „trennende Gedanken" die häufigste Krankheitsursache darstellen.

Nur der Kontakt mit unserer wahren Natur, mit dem, was tatsächlich in uns angelegt ist, kann unsere rastlose Suche beenden. Es geht darum, diesen Kontakt mit unserem Wesenskern – jenseits der erworbenen Konditionierungen – wiederzufinden. Dieser Kontakt ermöglicht einen klaren Raum, in dem jeder Einzelne sich nach innen wenden, die verschiedenen Schichten seines Wesens erforschen und sich mit einer tieferen, wahrhaftigeren Realität seiner selbst verbinden kann. Dadurch wird eine Haltung der Präsenz, der entspannten Offenheit und des inneren Gewahrseins möglich, die zu tiefer körperlicher und seelischer Selbstentfaltung führen kann.

Kapitel 2 · Krankheit und Heilung aus der Sicht des Yoga

Ganzheitliche Gesundheit ist laut der Weltgesundheitsorganisation WHO ein Zustand vollkommenen körperlichen, geistigen und sozialen Wohlbefindens. Sie ist Ausdruck eines optimalen Gleichgewichts von verschiedenen Eigenschaften und Funktionen der Systeme in Körper und Geist. Die Aufrechterhaltung eines Gleichgewichtszustandes in einem offenen, dynamischen System wird auch Homöostase genannt. Dieser Begriff aus dem Griechischen bedeutet wörtlich „Gleichstand". Gesundheit ist, wie oben schon erwähnt, aber auch abhängig von unserer Beziehung mit uns und unser Umwelt. Folgende Faktoren spielen eine wichtige Rolle für ganzheitliche Gesundheit:

• Geistige Verfassung und Bewusstheit
• Beziehung mit sich und der Umwelt
• Bewegung
• Atmung
• Ernährung
• Lebensweise und Gewohnheiten
• Umwelteinflüsse, toxische Belastungen
• Veranlagung und Konstitution

Wenn wir diese Faktoren betrachten, wird uns klar, dass es wichtig ist, in den verschiedenen Bereichen achtsam zu sein und das Bestmögliche für unsere Gesundheit zu tun, damit die verschiedenen Systeme in einem gesunden Gleichgewicht sind. Wenn dieses Gleichgewicht gestört ist, versuchen all unsere Systeme wieder die Balance herzustellen. Durch Symptome und Krankheiten erhalten wir dann Warnsignale des Körpers und Geistes darüber, dass wir aus dem Gleichgewicht gekommen sind. Dabei beginnen die Botschaften des Körpers meist relativ harmlos mit einem Gefühl des Unwohlseins. Wenn diese Botschaften nicht beachtet werden, folgen dann meist Störungen und eine Verstärkung verschiedener Symptome, bevor schließlich eine Krankheit ausbricht. Chronische Krankheiten haben meist eine längere Vorgeschichte und sind durch verschiedene Faktoren beeinflusst, die zum Ungleichgewicht geführt haben. Im Grunde genommen bietet uns jede Störung und jede Krankheit eine Chance, herauszufinden, was uns aus dem Gleichgewicht gebracht hat und wie wir wieder in unsere Mitte kommen können. Ursachen von Krankheiten sind meistens auf verschiedene Gründe zurückzuführen. Die Summe von ungesunden Faktoren und die Hauptursachen des Ungleichgewichts zu erkennen setzt ein großes Wissen und eine ganzheitliche Sicht des Arztes und Therapeuten voraus. In meiner langjährigen Arbeit als Yogatherapeut bin ich vielen Menschen begegnet, die durch die unterschiedlichen Diagnosen von Ärzten und Therapeuten sehr verunsichert waren. Diese Verunsicherung kann die Heilkräfte stark vermindern. Natürlich schaut jeder Arzt und jeder Therapeut aus seiner Sicht, und so kommt es dann, dass zum Beispiel Schmerzen im unteren Rücken verschieden diagnostiziert werden können, wie im folgenden Fall:

• Der Schulmediziner sieht in der Magnetresonanztomographie (MRT) einen Bandscheibenvorfall im Bereich des vierten und fünften Lendenwirbels (L4 und L5).
• Der Manualtherapeut findet starke Verspannungen in der Hüftbeugemuskulatur (Iliopsoas), der Bauch- und Gesäßmuskulatur und sieht darin die Ursache der Rückenschmerzen.
• Die Osteopathin findet eine Organsenkung der Blase und eine starke Verspannung im Dickdarmbereich.
• Der chinesische Arzt findet eine Nierenschwäche und eine Störung des Blasen-Gallen-Meridians.
• Der Orthopäde findet eine Beinlängendifferenz und sieht in der ungleichen Fußbelastung die Ursache der Rückenschmerzen. Die Physiotherapeutin sieht eine Skoliose im unteren Rücken und muskuläre Dysbalancen als die Ursache der Schmerzen.
• Der Ayurveda-Arzt sieht eine Vata-Störung (Störung des Luftelements) im Dickdarmbereich und

geistige Unruhe als die Ursache der Rückenschmerzen.

- Die Ernährungsberaterin stellt eine starke Übersäuerung des Körpers fest, die zu den Rückenschmerzen geführt hat. Der Psychotherapeut sieht in den existenziellen Ängsten und der großen beruflichen Anspannung die Hauptursache der Beschwerden.

Bei der Anamnese in der Ayur-Yoga-Therapie stelle ich dann bei einem solchen Fall von Rückenschmerzen beispielsweise Folgendes fest:

- Fehlbelastung der Füße (Knick- und Senkfuß)
- Beckenschiefstand
- Skoliose im unteren Rücken
- Gas und Luft im Dickdarmbereich
- Erhöhte Empfindlichkeit im Bereich von Nieren, Gallenblasen und Dickdarm
- Muskuläre Verspannungen im Becken und im Bereich von Hüfte, Gesäß, Bauch und Rücken
- Schmerzen im Rücken und im Hüftbereich
- Ungesunde Bewegungsmuster (staucht den unteren Rücken beim Vorbeugen)
- Ungesunde Haltung (Hyperlordose)
- Blockierte Diaphragmen in den Bereichen von Füßen, Becken und Zwerchfell
- Verstopfung und Hämorriden
- Kurze und blockierte Ausatmung
- Übersäuerung und ungesunde Ernährungsweise
- Vitaminmangel
- Existenzielle Ängste und Unsicherheitsgefühle
- Hohe berufliche Anspannung und Unzufriedenheit in dieser beruflichen Anspannung
- Einsamkeitsgefühle in der Partnerschaft und Spannungen in der Sexualität
- Schlafstörungen und Müdigkeit
- Nervosität und Gereiztheit

Anhand dieses Beispiels können wir sehen, dass möglicherweise die verschiedenen Diagnosen der einzelnen Therapeuten und Ärzte alle ihre Berechtigung haben. Die verschiedenen Sichtweisen und Diagnosen können uns helfen, die Ursachen, die zum Symptom Rückenschmerz geführt haben, ganzheitlich zu erkennen. Krankheiten und deren Symptome sind meistens die Summe von ungesunden Verhaltensweisen, Gesundheit meist die Summe von gesunden Verhaltensweisen. Durch eine möglichst umfassende Abklärung der Krankheitsursachen haben wir die Möglichkeit, genau zu erkennen, wie wir die Heilung durch positive Impulse wirksam unterstützen können. Während meiner langjährigen Tätigkeit als Yogatherapeut konnte ich immer wieder beobachten, dass die Heilung von Krankheiten einfacher ist, wenn die Menschen auf verschiedenen Ebenen positive Handlungen und Impulse in den Alltag integrieren. In dem oben angeführten Fall können wir die Fehlbelastungen und ungesunden Körpermuster, die verspannte Muskulatur, den Beckenschiefstand, die Skoliose, blockierte Diapraghmen und die Verstopfung zum Beispiel durch achtsam ausgeführte Körperübungen (Asanas) und durch Atemübungen positiv verändern. Mit einer Muskelfunktionstherapie können wir muskuläre Verspannungen und Meridianstörungen lösen. Durch Basenfasten können wir die Übersäuerung reduzieren. Mit einer typengerechten, gesunden, vitalstoffreichen Ernährung können wir die Verstopfung und den Vitaminmangel beheben. Durch Atemübungen und Entspannungstechniken können wir die Anspannungen, die Müdigkeit und Schlafstörungen auflösen. Mittels Reflexion und Meditation können wir die Ursachen von Unzufriedenheit und Einsamkeit erkennen und sie durch Bewusstheit verringern und sogar auflösen. Gerade die ganzheitliche Behandlung durch all die verschiedenen Mittel der Ayur-Yoga-Therapie erhöht die Wahrscheinlichkeit einer nachhaltigen Heilung, die dann auch erhalten bleibt. Einseitige, oberflächliche Sichtweisen von Krankheitsursachen können zwar die Symptome oft eindämmen, sind aber selten ausreichend bei chronischen Beschwerden und Krankheiten. Diese Einsicht wird zusehends auch vermehrt in der Schulmedizin wahrgenommen. So erstaunt es nicht, dass Yogatherapie als komplementäre Therapie ergänzend zur Schulmedizin auf immer mehr Interesse bei Ärzten stößt, die für solche Ansätze offen sind. Es ist wohl kein Zufall, dass in letzter Zeit vermehrt Ärzte die Therapieausbildungen des Ayur Yoga absolvieren und ich von einer bekannten Privatklinik in St. Petersburg, Russland, als Referent zum Thema „Yogatherapie bei Krebserkrankungen" eingeladen wurde.

Ursachen von Krankheiten aus der Sicht des Yoga

Mentale und emotionale Störungen

In der Yogaphilosophie nach Patanjali spielt der Geist eine zentrale Rolle als Verursacher von Krankheiten und deren Symptome. Unsere geistige Verfassung beeinflusst sämtliche Systeme wie zum Beispiel:

- das Bewegungssystem
- das Atmungssystem
- den Stoffwechsel
- das Hormonsystem
- das Nervensystem
- das Verdauungssystem
- das Herz und den Kreislauf
- die Gehirnfunktionen

Unsere geistige Verfassung beeinflusst die Beziehung zu uns selbst, anderen Menschen und unserem Umfeld. Sie beeinflusst auch unsere Ernährungsweise und Lebensgewohnheiten. Wenn wir uns geistig leer fühlen, kann dies uns dazu verleiten, diese Leere durch übermäßiges Essen zu kompensieren. So kann uns Unzufriedenheit dazu verleiten, uns einfach gehen zu lassen und durch Ersatzbefriedigungen wie Alkohol, übermäßiges Konsumverhalten und Süchte Zufriedenheit zu suchen. Geistige Unruhe und Hyperaktivität kann uns bis zur Erschöpfung und Schlaflosigkeit führen. Trägheit kann unser Maß an Bewegung massiv reduzieren, sodass wir es – verursacht durch den Bewegungsmangel – mit zahlreichen Beschwerden wie Gelenkschmerzen, Verspannungen, Rückenschmerzen, Atemprobleme, Müdigkeit, Gewichtszunahme, Depressionen und übermäßigem Schlafbedürfnis zu tun bekommen können. Ignoranz, Arroganz, Gier, Hass und Angst sind manchmal so unbewusst in uns gespeichert, dass es uns schwerfällt, deren negativen Einfluss auf unseren Geist wahrzunehmen und positiv umzuwandeln. Viele Krankheiten und Schmerzen sind auch durch psychosomatisch bedingte Störungen verursacht oder werden dadurch verstärkt. Deshalb geht es in diesem Buch darum, die Psychosomatik und deren Bedeutung in der Verbindung mit der Yogapraxis transparent zu machen. Damit können wir dann in der Yogatherapie durch Entspannung, Reflexion, geistige Ausrichtung und Meditation tief sitzende geistige Ursachen von Krankheiten erkennen und durch erhöhte Bewusstheit ganzheitlich heilen.

Oberflächliche Atmung

Psyche und Atmung stehen in enger Beziehung zueinander. Das Atemzentrum ist wichtig für die Steuerung der vegetativen Prozesse, die wiederum verantwortlich sind für die Verdauung, Schlaf und emotionale Befindlichkeit. Das vegetative Nervensystem steuert die Atmung. Mit jedem Einatmen nehmen wir Sauerstoff auf, und mit jeder Ausatmung scheiden wir Kohlendioxid aus. Durch eine oberflächliche Atmung sind wir chronisch mit Sauerstoff unterversorgt, was beispielsweise zu der weitverbreiteten Müdigkeit und Energielosigkeit führen kann. Die mangelhafte Atmung fördert mentale Spannungen, körperliche Verspannungen und die Übersäuerung des Körpers, was zu zahlreichen Beschwerden und Krankheiten führen kann. In der Yogatherapie spielen die zahlreichen Atemübungen (Pranayama) eine wichtige Rolle für die körperliche und geistige Gesundheit, indem sie die Heilkräfte und das Immunsystem positiv stimulieren. So wie wir atmen, so fühlen wir uns. Nicht umsonst heißt es im Yoga: „Ein ruhiger Atem schenkt uns einen ruhigen Geist."

Ungesunde und verminderte Bewegungsaktivität

Gesunde und angemessene Bewegung fördert die Gesundheit und steigert unsere Lebensqualität. Bei falsch ausgeführter, mangelhafter oder übermäßiger Bewegung können wir körperlichen Dysbalancen und Krankheiten Vorschub leisten und es mit ernsthaften Beschwerden zu tun bekommen. Neben dem richtigen Maß ist deshalb die korrekte Ausführung nach den neuesten anatomischen Erkenntnissen von großer Bedeutung, um positive Wirkungen zu erzielen. Deshalb legen wir in der Ayur-Yoga-Therapie so viel Wert auf achtsame und individuell angepasste Ausführung der zahlreichen Körperübungen des Yoga.

Fehlernährung und Schadfaktoren (Gifte und künstliche Strahlungen)

Der Mensch ist, was er isst und was er verdauen kann. Die Ernährung spielt auch eine wichtige Rolle bei der Entstehung von Krankheiten. Es gibt mittlerweile viele Forschungsarbeiten, die sogar belegen, dass bei allen chronischen Krankheiten Fehlernährung und Vitaminmangel zu den Hauptursachen gehören. Inzwischen sind viele alte Ernährungsmythen von der Wissenschaft entlarvt worden. Ein solcher Mythos ist zum Beispiel, dass Milchprodukte gesund seien und Osteoporose vorbeugen können. Genau das Gegenteil ist der Fall! Milchprodukte entziehen den Knochen das Kalzium, führen zu Verschleimung und fördern die Osteoporose, weshalb viele Menschen in Ländern wie der Schweiz, die für ihren hohen Milchkonsum bekannt sind, unter dieser Krankheit leiden. Durch eine ungesunde Ernährung leiden auch zahlreiche Menschen an Übersäuerung, Vitaminmangel und Vitalstoffmangel, was ebenfalls zu Beschwerden und Krankheiten führen kann. Wer durch sein Umfeld zu viele künstliche Stoffe, Chemikalien und Schwermetalle aufnimmt, riskiert dabei, sein Nervensystem zu schädigen, was zu degenerativen Veränderungen wie der Alzheimerkrankheit oder einem Hirnschlag führen kann. Dabei könnte die Zahl der durch Fehlernährung, mangelnde Bewegung und geistige Störungen mitverursachten Todesfälle durch eine regelmäßige Yogapraxis und gesunde Ernährung reduziert werden.

Veranlagung und Konstitution

Natürlich können auch erbliche Belastungen die Entstehung von Krankheiten fördern oder sogar verursachen. Mittlerweile ist in vielen Beispielen und Berichten allerdings auch bewiesen worden, dass der Faktor genetische Vererbung von der Wissenschaft überbewertet worden ist. Man weiß inzwischen, dass wir mit einer gesunden Lebensweise sehr viel zum Positiven verändern können. Bei der Yogapraxis und der Ernährung ist es wesentlich, Veranlagung und Konstitutionsbestimmung (nach dem Ayurveda) zu berücksichtigen, um möglichst effektive Wirkungen für eine ganzheitliche Gesundheit von Körper, Atem und Geist zu erreichen. Eine individuell angepasste Yogapraxis und Ernährungsweise können die Hauptursachen von Krankheiten auf verschiedenen Ebenen reduzieren und zu einer ganzheitlichen Heilung oder Linderung wesentlich beitragen.

Wirkungen und Heilkraft der Yogatherapie

Mittlerweile gibt es immer mehr wissenschaftliche Studien, die die Wirksamkeit der Yogatherapie belegen können. Der Yoga Biomedical Trust, London, der von Robin Monro geleitet wird, hat in den Jahren 1983 und 1984 eine Studie mit 2700 Leuten durchgeführt, die über den Zeitraum von mindestens einem Jahr für mindestens zwei Stunden in der Woche Übungen aus der Yogatherapie ausführten. Die Ergebnisse waren verblüffend, wie in dieser Tabelle ersichtlich ist:

Krankheiten und Beschwerden	Anzahl der Teilnehmer	Wie hilfreich Yoga erlebt wurde (in Prozent)
Angst und Panikattacken	838	94%
Arthritis und Rheuma	589	90%
Rückenbeschwerden	1142	94%
Krebs	29	90%
Hoher Blutdruck	150	84%
Wechseljahrbeschwerden	247	83%
Migräne	464	80%
Neurologische Erkrankungen	112	96%
Alkoholismus	26	100%
Schlafstörungen	542	82%

Yoga selbst existiert schon seit weit über 2000 Jahren und befasst sich mit vielen wesentlichen Fragen, wie wir uns besser verstehen, unser Leid verringern und wahres Glück und Befreiung realisieren können. Die Yogatherapie wurde erst in diesem Jahrhundert stark gefördert, unter anderem durch den bekannten indischen Yogameister T. Krishnamacharya (1888–1989), der ein wahrer Pionier war in Sachen Yogatherapie und in Chennai das Yogatherapiezentrum Krishnamacharya Yoga Mandiram (KYM) aufgebaut hat. Ayur-Yoga-Therapie hat ihre Wurzeln in dieser Yogatradition, in der der einzelne Mensch im Vordergrund steht und die Yogapraxis jeweils individuell angepasst wird. In meiner langjährigen Arbeit als Yogatherapeut integrierte ich dabei anatomische Erkenntnisse aus der Manualtherapie, der Spiraldynamik sowie der Wissenschaft des Ayurveda (der indischen Gesundheitslehre) und neueste Forschungen aus der Vitalkosternährung. Durch diese ergänzenden Weiterentwicklungen konnte ich die positiven Effekte der Yogatherapie nochmals wesentlich steigern. In meiner langjährigen Arbeit mit der Ayur-Yoga-Therapie konnte ich unzählige Erfahrungen mit der positiven Wirkung der Yogatherapie machen und bei zahlreichen Klienten große Erfolge beobachten.

Mögliche positive Wirkungen der Yogatherapie

- Verbessert die Körperhaltung und die Wertschätzung des eigenen Körpers
- Fördert die Flexibilität
- Erhöht die Muskelkraft
- Verbessert das Gleichgewicht
- Reduziert muskuläre Verspannungen
- Verbessert die Koordinationsfähigkeit
- Bringt eine verbesserte Gelenkfunktion und kann Fehlstellungen korrigieren
- Stärkt die Knochen und verbessert deren Funktion
- Fördert die Sauerstoffzufuhr in den tiefen Geweben und löst Faszienverklebungen
- Erhöht die Lungenkapazität
- Steigert den Lymphfluss
- Fördert den venösen Rücklauf
- Fördert die Verdauungskraft
- Stimuliert die Organe und deren Funktion
- Verbessert die Blutzirkulation und verdünnt das Blut
- Stärkt das Immunsystem und reduziert allergische Beschwerden

- Reduziert den Blutdruck
- Senkt den Blutzucker
- Entspannt und stärkt das Nervensystem und fördert dessen Funktion
- Reduziert Stresshormone wie Kortisol
- Erhöht die Ausschüttung von sogenannten Glückshormonen
- Fördert die Fruchtbarkeit
- Fördert die Gehirnfunktion und das Gedächtnis
- Verbessert die Funktionen des limbischen Systems
- Reduziert Schmerzen und hilft bei starken Schmerzen, einen Umgang damit zu finden
- Fördert den Placebo-Effekt und den Glauben an eine Heilung
- Verbessert die Atmung und Sauerstoffaufnahme sowie die Abgabe von Kohlendioxid
- Fördert die Entgiftung des Körpers und hilft, das Säure-Basen-Gleichgewicht zu erreichen
- Reduziert die Einnahme von Medikamenten
- Unterstützt und fördert andere Therapiemethoden wie zum Beispiel Osteopathie, Psychotherapie, Gesprächstherapie, Ernährungsberatung.
- Erhöht die Wertschätzung sich selbst und anderen gegenüber
- Fördert die Akzeptanz und die Bereitschaft, sich und andere auch mit den Schattenseiten anzunehmen
- Fördert die Fähigkeit, sich und anderen Menschen zu vergeben
- Bringt unbewusste Muster ins Bewusstsein und hilft, diese positiv umzuwandeln
- Fördert das Mitgefühl und die Toleranz gegenüber sich selbst und der Umwelt
- Motiviert dazu, gesundheitsfördernde Tätigkeiten zu verstärken
- Stärkt die spirituelle Entwicklung und Liebesfähigkeit
- Unterstützt das Harmoniegefühl und den inneren Frieden

Die Wirkungen der Yogapraxis sind individuell verschieden

Durch die positiven Erfahrungen mit zahlreichen Menschen hat sich mein Vertrauen in die Heilkraft des Yoga stetig vertieft. Natürlich gibt es auch Fälle, bei denen die Yogatherapie an ihre Grenzen stößt und die positiven Wirkungen nicht eintreten. Bei einer nicht an die jeweilige Person angepassten Praxis können auch negative Wirkungen hervorgerufen und bestehende Beschwerden verschlimmert werden. Yogatherapie eignet sich hervorragend als komplementäre Therapie, die andere Formen wie die Schulmedizin und die Alternative Medizin wirksam unterstützen und begleiten kann. Yoga als Wunderheilmittel anzupreisen und den einzelnen Übungen wundervolle Kräfte zur Heilung aller Krankheiten oder gar für die Erlangung von Unsterblichkeit nachzusagen, ist längst überholt und entspricht eher dem Wunschdenken als der Wirklichkeit des komplexen und vernetzten Systems des menschlichen Körpers. Die Aussagen über die Wirkungsweisen der einzelnen Yogaübungen sind oft zu verallgemeinernd und nicht zutreffend, da jeder Mensch anders auf die Yogapraxis und die Impulse dieser Praxis reagiert. Die Aussagen über die Wirkungsweisen der einzelnen Übungen und Yogaprogramme in diesem Buch können bis zu einem gewissen Maß auch nur verallgemeinernd sein und haben keinen Anspruch auf vollständige Gültigkeit. Die Behauptungen, es gäbe für jede Krankheit eine Yogaübung, sind nicht vereinbar mit der ganzheitlichen Sicht des Yoga, dass jeder Mensch individuell ist. Diese Behauptungen ignorieren die Tatsache, dass der Mensch ein wunderbares Netzwerk von vielen körperlichen Systemen ist, die eng mit den seelisch-geistigen Komponenten verbunden sind. Wenn wir uns zum Beispiel nach vorne beugen, um uns die Schuhe zu binden, wird das für den Einzelnen recht verschiedene Wirkungen haben. So spürt vielleicht der eine die starke Dehnung in der rückseitigen Beinmuskulatur, während ein anderer eine sanfte Dehnung im unteren Rücken wahrnimmt. Auf den gleichen Impuls wird jeder Mensch in den verschiedenen Systemen wie Körper, Atmung und Mentalbereich unterschiedlich reagieren. Es gibt also nicht die eine Übung gegen ein Leiden – etwas, wonach ich oft gefragt werde –, sondern verschiedene Yogaübungen, die eine heilsame Wirkung herbeiführen können, weil sie in verschiedenen Bereichen einen positiven Impuls geben. Deshalb schreibe ich in diesem Buch zum Beispiel: „Yoga bei Arthrose" und nicht „Yoga gegen Arthrose". Es geht also nicht darum, gegen Symptome und Beschwerden zu kämpfen, sondern verschiedene Impulse zu geben, die einer ganzheitlicher Heilung förderlich sind. Die optimale individuelle Anpassung und die passenden, wirksamen Übungen zu finden ist eine Kunst und Wissenschaft, die nur in langjähriger Erfahrung zu erlernen ist.

Gefahren der Yogapraxis und Behauptungen von Wunderwirkungen des Yoga

Die übertriebenen Schilderungen von Heilwirkungen in vielen alten Yogaschriften wie in der Hatha Yoga Pradipika, aber auch in vielen neueren Yogabüchern basieren auf einem sehr veralteten, vereinfachten und mechanistischen Menschenbild. Die heutige Schulmedizin und auch die ganzheitlichen, traditionellen Medizinsysteme, wie zum Beispiel der Ayurveda, haben diese Sichtweise längst widerlegt. Wenn Yogabücher und Yogalehrer bei einer Stauchung des Nackens in einer Yogastellung wie zum Beispiel der Kobra behaupten, das verbessere die Schilddrüsenfunktion, ist das eine Sichtweise, mit der die heutige Medizin sicherlich nicht einverstanden ist. Tatsächlich können bei einer so ausgeführten Übung folgende ungesunde und schädliche Wirkungen ausgelöst werden:

- Die Halswirbel werden stark überbelastet, was zu Arthrose führen kann.
- Die Bandscheiben werden stark gepresst, was zu einem Bandscheibenvorfall führen kann.
- Die Blut- und Nervenbahnen werden verengt, was zu einer verminderten Durchblutung im Hirn und in den Augen führen kann.
- Der Atem wird gepresst, was bestehende Beschwerden wie Asthma und hohen Blutdruck verstärken kann.
- Der untere Rücken wird gestaucht, was gleiche Beschwerden wie in der Halswirbelsäule hervorrufen kann.
- Auf der mentalen Ebene können innere Anspannungen verstärkt werden.

Aus diesem Grund habe ich in meinem ersten Buch „Das große Yoga-Therapiebuch" (Verlag Via Nova) ausführlich beschrieben, wie wir ungesunde körperliche Haltungen und Bewegungsmuster erkennen und mit Bewusstheit verändern können. Die Wirksamkeit und Effektivität der Yogatherapie hängt von verschiedenen Faktoren ab wie:

- der ganzheitlichen Anamnese und präzisen Ursachenbestimmung von Beschwerden
- dem Fachwissen, der Erfahrung und dem Einfühlungsvermögen des jeweiligen Yogatherapeuten
- klaren und realistischen Zielsetzungen
- einem individuell angepassten Programm

- der inneren Bereitschaft zur Heilung und Disziplin für die Yogapraxis
- dem Vertrauen in die Yogatherapeutin und die Wirksamkeit des Yoga
- dem Vertrauen in die eigene Heilkraft
- der Achtsamkeit und Regelmäßigkeit bei der Ausführung der Übungen

Oft ist es schwierig, genau zu bestimmen, was die Beschwerden verringert oder eine Krankheit geheilt hat, weil die inneren Zusammenhänge so komplex und vielfältig sind. Meistens ist es die Summe der positiven Impulse durch die Yogapraxis und die Veränderung des Bewusstseins, die eine Selbstheilung oder einen anderen Umgang mit Krankheit bewirken. Aus einer höheren Sicht gesehen, liegt es auch nicht ausschließlich in unseren Händen, ob eine Heilung möglich ist. Diese spirituelle Sichtweise wird heute selbst in der Schulmedizin vermehrt respektiert und sogar vertreten. Viele Ärzte sind in ihren Prognosen zu Krankheitsverläufen und in ihren Diagnosen wesentlich zurückhaltender geworden. Yogatherapie kann die Selbstverantwortung für die Heilung und Gesundheit auf vielen Ebenen positiv beeinflussen. Sie kann auch dazu beitragen, mehr Vertrauen in den therapeutischen Prozess zu bekommen. Dadurch kann sich die Zusammenarbeit verschiedener Heilungssysteme und Therapeuten verbessern, was wiederum die Chancen einer Heilung wesentlich verbessert. Die Fixierung auf eine Diagnose, eine Methode oder einen Therapeuten und dessen totalitären Anspruch kann uns in eine Sackgasse führen und uns viele Möglichkeiten und Chancen im Prozess der Heilung nehmen. Eine Haltung von Sowohl-als-auch anstatt Entweder-oder öffnet uns da viele Türen, sodass verschiedene Wissenschaften und vielfältige Therapiesysteme miteinander effektiv verbunden werden können. Die geistige Klarheit, die wir durch die Yogapraxis erhalten können, hilft uns bei der Orientierung, bei der Auswahl und Kombination von verschiedenen Methoden. Sie kann uns auch behilflich sein dabei, Prioritäten zu setzen angesichts der großen Auswahl an Heilungsansätzen, die uns heute zur Verfügung stehen. Sehr oft ist es eher kontraproduktiv für die Heilung, wenn Menschen zu viele Therapieformen und Therapeuten gleichzeitig besuchen. Weniger ist da oft mehr. Mit innerer Ruhe und Klarheit fällt es uns leichter, uns auf das Wesentliche zu konzentrieren. Und das ist von großer Bedeutung für unser Wohlbefinden und unsere geistige Zufriedenheit.

Die Heilmittel in der Yogatherapie

Die Körperübungen des Yoga (Asanas)

Mittels der zahlreichen Körperübungen des Yoga können wir unsere Beweglichkeit und Kraft wesentlich steigern. Die Übungen fördern eine gesunde Körperhaltung und effektive Bewegungsmuster, die unser Wohlbefinden steigern. Sie verbessern auch die Beweglichkeit und das komplexe Zusammenspiel der Gelenke, Faszien und Muskulatur. Mit den Übungen können wir muskuläre Dysbalancen ausgleichen und korrigieren. Durch die Vielzahl der verschiedenen Übungen kann die Koordination der verschiedenen Systeme im Bereich der Bewegung, der Atmung und des Geistes verbessert werden, denn diese sind bei muskulären Verspannungen und Rückenschmerzen oft beeinträchtigt. Die Asanas helfen uns, sowohl körperliche als auch geistige Anspannungen zu lösen, da diese miteinander in Beziehung stehen. Die Wirkungen der Körperübungen beeinflussen auch die Funktion der verschiedenen Diaphragmen im Körper, was wesentlich ist für eine optimale Atmung und eine ganzheitliche Gesundheit. Mit den Übungen können wir die Organe und Meridiane (Energiebahnen) stimulieren und ausgleichen. Beispielsweise können bestimmte Yogaübungen den Lebermeridian aktivieren und die Lebertätigkeit positiv beeinflussen. Neben der Wirkung auf die verschiedenen Organe, wie zum Beispiel Herz, Nieren, Blase und Galle, beeinflussen Yogaübungen auch das vegetative Nervensystem, den Kreislauf, den Stoffwechsel und die Verdauung. Muskuläre Verspannungen können sich negativ auf die Organe auswirken, und organische Beschwerden können umgekehrt muskuläre Spannungen verursachen. Die in diesem Buch vorgestellten Übungen der Kraft in der Dehnung können Disharmonien und neuromyologische Regulationsstörungen innerhalb des Muskelsystems ausgleichen. Dabei werden auch unbewusste Anspannungen gelöst, da durch das Bewusstwerden unser Gehirn dazu in der Lage ist, der Muskulatur entsprechende Signale zu geben. So fühlen wir nach diesen speziellen Übungen, in denen wir in der Dehnung auch gleichzeitig kräftigen, sowohl körperlich wie geistig eine große Erleichterung und Entspannung. Der Parasympathikus wird dabei angeregt, was die körperliche Anspannung wunderbar lösen kann. Das vegetative Nervensystem wird ausgeglichen, was hilfreich ist bei der Heilung von stressbedingten Krankheiten wie Burnout oder Schlafstörungen.

Die Körperübungen des Yoga können verschiedene Systeme wie Herz und Kreislauf, Stoffwechsel, Blutdruck, Hormonsystem, Immunsystem und Verdauung anregen und auch regulieren. So kann eine achtsame Ausführung der Körperübungen, bei der die Atmung die Bewegung führt, beispielsweise die Herzfrequenz reduzieren und den Blutdruck senken. Ganz wichtig sind die zahlreichen positiven Wirkungen auf der mentalen und emotionalen Ebene, die durch Yogaübungen erreicht werden. Die geistige Befindlichkeit wird verbessert, was wiederum die Beziehung zum eigenen Körper und zu unseren Gefühlen positiv beeinflussen kann. Die zahlreichen Körperübungen des Yoga können verschiedene geistige Qualitäten wie Flexibilität, Willenskraft, Hingabe, Loslassen, Offenheit und Mut fördern. Bei der heutigen kopflastigen Lebensweise gelingt es vielen Menschen erst nach körperlicher Bewegung, abzuschalten und Ruhe zu finden. Das ist wohl einer der Gründe, weshalb Hatha Yoga einen riesigen Zulauf erfahren hat. Wissenschaftliche Studien aus der Hirnforschung, z.B. von der Bielefelder Neurowissenschaftlerin Gertraud Teuchert-Noodt, haben ergeben, dass abwechslungsreiche Bewegung auch die Vernetzung der Nervenzellen untereinander fördert, was die Funktionsweise des Gehirns verbessert. Ein gesunder Körper schenkt uns Lebensqualität, Lebensenergie und Lebensfreude. Ein gesunder Körper ist ein riesiges Geschenk, das unbezahlbar und äußerst wertvoll ist. Yogaübungen können dazu beitragen, dass wir eine strahlende Gesundheit und geistige Vitalität erreichen können, und das bis ins hohe Alter. Sie sind aber auch bestens geeignet, um Beschwerden und Krankheiten zu lindern und sogar zu heilen. Selbst bei Menschen, die schon über 80 Jahre alt sind, konnte ich im Yogaunterricht wunderbare Fortschritte in Bezug auf Flexibilität, Kraft, Gleichgewicht und Koordinationsfähigkeit er-

leben. Bewegungsmangel ist heute ein weitverbreitetes Phänomen, das schon bei Kindern zu Störungen führen kann. Es ist nie zu spät, um mit Yogaübungen anzufangen und das Leben mit gesunder Bewegung zu bereichern. Es würde mich freuen, wenn Sie dieses Buch inspiriert, noch mehr gesunde Bewegung in Ihr Leben zu bringen.

Die Atemübungen des Yoga (Pranayama)

Im Yoga wie im Leben ist der Atem ein Schlüssel zur Heilung sowie zu körperlicher und geistiger Gesundheit. Die Wichtigkeit der Atmung wurde schon in alten indischen Texten wie dem Yoga-Sutra von Patanjali und der Hatha Yoga Pradipika immer wieder betont. Die verschiedenen traditionellen Atemtechniken des Yoga (Pranayama) haben alle das Ziel, durch die Atmung Blockaden im Körper zu lösen und den Energiefluss (Prana) optimal ins Gleichgewicht zu bringen. Ist der freie Atemfluss blockiert, können die Zellen des Organismus nicht mehr reibungslos funktionieren und die Kommunikation über Hormone und Botenstoffe wird gestört. Das bringt die Organsysteme aus dem Gleichgewicht und führt auch dazu, dass wir uns wie getrennt oder abgespalten fühlen. Die Harmonie von Körper, Atem und Geist basiert auf der Verbindung untereinander. Deshalb ist es bei den Körperübungen wesentlich, dass der Atem die Bewegung führt und der Geist gleichzeitig auf den Atem fokussiert ist. Durch die Kehlatmung (im Sanskrit Ujjayi genannt; ausgesprochen „udschai") können wir einen Halston erzeugen, der uns hilft, wahrzunehmen, ob Körper, Atem und Geist im Gleichgewicht sind. In der Ayur-Yoga-Therapie legen wir großen Wert auf diese atemverlängernde Technik. Wie ich bereits weiter oben bei dem Thema Krankheitsursachen erwähnt habe, atmen viele Menschen oberflächlich, was zu einem chronischen Mangel an Sauerstoff führt und eine Stauung des Kohlendioxids im Blut verursacht. Oberflächliche Atmung ruft körperliche und geistige Störungen hervor. Sie begünstigt zudem Müdigkeit, Übersäuerung und geistige Anspannungen. Die ungesunde, oberflächliche Atmungsweise ist ein Wegbereiter für Störungen im vegetativen Nervensystem, das von zentraler Bedeutung für die Regulation der verschiedenen Körpersysteme ist. Unsere Atmung ist maßgeblich für unsere Gesundheit und unser Wohlbefinden verantwortlich. So wie wir atmen, so fühlen wir uns. Die langsame Ausatmung schenkt Entspannung, während die langsame Einatmung die Aufmerksamkeit und den Energielevel sofort heben kann. Eine verlängerte, gleichmäßige Ausatmung, wie ich sie in vielen Yogaprogrammen in diesem Buch integriert habe, kann viele Beschwerden, wie hohen Blutdruck, Schlafstörungen, Herzrhythmusstörungen und Burnout, verringern und teilweise sogar vollständig heilen. Das Atemzentrum wird in verschiedenen Untersuchungen mit dem Gehirnareal des sogenannten Mandelkerns in Verbindung gebracht, der eine wichtige Rolle bei Angst und Panik spielt. Gerade bei Angst oder auch Wut ist es wichtig, richtig tief durchzuatmen. Mit dieser Methode könnten wir unangenehme Gefühle wieder loslassen und uns vor schädlichen Verhaltensweisen bewahren. Tief durchzuatmen in schwierigen Situationen kann sehr hilfreich sein, um im Gleichgewicht zu bleiben. Das schnelle Atmen wie bei Kapalabhati, das wir in Verbindung mit gewissen Yogatechniken praktizieren, ist hilfreich, um tief sitzende unbewusste Gefühle an die Oberfläche zu bringen und fließen zu lassen. Die verlängerte Einatmung, bei der bewusst zu den Rippen, zum Schlüsselbein, in die Brust, zum Zwerchfell, in den Bauch und bis ins Becken geatmet wird, fördert die Sauerstoffaufnahme, stärkt die Lungen und das Immunsystem. Sie eignet sich dazu, die Lebensenergie (Prana) in Fluss zu bringen und die Heilkräfte des Körpers zu stimulieren. Damit werden die ganzen Körpersysteme positiv stimuliert und zum Beispiel die Lungenkapazität erweitert, was wiederum die Selbstregulation (Homöostase) anregt.

Bei der Organzuordnung in der chinesischen Medizin wird die Ausatmung mit der Lunge in Zusammenhang gebracht und die Einatmung mit den Nieren. Wenn wir nur über eine kurze Einatmung verfügen (und das ist nach meiner langjährigen Beobachtung bei den meisten so), schwächt das die Nierenfunktion, was dazu führen kann, dass unser Blut nicht optimal gereinigt werden kann. Die Atmung hat also auch einen Einfluss auf die verschiedenen Organe und auf unsere Gefühle. Die Bewegung des Zwerchfells regt die inneren Organe durch eine innere Massage an, was die Verdauungsorgane aktiviert und die Ausscheidung fördert. Die zahlreichen Atemtechniken des Yoga, wie beispielsweise das Atemanhalten nach der Einatmung (in der Atemfülle) oder das Atemanhalten nach der Ausatmung (in der Atemleere), haben unterschiedliche Wirkungen, die ganz gezielt für therapeutische Ziele eingesetzt werden können. Genau

wie bei den Körperübungen (Asanas) ist die Anpassung der Atemtechnik an den einzelnen Menschen auch beim Pranayama wesentlich, um eine positive Wirkung zu erreichen. Die alten Yogaschriften machen darauf aufmerksam, dass man Atemübungen nur mit einem erfahrenen Lehrer lernen sollte, weil eine falsche Anwendung schädlich sein kann. So kann das übermäßige Pressen beim Atmen die innere Spannung erhöhen und sich negativ auf die Herzfunktion auswirken. Um negative Wirkungen durch Atemübungen auszuschließen, ist es notwendig, diese sehr achtsam und in kleinen Schritten aufzubauen.

Neben der großen Heilkraft, die uns der Atem schenkt, können wir durch die bewusste Atmung auch den Geist reinigen. Wir können uns mit der Quelle verbinden, von wo der Atem kommt, und so indirekt die Einheit spüren. Der Atem spiegelt uns jeden Moment, wie wir uns gerade fühlen. Schon allein die Beobachtung und reine Wahrnehmung unserer Atmung, so wie sie auch in verschiedenen buddhistischen Traditionen – zum Beispiel in der Vipassana-Meditation – gelehrt wird, hat eine stark zentrierende Wirkung auf Körper, Atem und Geist. Dabei können wir feststellen, dass die Atmung sich ständig verändert und von vielen inneren und äußeren Faktoren abhängig ist. Die Beobachtung der Atmung fördert die Achtsamkeit und die Fähigkeit, ganz im Hier und Jetzt zu sein. Den augenblicklichen Moment und jeden Atemzug bewusst wahrzunehmen fördert die Wachheit und Bewusstheit. Der bewusste Atem öffnet uns das Tor zu Reflexion und Meditation. Er hilft, geistige Unruhe zu reduzieren, und kann uns in einen Zustand vollkommenen Gewahrseins bringen, in dem sich reines Bewusstsein als unsere wahre Quelle offenbart. Das ist wahre Freiheit im Geist und unendliches Sein.

Reflexion und Meditation

Das Leben ist ein Spiegel unseres Bewusstseins, in dem wir erkennen können, wer wir eigentlich sind. Durch Reflexion wird es uns möglich, die Ursachen von Krankheiten und Beschwerden zu erkennen. Dr. Rüdiger Dahlke beschreibt in seinem Buch „Krankheit als Weg" eindrücklich, was wir über die Beschwerden bewusst erkennen und daraus lernen können. Reflexionsfragen bieten uns die Möglichkeit, selbst unbewusste und unterdrückte Gefühle wieder bewusstzumachen. Ja, selbst tiefliegende traumatische

Erfahrungen aus der frühkindlichen Phase können wir wieder ins Bewusstsein bringen und mit einer neuen geistigen Ausrichtung auflösen und selbst heilen. Erst wenn wir geistig klar sind, können wir frei entscheiden, was wir wirklich wollen. Unbewusstheit und alte Verhaltensmuster können uns immer wieder in Sackgassen führen, indem wir uns und anderen Menschen Schaden und Leid zufügen. In der Yogatherapie entwickelte ich im Laufe der Jahre verschiedene Reflexionstechniken, die es bereits vielen Menschen ermöglichten, schmerzhafte Gefühle loszulassen und sich und anderen zu vergeben, was gerade bei der Heilung von immenser Wichtigkeit ist. Durch eine Zentrierung des Geistes wird es uns möglich, tiefe Einsichten und Antworten in uns selbst zu finden. Das schenkt uns die Klarheit und die Kraft, den Herausforderungen des Lebens zuversichtlich zu begegnen. Durch Reflexion können wir unsere Ängste, Wut, Unsicherheit und Sorgen annehmen und verstehen, welche Mittel dabei uns helfen, diese durch Bewusstheit aufzulösen. Dabei säubern wir unseren Geist, wie ein verschmutztes Gewässer durch Regen gereinigt werden kann. Diese „Säuberung" kann es uns dann ermöglichen, unsere Dinge und Beziehungen zu klären. Je klarer unser Geist ist, desto klarer werden unsere Gedanken, Worte und Handlungen sein. Reflexion ist wie ein Glasreinigungsmittel, das uns hilft, wieder einen klaren Blick zu bekommen. Wenn wir uns angewöhnen, häufiger in den Spiegel zu schauen, werden wir weniger auf andere Menschen projizieren und vor unserer eigene Türe zuerst aufräumen. Das schenkt uns die Macht der Selbstverantwortung und befreit uns von Ohnmachts- und Opfergefühlen. Reflexionen können uns helfen, uns und andere besser zu verstehen und zu akzeptieren. Das ermöglicht uns, uns selbst und anderen mit mehr Toleranz und Mitgefühl zu begegnen. Wir sehen durch Reflexion auch das eigene Potenzial deutlicher, was uns viele Möglichkeiten zu Heilung, Entwicklung und Wachstum bieten kann.

Meditation in ihren unterschiedlichen Formen hat schon unzähligen Menschen geholfen, Leid zu transformieren und wahres Glück zu realisieren. Die positiven Wirkungen der Meditation im Bereich des Yoga sind systemisch (Körperfunktion) und neurologisch (Gehirn) durch die Hirnforschung nachgewiesen worden. In verschiedenen Studien sind folgende Wirkungen (bei einer regelmäßigen Meditationspraxis) beobachtet worden:

- Die Herzschlagfrequenz verlangsamt sich
- Die Atmung vertieft sich
- Der Blutdruck sinkt
- Muskelverspannungen reduzieren sich
- Der Grundumsatz reduziert sich
- Das Immunsystem wird gestärkt
- Das vegetative Nervensystem wird reguliert
- Die Ausschüttung von Stresshormonen verringert sich

Außerdem wurde in verschiedenen Studien gemessen, dass die graue Hirnsubstanz zunimmt, was Demenz und Depressionen entgegenwirken kann.[3] Veränderungen in der Amygdala, auch Mandelkern genannt, können Stress vermindern. Eine größere Aktivität im linken Stirnhirnlappen fördert die Bewältigung von negativen Erfahrungen und von Stress. Eine verbesserte Isolierung der Axone (= Teile einer Nervenzelle) führt zu einer schnelleren Durchleitung von Signalen, was eine größere Kontrolle der Wahrnehmung und erhöhte Konfliktlösungsfähigkeiten ermöglicht. Verdickungen in Bereichen der Großhirnrinde sind hilfreich für kognitive und emotionale Prozesse und das Wohlbefinden. All diese positiven Veränderungen konnten bereits bei Untersuchungen zur Wirkung der Meditationspraxis festgestellt werden. Heute gibt es bereits zahlreiche Anwendungen von Meditation in der medizinischen Therapie,. Zum Beispiel wurde am Interdisziplinären Schmerzzentrum in Freiburg (Deutschland) festgestellt, dass durch regelmäßige Meditationspraxis die Durchblutung relevanter Gehirnareale wesentlich verbessert werden kann, was den Patienten hilft, Schmerz von ihren Gefühlen und Gedanken zu isolieren. Einer meiner eindrücklichsten Erfahrungen in der Yogatherapie war die Durchführung einer Meditation mit einem Mann, der an einer fortgeschrittene Krebserkrankung litt und mit starken Schmerzen zu kämpfen hatte. In einer längeren geführten Meditationsübung konnte er Schmerzfreiheit erfahren und Ängste vor dem bevorstehenden Tod lösen. Er war sehr glücklich und erstaunt über diese Erfahrung und versicherte mir, dass habe ihm Kraft gegeben für den Sterbeprozess. Wenige Wochen später erfuhr ich von seinem Tod.

---

3 Mehr zur den positiven Effekten des Yoga bei psychischen Erkrankungen finden Sie u.a. in dem Buch „Heilkunst Yoga – Yogatherapie heute" von Imogen Dalmann und Martin Soder (Viveka 2013) oder in einem kurzen Artikel des Online-Magazin Scinexx: / www.scinexx.de/wissen-aktuell-15517-2013-01-28.html (Stand: 16.02.2014).

Meditation kann in vielerlei Hinsicht positiv den Heilungsprozess unterstützen, unsere Gesundheit stärken und auch eine ausgezeichnete Unterstützung im Sterbeprozess sein. Ich wünsche mir von Herzen, dass noch viel mehr Menschen durch Meditation Unterstützung erhalten, um mit Krankheiten, Leid, Schmerz und dem bevorstehenden Tod leichter umgehen zu können. Meditation bietet uns aber auch die Möglichkeit, wahres Glück, bedingungslose Liebe und Freiheit zu erfahren. Ja, sie bietet uns sogar die Chance zur Befreiung und zum vollständigen Erwachen, wie es der Buddha und andere Meister und Meisterinnen vorgelebt haben.

In diesem Buch gibt es zu allen Yogaprogrammen auch Reflexionsfragen und Übungen zur geistigen Ausrichtung (Bhavana), um die Heilung und die Bewusstheit zu fördern. Selbst kurze Reflexionsübungen und Meditationen können eine große Heil- und Transformationskraft schenken. Seit vielen Jahren erlebe ich bei meinen Klienten und Klientinnen immer wieder, wie hilfreich und unterstützend Meditation für die Lösung von traumatischen Erfahrungen und psychischen Verletzungen ist. Die beeindruckende Wirkkraft der Meditation bringen in mir immer wieder Staunen und Respekt für die uns allen innewohnende Weisheit hervor. Im Laufe der Jahre habe ich spezielle Heilmeditationen entwickelt, die sehr wirksam sind, um die Annahme von Schmerz und die Heilung von Krankheiten zu begünstigen. Genau wie bei den Körperübungen ist es hier von großer Bedeutung, die passende Meditation für den einzelnen Menschen zu finden. Falls Sie Interesse haben, mehr über die verschiedenen Meditationstechniken zu erfahren, finden Sie in meinem Buch „Vertraue dem Meister in Dir" (Windpferd Verlag) weiterführende Informationen und Anleitungen zu verschiedenen Meditationsformen.

„Möge Meditation vielen Menschen Heilung, Gesundheit und Befreiung schenken."

Muskelfunktion und Energiearbeit in der Yogatherapie

Vor vielen Jahren bin ich durch einen Freund, Dr. Harald Daub, dem Begründer der Muskel-Meridian-Therapie nach Daub (MTD), in diese Methode eingeführt und darin unterrichtet worden. Die effiziente Wirkungsweise dieser Therapiemethode und das schnelle Nachlassen von körperlichen Spannungen haben mich unglaublich fasziniert. Es war mir sofort klar, dass ich diese Therapiemethode in meine Yoga-Therapiemethode integrieren möchte, und dies hat dann auch die ganzheitliche Wirksamkeit der Yogapraxis wesentlich verbessert. Diese Therapieform basiert auf der schulmedizinischen Grundlage der Anatomie und bezieht das Wissen der Meridianlehre aus der traditionellen chinesischen Medizin ein. Die Ausführung dieser Manualtherapie ähnelt der chinesischen Akupressur oder der westlichen Triggerpunktbehandlung, ist jedoch in der Technik und dem Ansatz verschieden. Mittels Fingerkuppendruck werden die Spannungsrezeptoren (Golgi-Sehnenorgane) der Muskulatur stimuliert. Die Golgi befinden sich hauptsächlich im Sehnenanteil im Übergang von Knochen und Muskulatur. Die Stimulation über die Druckpunkte aktiviert den Informationsfluss, der dann ins zentrale Nervensystem und damit in das Gehirn weitergeleitet wird. Dadurch kann der Mensch bewusst wahrnehmen, wie viel Spannung er in sich hat. Viele Menschen sind erstaunt darüber, welch hohe Grundanspannung in ihrer Muskulatur vorhanden ist. Das bewusste Wahrnehmen und Annehmen dieses Schmerzes ist die Voraussetzung für eine wirksame Lösung und Heilung von Spannungszuständen mit den verschiedensten Ursachen. Meistens werden die Punkte an den Sehnenanteilen zwischen Knochen und Muskeln gedrückt. In diesen Bereichen sind viele Spannungssensoren zu finden. Mit ein wenig Erfahrung lassen sich die Punkte relativ leicht finden, da sie oft sehr druckempfindlich sind. Nach sanftem Daumen- oder Fingerdruck können wir den Druck etwas verstärken, wobei die Person, die behandelt wird, einen Schmerz, Druck oder eine hohe Spannung wahrnimmt. Nach einer gewissen Zeit anhaltenden Drucks kann dann die behandelte Person wahrnehmen, wie der Schmerz nachlässt.

Die Reaktion ist je nach Person und vorhandener Spannung sehr unterschiedlich. Über die behandelten Punkte, die auch Sensoren sind, welche die Muskelspannung messen und Informationen über das periphere Nervensystem (Nervenleitungen) an das Gehirn weiterleiten, ist eine Regulation der Spannung möglich. Bei langjährigen, tief sitzenden Blockaden und Verspannungen kann dann wieder ein Regulationsprozess stattfinden. So kann es vorkommen, dass bei den Behandlungen neben Schmerzen auch starke Gefühle wie Trauer, Wut, Angst und Unsicherheiten zum Vorschein kommen, die sich dann im Laufe der Behandlung auflösen können, wenn die behandelte Person dazu bereit ist, diese Gefühle anzunehmen. Viele Menschen fühlen nach solchen tiefgehenden Sitzungen eine große Erleichterung. Diese Therapieform ist eine ausgezeichnete, ergänzende Behandlung in Verbindung mit der Yogatherapie, in der Menschen durch eine regelmäßige Übungspraxis aktiv zur Regulation und Heilung beitragen können. In meiner langjährigen Arbeit habe ich in der Muskelfunktionstherapie auch Ansätze der traditionellen Thai-Massage, der Osteopathie und der klassischen Triggerpunktbehandlung einfließen lassen, um die Wirksamkeit der Methode noch mehr zu optimieren. Es ist für mich immer wieder faszinierend, zu beobachten, wie der Körper Spannungen loslassen kann, wenn wir ihm die richtigen Impulse dazu geben. Dr. Harald Daub hat des Weiteren das Therapie-, Heilungs- und Selbstheilungskonzept silent touch entwickelt, in dem er verschiedene Therapieformen miteinander kombiniert.[4]

Individuelle Ernährung

Eine gesunde, abwechslungsreiche und individuell angepasste Ernährung ist wesentlich für die Heilung von Krankheiten und eine ganzheitliche Gesundheit. Die Nahrungswahl beeinflusst unseren körperlichen, emotionalen und mentalen Zustand. Sie hat auch einen Einfluss auf die Umwelt, die Tiere, die natürlichen Ressourcen, die Lebensbedingungen der Menschen, den Welthunger und unsere spirituelle Entwicklung. Wenn sich mehr Menschen pflanzlich ernähren würden, könnten Millionen von Menschen, die vom Hungertod bedroht sind, gerettet werden, weil dann viel mehr Nahrungsmittel für Menschen statt für Zuchttiere zur Verfügung stehen würden. Eine der effektivsten Formen des Umweltschutzes und des Tierschutzes ist eine vegetarische oder sogar vegane Ernährungsweise. Haben Sie gewusst, dass die von Nutztieren ausgeschiedenen Gase eine der Hauptursachen der weltweiten Luftverschmutzung sind und die Verschmutzung durch die Fäkalien der Nutztiere den Boden, die Flüsse und Meere bedrohen? Haben Sie gewusst, dass beim Erhitzen der Nahrung viele Vitamine und Enzyme zerstört werden und aus schwer spaltbaren Kohlenhydraten schnell aufnehmbare Zuckerarten entstehen, die dann zu einem anormalen

Blutzuckeranstieg führen? Daraufhin kann dann der Blutzuckerspiegel zu tief fallen, was zu Unterzuckerung und dem bekannten Heißhunger führt. Dieser ungesunde Kreislauf führt dann zu dem ständigen Gefühl, etwas essen zu wollen, ohne dass sich eine Sättigung einstellt. Haben Sie außerdem gewusst, dass durch Erhitzen der Nahrung neue Moleküle entstehen können, wie zum Beispiel die Gluteomorphine bei glutenhaltigem Getreide oder bei Milchprodukte die Casomorphine? Viele Menschen sind geradezu süchtig nach Brot, Käse, Nudeln, Keksen und Milchprodukten, die unsere Gesundheit belasten können, wenn wir Sie im Übermaß konsumieren. Haben Sie auch schon bemerkt, dass Sie nach dem Verzehr von gekochtem Essen müder sind als nach dem Essen einer Rohkostmahlzeit wie einem Salatteller? Viele ganzheitliche Ernährungsexperten sind heute der Meinung, dass die Übersäuerung durch eine Fehlernährung Krankheiten fördert und sogar Krebs mitverursachen kann. Wahrscheinlich gibt es in der heutigen Zeit wenige Menschen, die nicht übersäuert sind. Bei der Pufferung der vielen Säuren werden dem Körper wertvolle Mineralien, wie zum Beispiel Kalzium, entzogen.

Bei der Ernährungswahl und Lebensgestaltung ist es wichtig die individuelle Konstitution, Psyche und Lebensweise zu berücksichtigen. So wie es beim Yoga darauf ankommt, die passenden Übungen für den Menschen zu finden, geht es hier darum, die passende Ernährung zu bestimmen. Die traditionellen Medizinsysteme wie der Ayurveda (indische Gesundheitslehre) können helfen, sowohl die Konstitution eines Menschen als auch die Wirkung der verschiedenen Nahrungsmittel zu bestimmen. Dies ist sehr hilfreich für eine optimale Ernährungsweise, die die Heilung unterstützen und zu strahlender Gesundheit führen kann. Wenn ein Mensch mit einem ausgeprägten Feuerelement (Pitta) viele scharfe Nahrungsmittel isst oder ein Luft-Typ (Vata) viele Trockenfrüchte zu sich nimmt, werden beide Konstitutionstypen jeweils ihr Ungleichgewicht damit verstärken. Genauso wie unverträgliche Kombinationen von Nahrungsmitteln wie zum Beispiel Joghurt und Früchte unser Gleichgewicht stören können. In der Yogatherapie integriere ich das Wissen des Ayurveda und der Vitalkost, um gezielte und effektive Ernährungsempfehlungen zu geben. Allerdings habe ich dabei die Erfahrung gemacht, wie schwierig es für die meisten Menschen ist, ihre Ernährung umzustellen, und dass sich kleine

---

4 Unter www.silent-touch.de erhalten Sie weiterführende Informationen dazu.

Schritte mehr bewähren als rigorose Ernährungsvorschriften, die ohnehin fast niemand einhalten kann. Wenn ich heute darauf zurückschaue, welche Listen ich früher nach meiner Ausbildung als Ayurveda-Ernährungsberater den Leuten geschrieben habe, muss ich über mich selber schmunzeln.

An dieser Stelle möchte ich ein paar Ernährungsempfehlungen geben für Heilung und eine strahlende Gesundheit:

Konstitutionstyp kennen und passende Nahrungsmittel wählen

Eine gezielte Ernährungsberatung bei einer ausgebildeten Person betrachte ich als wesentlich, gerade bei einer Krankheit, jedoch auch um die Gesundheit zu optimieren. Das ist eine wichtige Investition für die Heilung und für die Gesundheit. Schließlich wirkt die richtige Nahrung wie eine Medizin, wie es schon Hippokrates so treffend formulierte. Sie können einen Ayurveda-Konstitutionstest auch anhand eines Buches machen[5], wobei eine Ayurveda-Expertin Ihren Konstitutionstyp natürlicher ausführlicher und anhand von vielen Tests wie der Pulsdiagnose genauer bestimmen kann. Wenn Sie Ihren Konstitutionstyp kennen, können Sie gezielt überprüfen, ob die Nahrungsmittel, die Sie zu sich nehmen, Ihr Gleichgewicht unterstützen oder eher ein Ungleichgewicht fördern. Allein die Reduzierung unpassender Nahrungsmittel sowie die Erhöhung der typgerechten Nahrungsauswahl werden den Heilungsprozess und die Gesundheit schon wesentlich verbessern.

Mangelerscheinungen, Schadstoffbelastung und Säure-Basen-Haushalt überprüfen

Bei Krankheiten kann es sinnvoll sein, in einer Blutanalyse die Werte zu analysieren und festzustellen, ob es Mangelerscheinungen gibt, die gezielt mit der Ernährung ausgeglichen werden können. Wichtig ist dabei auch die Überprüfung von Schadstoffbelastungen wie Amalgam, Blei und Quecksilber. Ich würde Ihnen auch empfehlen, den Säure-Basen-Haushalt regelmäßig zu kontrollieren. Falls Sie übersäuert sind, können Sie mit einer Basenfastenkur, wie ich sie in

dem Buch „Vertraue dem Meister in Dir" ausführlich beschrieben habe, einen großen Erfolg erzielen, der auch einige Zeit anhalten wird und Ihre Heilung und Gesundheit wesentlich verbessern kann,

Ernährungsgewohnheiten erkennen und reflektieren

Ihre Ernährungsgewohnheiten sollten Sie für ein paar Tage schriftlich notieren. Sie können dazu auch aufschreiben, wie Sie sich nach dem Essen gefühlt haben und vor allem wie die Nahrung verdaut wurde. Genauso, wie man sagt, der Mensch ist das, was er isst, könnte man auch sagen, er ist das, was er verdauen kann. Gibt es Gewohnheiten wie zu schnelles Essen oder Überessen, die Sie verändern möchten? Falls ja, können Sie einen Umstellungsplan in kleinen Schritten formulieren, mit dem Sie Ihre Ziele dann auch realistischer erreichen können. Schreiben Sie dabei auch auf, welche Nahrungsmittel Sie vermehrt essen möchten und was Sie bewusst reduzieren oder sogar ganz weglassen möchten. Wenn Sie eine Woche lang ein solches Protokoll erstellen, was Sie gegessen haben und wie Sie sich danach gefühlt haben, sind Sie in der Lage, für sich selbst einen Wochenplan zu schreiben mit den Zielen, die Sie erreichen möchten. Finden Sie heraus, welche Nahrungsmittel Ihnen besonders gut tun und welche Nahrung bei Ihnen Beschwerden oder Unwohlsein auslösen.

Allgemeine Empfehlungen für die Ernährung

- Ihrem Typ gemäße Nahrungsmittel auswählen.
- Langsam essen und die Nahrung länger kauen.
- Regelmäßig essen und nicht zu viele verschiedene Nahrungsmittel zu sich nehmen.
- Bewusst genießen und sich Zeit lassen beim Essen.
- Einen hohen Anteil an grünem Essen aus biologischem Anbau zu sich nehmen oder Wildkräuter, die Chlorophyll enthalten, das zu den wichtigsten Nahrungsmitteln gehört und sogar Gifte binden, Erreger unschädlich machen und die Wundheilung und Durchblutung fördern kann. Zudem enthält Chlorophyll Eiweiße, Fettsäuren, Pflanzenhilfsstoffe und Magnesium. Laut dem deutschen Arzt Dr. med. Joachim Mutter aus Konstanz ist Chlorophyll in der Lage, schnelle Heilerfolge und große Leistungssteigerungen zu erzielen, was ich aus eigener Erfahrung nur bestätigen kann. Auf meinen Reisen nehme ich daher immer selbstge-

---

5 Zum Beispiel ist hier das Buch „Individuelle Ernährung mit Ayurveda" von Gabriel Cousens (Hans-Nietsch-Verlag, 1997) zu empfehlen.

machte Wildkräutermischungen, Spirulina und Graspulver mit, weil nicht überall gesunde und grüne Nahrung erhältlich ist.

- Viel frische Nahrung wie Gemüse, Salate, Früchte, Kräuter, Samen, gekeimte Sprossen und Hülsenfrüchte, eingeweichte Nüsse, Algen und naturbelassene Nahrung zu sich nehmen.
- Viel rohe Nahrung essen (Wenn Sie dies nicht vertragen, führen Sie zuerst eine Darmreinigung mit Kräutern oder eine Colon-Hydro-Therapie durch, damit der Darm wieder gesund wird und gesunde Nahrung aufnehmen kann.)
- Ernähren Sie sich möglichst vegetarisch bzw. vegan, versuchen Sie tierische Produkte zu reduzieren oder sogar ganz wegzulassen.
- Trinken Sie ausreichend, bis zu drei Liter Wasser pro Tag.
- Essen Sie mit Genuss und Freude und gönnen Sie sich auch mal etwas „Ungesundes".
- Essen Sie abwechslungsreich und probieren Sie auch mal etwas Neues aus.

Das Reduzieren oder das Weglassen von folgenden Nahrungsmitteln und Getränken kann Ihre Heilung, Gesundheit und Vitalität wesentlich verbessern:

- Alle Arten von Zucker
- Fleisch und Fisch, der häufig Schadstoffe wie Quecksilber enthält
- Kaffee und Schwarztee
- Alkohol
- Auszugsmehle, Weißbrot, Spaghetti, Pizza usw.

- Milch und Käseprodukte
- Erhitzte Öle
- Sojaprodukte (ausgenommen fermentierte Produkte wie Miso oder Tempeh)
- Glutamat (Achtung, wird oft als Geschmacksverstärker und Hefeextrakt deklariert)
- Produkte aus Massentierhaltung, wie zum Beispiel Eier aus Käfighaltung
- Genetisch manipulierte Nahrungsmittel

Reduzieren Sie diese Nahrungsmittel schrittweise und lassen Sie sich Zeit für die Veränderungen, um Ihren Körper und Geist nicht zu überfordern. Entgiften und Fasten kann Ihnen helfen, ungesunde Ernährungsgewohnheiten und Süchte hinter sich zu lassen. Führen Sie die Veränderungen in Ihrem Tempo und auf Ihre eigene Art durch. Seien Sie umsichtig, und gehen Sie mit sich und Ihrem Köper liebevoll um. Sie können auch ganz einfach beginnen, schrittweise mehr gesunde Nahrungsmittel zu sich zu nehmen und ungesunde Ernährung langsam zu reduzieren. Mit dieser einfachen Methode, Gesundes zu steigern und Schädliches zu reduzieren, werden Sie schnell Erfolge erzielen. Die erfolgreiche Umsetzung kleiner Ziele wird Sie motivieren, immer mehr auf eine gesunde Ernährung umzustellen. Wenn Sie einmal die tiefgehende Erfahrung gemacht haben, wie heilsam eine gesunde Ernährung wirken kann und welch unglaubliche Energie und Lebensfreude sie schenken kann, werden Sie gerne bewusst auf Dinge verzichten, von denen Sie jahrelang abhängig waren. Das ist dann ein Verzicht, der auf Einsicht und Freude aufbaut.

Sechs Schritte zur Heilung und zu ganzheitlicher Gesundheit

1. Die Bereitschaft, innezuhalten

Bei jeder Krankheit, jedem Schmerz und Verlust erfahren wir Leid, das uns unangenehm ist und bei dem es uns schwerfällt, dies anzunehmen. Ja, oft verdrängen wir schwierige und traumatische Erfahrungen und speichern sie dann in unserem Unterbewusstsein ab. Aus Angst vor den schmerzvollen Gefühlen und Verletzungen lassen wir es nicht zu, dass alte Wunden an die Oberfläche kommen. Mit Rationalisierungen durch den Verstand versuchen wir leidvolle Gefühle

zu kontrollieren und zu unterdrücken. Viele Menschen sind wahre Weltmeister im Verdrängen von unangenehmen Gefühlen. Bei traumatischen Erfahrungen kann es natürlich auch ein Schutz sein, sich nicht wieder mit den leidvollen Gefühlen und Erinnerungen auseinandersetzen zu müssen. Erst wenn wir wirklich bereit sind, innezuhalten, und den momentanen Augenblick mit allen Sinnen bewusst wahrnehmen, spüren wir uns wahrhaftig. Das Innehalten gibt uns die Chance, tiefsitzende Gefühle und Empfindungen auf der körperlichen und geistigen Ebene wahrzunehmen.

Es entspannt uns und ist ein erster wichtiger Schritt für unseren Heilungsprozess.

2. Die Bereitschaft, bei sich hinzuschauen und wahrzunehmen

Wenn wir bewusst hinschauen, bietet uns das die Möglichkeit Gefühle, Empfindungen und Gedanken klar wahrzunehmen. Anstatt die Gartenarbeit für unsere Rückenschmerzen verantwortlich zu machen, könnten wir beispielweise die Ursachen dafür erkennen, weshalb wir Rückenschmerzen haben. Viele Menschen können und wollen nicht hinschauen, weil sie dann mit ihrem eigenen Verhalten und ihrer Verantwortung für sich selbst konfrontiert sind. So bevorzugen viele bei Schmerzen eine schnelle Lösung zum Beispiel durch eine Schmerztablette. Die weitverbreitete Opfermentalität und das Leugnen der eignen Verantwortlichkeit sprechen da Bände. Das Hinspüren gibt uns wertvolle Hinweise, an welchem Ort der Schmerz auftritt, was uns wiederum wichtige Erkenntnisse sowohl für die Anamnese als auch für die Behandlung und Yogatherapie vermitteln kann. Das bewusste Wahrnehmen und Spüren unseres Körpers und unserer Gefühle bringt uns in Kontakt mit unserem Innersten und fördert somit die Bewusstheit. Wenn wir achtsam reflektieren, ist es möglich, die verschiedenen Ursachen sowie die psychischen Faktoren, die zu den Rückenschmerzen beitragen, zu erkennen und sie erfolgreich in der Yogatherapie durch Entspannung, Reflexion und Meditation zu behandeln.

3. Die Bereitschaft, anzunehmen und zu akzeptieren

Wie ich schon beim Thema Muskelverspannungen erläutert habe, ist der Widerstand gegen den Schmerz und die unangenehmen Empfindungen ein Hindernis dabei, die erhöhte Muskelanspannung zu lösen. Wenn wir Krankheiten und ihre Symptome nicht annehmen, verstärkt das die Beschwerden und kann sich nachteilig auf eine Heilung der Krankheit auswirken. Eine schwierige Krankheit oder die Trauer nach dem Verlust eines geliebten Menschen zuzulassen erfordert viel Mut und Zuversicht. Es ist nicht einfach, starken Emotionen wie Angst, Abneigung, Wut und Verzweiflung zu begegnen und mit ihnen umzugehen. Wenn wir diese Gefühle zulassen und akzeptieren können, öffnen sich für uns auch Chancen, damit einen Um-

gang zu finden. Akzeptanz schafft viele Möglichkeiten, die eigene Verantwortlichkeit wahrzunehmen und sich selbst anzunehmen und sich darüber hinaus auch zu verändern. Es gibt uns den Mut, uns den schwierigen Herausforderungen des Lebens zu stellen und daran zu wachsen. Nicht wenige sind durch Krankheit und Schicksalsschläge auf einen Weg gekommen, den sie sich vorher nie vorstellen konnten. Ja zu sagen zu dem, was gerade ist, fördert die Hingabe an das Leben und die Demut gegenüber dem Leben. Es befreit uns vom Jammern, von Schuldzuweisungen und Vorwürfen gegen andere Menschen und bringt uns aus der Ohnmacht in die Macht der Selbstverantwortung. Schließlich sind die Herausforderungen des Lebens auch Möglichkeiten, um aufzuwachen und noch bewusster zu leben. Die eigenen Schwächen anzunehmen hilft uns dabei, sie zu integrieren und umzuwandeln. Um Dinge und Menschen anzunehmen, so wie sie sind, ist es immer wieder notwendig, sich und anderen zu vergeben. Denn leider können wir Vergangenes nicht rückgängig machen. Nach Meinung verschiedener Ärzte, Naturheilpraktiker und Psychotherapeutinnen in meinem direkten Umfeld ist das Nichtvergeben und das Zurückhalten von negativen Emotionen eine der Ursachen, die schwere Erkrankungen fördern und sogar auslösen können. Annehmen, was ist, gibt uns die Möglichkeit, mit sich und anderen Menschen ins Reine zu kommen. Dadurch werden wir toleranter mit uns und anderen Menschen. Selbstverständlich heißt das nicht, dass wir nun rundweg alles annehmen und akzeptieren müssten, denn das kann auch ein Ausdruck von Gleichgültigkeit sein. Es gilt zu unterscheiden zwischen den Dingen und Situationen, die wir nicht verändern können, und solchen, die wir verändern sollten. Je mehr wir es im Leben praktizieren, Schwierigkeiten und unangenehme Situationen zu akzeptieren, desto einfacher werden wir selbst den größten Herausforderungen begegnen und sie meistern. Somit können wir unser Leben wunderbar gestalten und uns viele Türen öffnen zur Entwicklung unseres Bewusstseins.

4. Die Bereitschaft, heil zu werden und sich weiterzuentwickeln

Jede Krankheit oder schwierige Lebenssituation ist auch eine Einladung zur Heilung und Weiterentwicklung. Es ist jedoch notwendig, für eine Heilung und Veränderung auch offen und bereit zu sein. Vielen Menschen ist es gar nicht bewusst, dass sie nicht unbedingt gesund sein wollen und möglicherweise in einer selbstgewählten Opferhaltung bleiben, damit sie in ihrer Krankheit die sonst vielleicht fehlende Aufmerksamkeit und auch mehr Zuwendung und Mitgefühl bekommen. Das Ego fühlt sich wohl in der Opferrolle, und die destruktiven Kräfte in uns werden dadurch ständig bestätigt, wie zum Beispiel in der Form, dass wir gerne andere für unsere Schwierigkeiten verantwortlich machen. Die Mitverantwortung für die eigene Gesundheit und Lebensführung zu übernehmen ist eine wichtige Voraussetzung, um Heilung und Weiterentwicklung zu erfahren. Es braucht Mut, die Selbstverantwortung für das Leben zu übernehmen. Anfänglich werden wir vielleicht Zweifeln, Schuldgefühlen und Ängsten wiederbegegnen, die sich uns als Hindernisse in den Weg stellen. Wenn wir aber auf unser Herz hören und wirklich bereit sind für eine Veränderung, können wir all diese Hindernisse überwinden und uns auf allen Ebenen weiterentwickeln.

5. Die Bereitschaft, Entscheidungen zu treffen, die das Leben verändern

Allein schon die bewusste und tief empfundene Entscheidung, gesund werden zu wollen, hat eine unglaubliche Heilkraft. Die Materie, unser Körper, folgt dem Bewusstsein, und stärkende Gedanken wie „ich entscheide mich, alles Mögliche für die Heilung meiner Krankheit zu tun" werden augenblicklich im Körper und Geist eine große Wirkung zeigen. Wie schon das Wort „Ent-Scheidung" deutlich macht, lösen wir uns dabei von etwas und ziehen sozusagen das Schwert aus der Scheide, um eine Handlung auszuführen, für die wir uns entschieden haben. Es lohnt sich, bei jeder Entscheidung über die Motive, Erwartungen und inneren Haltungen zu reflektieren. So können wir beispielsweise spüren, ob es sich dabei eher um eine Verstandesentscheidung oder eine Herzensentscheidung handelt. Natürlich können wir unsere Entscheidungen auch wieder ändern, falls wir das wünschen. Es gibt letztlich kein absolutes Falsch oder Richtig bei der Entscheidungsfindung. Jede Entscheidung hat Konsequenzen, und wir haben immer wieder die Möglichkeit, zu überprüfen, ob unsere Entscheidung für uns und andere stimmig ist. Wenn wir uns wirklich für etwas entscheiden, gibt uns das Kraft und zeigt uns den Weg und viele Möglichkeiten auf. Wenn wir ständig zweifeln, ob unsere Entscheidung richtig war, wird das unsere geistige Kraft und unsere

Handlungen schwächen. Es lohnt sich also, für eine Entscheidung einzustehen und bei dem zu bleiben, was uns viel Klarheit und Lebenskraft schenkt. Jeder Tag bietet uns die Möglichkeit, uns dafür zu entscheiden, zufrieden und dankbar zu sein. Je mehr wir uns für die innerste Wahrheit im Herzen entscheiden, desto stimmiger wird unserer Leben sein. So kann selbst die Entscheidung, eine schwere Krankheit oder einen Verlust anzunehmen, viel Kraft und Zuversicht schenken.

6. Die Bereitschaft, Einsichten in praktische Handlungen umzusetzen

Laut Buddha ist Weisheit, wenn wir tun, was wir wissen, d.h., wenn wir also genau das Passende tun, von dem wir wissen, dass es ethisch korrekt und für uns und andere das Beste ist. Wie oft im Leben tun wir genau die Dinge, von denen wir wissen, dass sie uns nicht gut tun, und wie oft verpassen wir es, unser Wissen im Leben umzusetzen. Es heißt nicht umsonst, Yoga sollte für uns aus 1 Prozent Theorie und 99 Prozent Praxis bestehen. Wie oft reden wir über Dinge, die wir dann aber gar nicht in die Praxis umsetzen. Bei unseren Handlungen ist es wichtig, mit welchem Bewusstseinszustand wir sie ausführen. Es geht also weniger darum, was wir tun, sondern vielmehr darum, wie wir eine Handlung ausführen, also um die Qualität unseres Bewusstseins dabei. Wenn wir also verschiedene Ursachen erkannt haben, die zu einer Krankheit geführt haben, können wir uns überlegen, welche Handlungen uns jetzt helfen könnten auf unserem Weg zur Heilung. Zum Beispiel können wir uns dazu entscheiden, regelmäßig Übungen aus der Yogatherapie zu praktizieren, unsere Ernährung zu optimieren, uns von einem erfahrenen Therapeuten behandeln zu lassen, unterstützende Heilmittel einzunehmen und regelmäßig Menschen zu treffen, die uns unterstützen. All diese praktischen Handlungen können die Heilkräfte stimulieren und der innere Arzt (Homöostase) wird alles tun, um die zahlreichen Systeme wieder ins Gleichgewicht zu bringen.

Sicherlich ist Ihnen durch die verschiedenen vorangegangenen Schritte bewusst geworden, welche geistigen Qualitäten für Sie wichtig sind, um die Heilung und eigene Entwicklung zu fördern. Diese Einsichten können Sie jeden Tag in Ihr Leben integrieren, indem Sie zum Beispiel Dinge tun, die Ihr Selbstvertrauen und die Wertschätzung für sich selbst und andere stärken. Tiefe, ehrliche Einsicht aus dem Herzen gibt uns die Kraft, wirklich Taten folgen zu lassen, während oberflächliche Lippenbekenntnisse uns eher davon abhalten, etwas zu tun und wirklich in die Praxis umzusetzen. Würden wir weniger oberflächlich reden und ehrlicher und einsichtiger sein, könnten wir einsehen, dass es eine Kraft in uns gibt, die uns jeden Moment in die Einheit und den Einklang zurückführen kann. Und genau dies ist die Essenz jeder Religion und Spiritualität: die Rückkehr zur Einheit. Mit achtsamen Handlungen können wir uns immer wieder auf diesen Weg zurückführen, auch wenn wir manchmal etwas vom Weg abgekommen sind. Das Leben ist ein großartiges Geschenk, um die uns alle innewohnende Weisheit (ich nenne das „den inneren Meister") zu verwirklichen.

Kapitel 3 · Yogaprogramme bei chronischen Krankheiten

Richtlinien und Empfehlungen für das Üben
von Remo Rittiner

Die in diesem Buch vorgestellten Yogaprogramme bei chronischen Krankheiten können sehr gute Wirkungen erzielen. Es sind einfache, sichere Übungen, die Sie für sich allein durchführen können. Bei bestehenden Beschwerden und falls Sie unsicher sind, rate ich Ihnen jedoch, die Übungen zunächst mit Ihrem Arzt oder Yogatherapeuten abzuklären. Wie ich schon in den vorangegangenen Kapiteln beschrieben habe, gibt es keine allgemeingültigen Übungen bei Krankheiten, die auf alle gleich wirken. Mit den allgemeinen Yogaprogrammen in diesem Buch erhalten Sie zahlreiche Übungen und Ideen, die bei chronischen Krankheiten sehr wertvoll sein können. Da sich dieselben Beschwerden bei jedem Menschen je nach individueller Konstitution unterschiedlich äußern können, ist die spezifische Anpassung durch einen erfahrenen Yogatherapeuten von großem Vorteil. Ein geschulter Yogatherapeut kann Sie auch dabei unterstützen, die Übungen korrekt auszuführen, was nur anhand eines Buches nicht ganz einfach ist. Sie finden im hinteren Teil dieses Buch einige Adressen von Yogatherapeuten, die von mir ausgebildet wurden. An sie können Sie sich zum Beispiel wenden. Selbstverständlich können Sie sich auch direkt mit mir in Verbindung setzen, um Fragen zu klären. Ich nehme mir gerne Zeit für Sie.

Klärung der Zielsetzung und Planung der Yogapraxis

Bevor Sie mit einem Yogaübungsprogramm beginnen, können Sie überlegen, was für Sie Priorität hat. Wenn Sie beispielweise Hüftarthrose haben, gleichzeitig aber auch Schlafstörungen, entscheiden Sie sich zunächst, was zurzeit wichtiger ist. Wenn Sie die Programme regelmäßig durchführen, können Sie gerne auch verschiedene Programme abwechselnd üben. Falls Sie keine Beschwerden haben, eignen sich

die hier vorgeschlagenen Programme wunderbar für die Prävention. So können Sie bei der regelmäßigen Durchführung eines gewählten Programms einen Beitrag zur Prävention leisten, was auf jeden Fall sinnvoll ist. Denn wie das Sprichwort sagt: Vorbeugen ist besser als heilen. Probieren Sie einfach aus und spüren Sie, welche Programme Ihnen besonders gut tun. Falls Sie bereits bestimmte Beschwerden haben, führen Sie die passende Yogasequenz über mehrere Wochen, d.h. über mindestens vier bis sechs Wochen, durch. Dabei kann es hilfreich sein, zu planen, zu welcher Tageszeit Sie üben können. Schaffen Sie sich eine Art kleinen Yogatempel in Ihrer Wohnung oder im Büro, wo Sie sich wohlfühlen. Überfordern Sie sich nicht bei der Länge des Programms und Ihren eigenen Ansprüchen. Aller Anfang ist schwer. Beginnen Sie lieber damit, zwei bis drei Mal pro Woche 15 bis 20 Minuten zu üben, und steigern Sie sich dann langsam, wenn Sie merken, wie gut diese Übungen für Sie sind. Der frühe Morgen ist ideal zum Üben, aber sicher nichts für Morgenmuffel, die vielleicht eher gegen Mittag oder am Abend in die Praxis einsteigen sollten. Finden Sie die für Sie passende Zeit heraus, und seien Sie flexibel.

Vorbereitung und Hilfsmittel für das Üben

Schauen Sie, dass Sie einen Ort zum Üben finden, an dem Sie möglichst ungestört sind und genügend Platz haben. Wenn Sie sich eine Yogamatte anschaffen, achten Sie bitte darauf, dass diese nicht zu dünn ist, weil eine zu dünne Matte sich nicht gut für die Knieübungen geeignet. Sie können jedoch bei den Knieübungen auch eine Wolldecke auf die Matte legen, um die Knie nicht übermäßig zu belasten. Die Wolldecke können Sie dann auch als Kopfunterlage oder für die Schlussentspannung verwenden. Für die

Übungen im Sitzen brauchen Sie ein Meditationskissen oder gefaltete Decken. Wenn Ihnen das Sitzen auf dem Boden schwerfällt, können Sie sich gerne auf einen Stuhl setzen. Wichtig ist beim Sitzen, dass das Becken aufrecht ist und Sie die Wirbelsäule möglichst gerade aufrichten können.

Beachten Sie folgende Punkte beim Üben:

- Bei starken Schmerzen und Beschwerden sollten Sie zunächst mit dem Arzt die Ursachen abklären und besprechen, ob Yoga für Sie sinnvoll ist. Nehmen Sie das Buch mit, damit der Arzt sich ein Bild machen kann. Nicht zu Unrecht haben viele Ärzte Bedenken bei Yoga, weil sich viele Menschen dabei auch schon verletzt haben.
- Üben Sie nicht, wenn Sie gerade starke Schmerzen haben oder sich sehr geschwächt fühlen. Geben Sie dem Körper genügend Zeit zur Erholung, speziell nach Operationen.
- Üben Sie bei starken psychischen Beschwerden bitte nur unter Aufsicht eines Yogatherapeuten oder eines Arztes, der Sie dabei betreuen kann.
- In der Schwangerschaft sollten die Übungen mit einem Yogatherapeuten oder einer Hebamme abgesprochen werden.
- Üben Sie mit der achtsamen Atemführung (Kehlatmung)
- Üben Sie achtsam und respektieren Sie Schmerzen als Warnsignale Ihres Körpers. Respektieren Sie also Ihre Grenzen und üben Sie geduldig in kleinen Schritten.
- Üben Sie mit Freude und Leichtigkeit und freuen Sie sich über kleine Fortschritte.
- Schätzen Sie Ihre Bemühungen wert und bedanken Sie sich am Schluss der Yogapraxis bei sich selbst.

Wichtige Krankheitsbilder der heutigen Zeit – Psychosomatik und hilfreiche Yogapraxis
von Dr. Ingfried Hobert und Remo Rittiner

Hüft- und Kniearthrose

Ursachen aus psychosomatischer Sicht

- Zu hohe Anforderung an Stabilität und Dynamik
- Körperliche und geistige Unbeweglichkeit, Mangel an Flexibilität
- Verweigerung von Fortschritt

Alle Formen von Gelenkschmerzen und Gelenkversteifungen deuten auf eine Erstarrung der inneren Haltung hin. Das Leben hat dann viel von seiner Lebendigkeit und Spontaneität verloren. Das Festhalten des Gewohnten, gut Bekannten und Sicheren bestimmt den Alltag und seine immer gleichen Abläufe. Die innere Überzeugung, dass Neues zu viele Gefahren in sich birgt, überlagert die Neugierde und die Sehnsucht nach Abwechslung. Der Zwang, Kontrolle über alles behalten zu wollen und nicht loslassen zu können, tritt spätestens dann überdeutlich in die Sichtbarkeit, wenn die Kaffeetasse nicht mehr mit den Fingern gehalten werden kann und immer wieder aus der Hand rutscht. Gelenkschmerzen bringen das Bewusstsein in den Augenblick. Die Weisheit des Körpers bringt hier in die Sichtbarkeit, dass hier eine Neuausrichtung des Bewusstseins nötig ist, da das Leben sonst völlig erstarrt.

Aufgaben

- Die eigene Unbeweglichkeit eingestehen
- Lernen, spontan aus dem Augenblick heraus zu leben
- Offenheit für Neues zeigen
- Gewohnheiten und Muster erkennen und überwinden
- Üben, die Schattenthemen, in denen Altes erkannt wird, anzunehmen und loszulassen
- Kontrolle, Macht und Manipulation erkennen und davon lassen

Weitere Maßnahmen

- Gymnastik, Sport, Umstellung auf vegetarische Ernährung, Entgiftung
- Wichtige pflanzliche Heilmittel: Grünlippmuschelextrakte, Teufelskralle, Brennnesselwurzel, Weihrauch

Yogaprogramm bei Hüft- und Kniearthrose

Wirkungen:
- Mobilisation der Fuß-, Hüft- und Kniegelenke
- Dehnung und Kräftigung der Fuß-, Bein-, Hüft- und Rückenmuskulatur
- Korrektur ungesunder Bewegungsmuster
- Zentrierung und Ausrichtung der Körperhaltung
- Anregung der Energiebahnen (Nadis) und gezielte Energielenkung
- Körperliche und geistige Entspannung
- Erkenntnisse zum Thema „Festhalten"
- Ausrichtung des Geistes zur geistigen Flexibilität und der Bereitschaft zur Veränderung

1. HALTUNG: URDHVA PRASRITA PADASANA/BEINE HEBEN

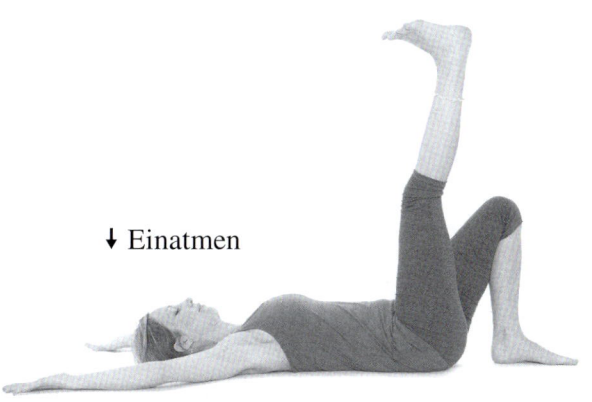

↓ Einatmen

Wirkung:
Mobilisation der Knie- und Hüftgelenke und Dehnung der Muskulatur in den Beinrückseiten.

Ausführung:
Kommen Sie in die Rückenlage und stellen Sie die Füße hüftbreit auseinander auf. Die Arme liegen seitlich neben dem Körper.

Beim Einatmen:
Strecken Sie beide Arme über den Kopf hinaus nach oben und strecken Sie gleichzeitig das rechte Bein senkrecht nach oben.

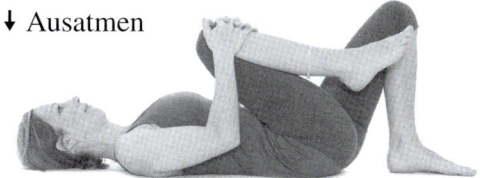

↓ Ausatmen

Beim Ausatmen:
Beugen Sie das rechte Bein und ziehen Sie mit beiden Händen das rechte Knie Richtung Brustkorb.

Wiederholung: 8x jede Seite

2. HALTUNG: VARIANTE URDHVA PRASRITA PADASANA/ BEINE HEBEN

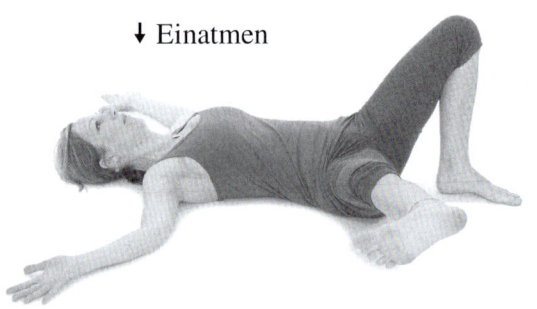

↓ Einatmen

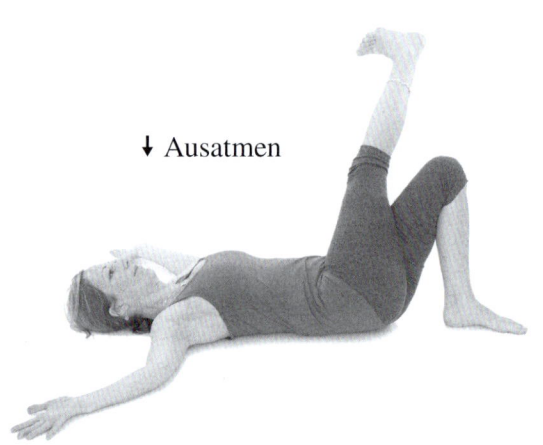

↓ Ausatmen

Wirkung:
Hüftgelenkmobilisation und Kräftigung der Gesäß- und Hüftmuskulatur.

Ausführung:
Kommen Sie in die Rückenlage und stellen Sie beide Füße nahe beim Gesäß auf. Strecken Sie das rechte Bein senkrecht nach oben. Die Arme sind dabei auf Schulterhöhe seitlich ausgestreckt.

Beim Einatmen:
Bewegen Sie das rechte Bein langsam nach außen und drehen Sie den rechten Fuß gleichzeitig nach außen, um eine Hüftaußenrotation auszuführen.

Beim Ausatmen:
Bewegen Sie zunächst den rechten Fuß und dann das ganze gestreckte rechte Bein nach innen.

Wiederholung: 8x jede Seite

Hinweis:
Um eine möglichst optimale Hüftinnen- und Außenrotation zu erreichen, ist es wichtig, die Übung langsam durchzuführen.

3. HALTUNG: VARIANTE APANASANA/ HALTUNG DES APANA-WINDES

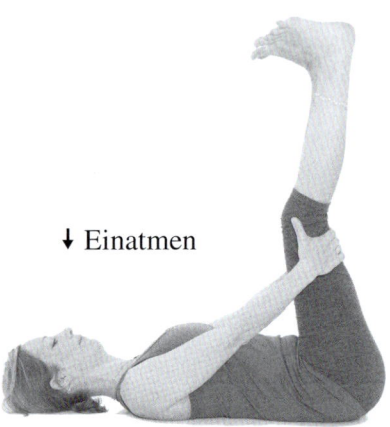

↓ Einatmen

Wirkung:
Dehnung und Kräftigung der Muskulatur in den Beinrückseiten. Kräftigung der Beckenbodenmuskulatur.

Ausführung:
In der Rückenlage winkeln Sie die Beine 90 Grad an und heben dabei die Füße vom Boden.

Beim Einatmen:
Strecken Sie beide Beine senkrecht nach oben und fassen mit beiden Händen die Oberschenkelrückseiten. Um die Beinmuskeln gleichzeitig zu dehnen

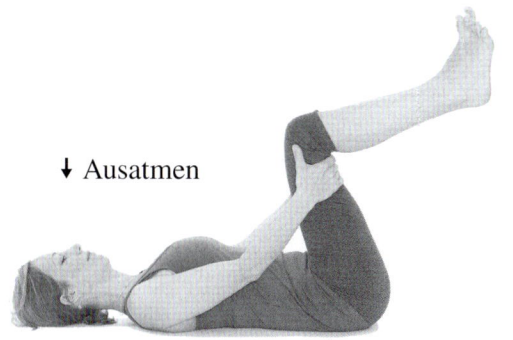

↓ Ausatmen

und zu kräftigen, geben Sie mit den Händen leichten Druck auf die Oberschenkelrückseiten.

Beim Ausatmen:
Beugen Sie die gestreckten Beine bis zu einem Winkel von 90 Grad und dehnen Sie dabei den unteren Rücken.

Wiederholung: 8-10x

---

4. HALTUNG: VARIANTE JATHARA PARIVRITTI/ BAUCHDREHUNG

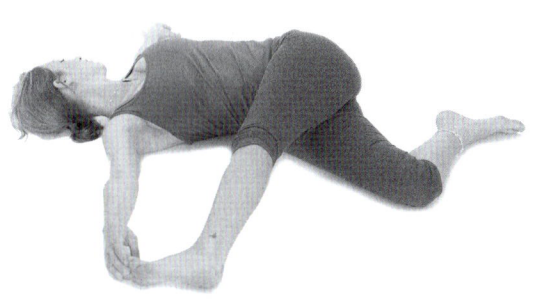

↓ Einatmen

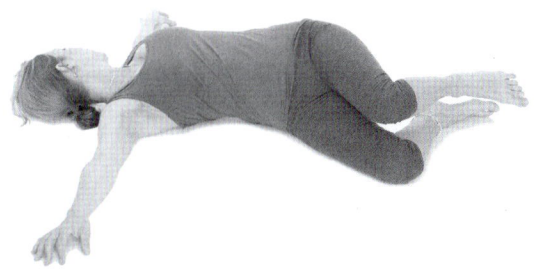

↓ Ausatmen

Wirkung:
Dehnung und Kräftigung der äußeren Oberschenkel-, Gesäß- und der schrägen Bauchmuskulatur. Anregung der Energiebahnen (Nadis).

Ausführung:
In der Rückenlage bewegen Sie beide Knie zur rechten Seite, während der Kopf zur linken Seite dreht. Die Arme sind seitlich ausgestreckt.

Beim Einatmen:
Strecken Sie das linke Bein seitlich aus in Richtung rechte Hand. Dabei dehnen und kräftigen Sie gleichzeitig die äußere Gesäß- und Oberschenkelmuskulatur.

Beim Ausatmen:
Beugen Sie das linke Knie wieder und bewegen Sie es in Richtung rechtes Knie.

Wiederholung: 8-10x

Hinweis:
Bei Schmerzen im unteren Rücken machen Sie nur eine sanfte Drehung zur Seite, die sich schmerzfrei anfühlt.

5. HALTUNG: VARIANTE URDHVA PRASRITA PADASANA/ BEINE HEBEN

Wirkung:
Kraft in der Dehnung für die Hüftbeugemuskulatur. Stabilisierung und Zentrierung des Hüftgelenks. Ausgleich von Beckenschiefstand und Beinlängendifferenz.

↓ Einatmen

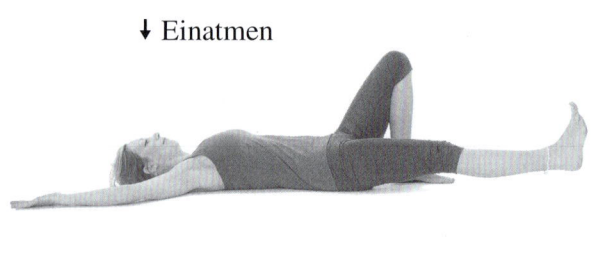

Ausführung:
In der Rückenlage bringen Sie beide Füße hüftbreit nahe ans Gesäß.

Beim Einatmen:
Strecken Sie beide Arme v-förmig über den Kopf hinaus, während Sie gleichzeitig das rechte Bein nach vorne ausstrecken. Der rechte Fuß ist dabei gebeugt und etwa 5 cm vom Boden angehoben, um die Kräftigung zu optimieren.

↓ Ausatmen

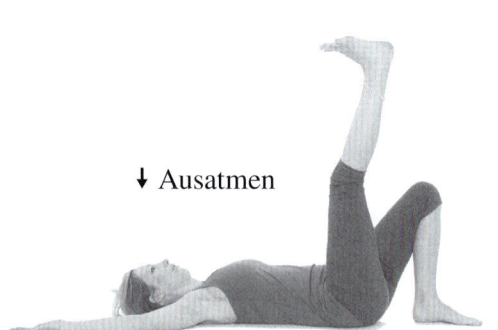

Beim Ausatmen:
Ziehen Sie das rechte Bein langsam senkrecht nach oben bis zum Winkel von 90 Grad. Während der ganzen Übung halten Sie den rechten Fuß gebeugt.

Wiederholung: 8x jede Seite

6. HALTUNG: VARIANTE DVIPADA PITHAM/ SCHULTERBRÜCKE

Wirkung:
Kräftigung der inneren Beinmuskeln, Oberschenkel- und Gesäßmuskulatur. Dehnung der Hüftbeugemuskulatur.

↓ Einatmen

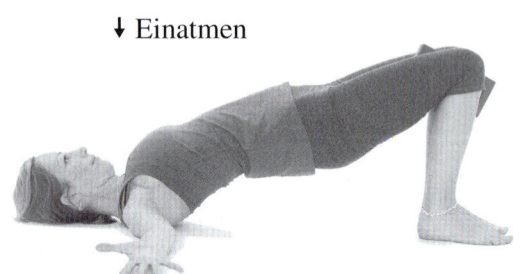

Ausführung:
In der Rückenlage bringen Sie die Arme seitlich auf Schulterhöhe. Die Füße sind hüftbreit auseinander und nahe beim Gesäß. Legen Sie sich einen Block oder ein Kissen zwischen die Knie und halten Sie dies während der ganzen Übung fest, indem Sie die Knieinnenseiten gegeneinander pressen.

Beim Einatmen:
Heben Sie das Gesäß und pressen Sie die Knieinnenseiten gegeneinander.

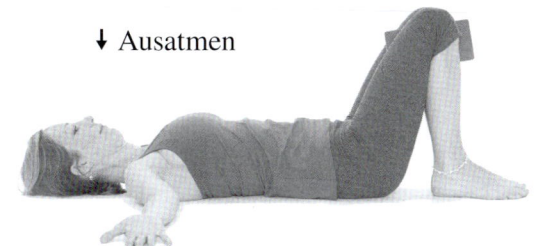

↓ Ausatmen

Beim Ausatmen:
Legen Sie den ganzen Rücken langsam wieder auf den Boden ab und pressen Sie die Knieinnenseiten weiterhin gegeneinander, um die Kräftigung in den Adduktoren und im Beckenboden zu optimieren.

Wiederholung: 8-10x

Hinweis:
Bei Schmerzen im unteren Rücken sollten Sie das Becken nur so weit anheben, dass sich der Rücken noch angenehm gefordert fühlt.

7. HALTUNG: VARIANTE VIRABHADRASANA/ HELDENSTELLUNG

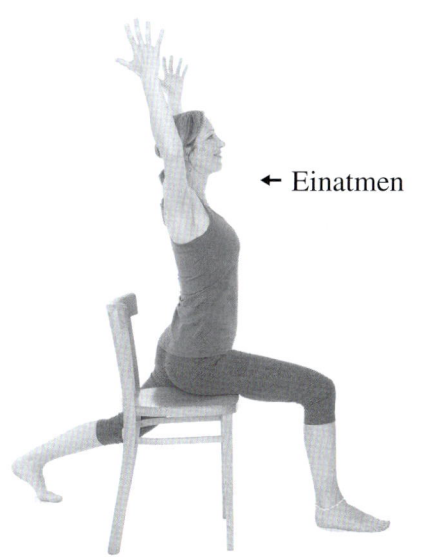

← Einatmen

← Ausatmen

Wirkung:
Dehnung der Hüftbeugemuskulatur und Kräftigung der Beinmuskulatur.

Ausführung:
Kommen Sie in den aufrechten Stand und setzen Sie sich dann auf einen Stuhl. Stellen Sie den rechten Fuß vorn auf. Der linke Fuß zeigt 45 Grad nach außen und die linke Ferse ist leicht vom Boden angehoben.

Beim Einatmen:
Strecken Sie beide Arme über den Kopf und dehnen Sie den linken Hüftbeugemuskel optimal, indem Sie das Brustbein nach oben und gleichzeitig das Kreuzbein nach unten ziehen. Dadurch wird auch der untere Rücken effektiv und in gesunder Weise gedehnt und gekräftigt.

Beim Ausatmen:
Beugen Sie den Oberkörper nach vorn und legen Sie die Hände auf dem rechten Schienbein auf.

Wiederholung: 8x jede Seite

Hinweis:
Falls Ihnen das Vorbeugen Schmerzen im unteren Rücken verursacht, beugen Sie sich nur leicht nach vorne und betonen mehr die Wirbelsäulenstreckung im ersten Teil der Übung.

8. HALTUNG: VARIANTE ARDHA UTKATASANA/ HALBE HOCKE

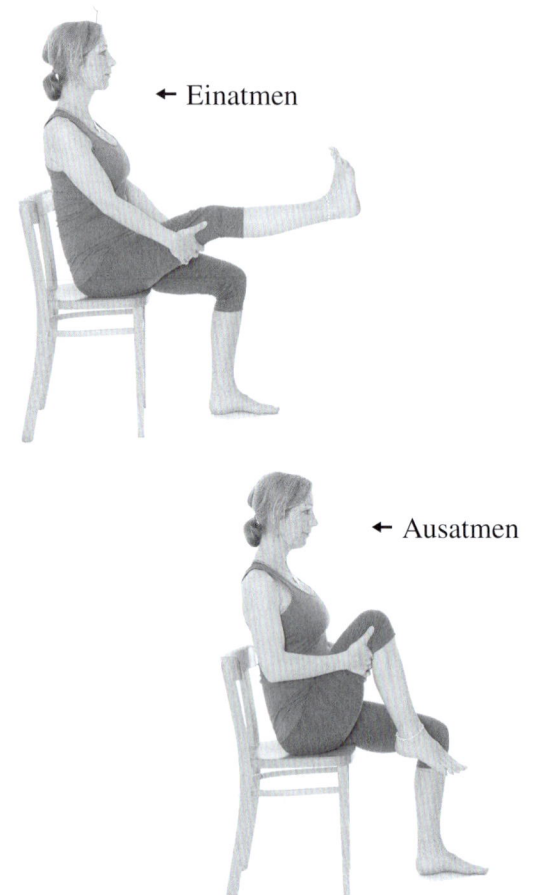

← Einatmen

← Ausatmen

Wirkung:
Kräftigung der vorderen und hinteren Oberschenkelmuskulatur.

Ausführung:
Setzen Sie sich auf einen Stuhl und stellen Sie beide Füße hüftbreit auseinander auf den Boden. Falls die Füße nicht bis zum Boden kommen, können Sie ein Kissen auf den Boden legen und die Füße darauf absetzen.

Beim Einatmen:
Strecken Sie das rechte Bein nach vorne aus und fassen Sie mit den Händen die Rückseite des Oberschenkels. Drücken Sie mit den Händen gegen die Oberschenkelrückseite, damit diese in der Dehnung auch gleichzeitig gekräftigt wird.

Beim Ausatmen:
Beugen Sie das rechte Knie und ziehen Sie mit beiden Händen das rechte Knie Richtung Brust an.

Wiederholung: 10x jede Seite

9. HALTUNG: VARIANTE VIRABHADRASANA/ HELDENSTELLUNG

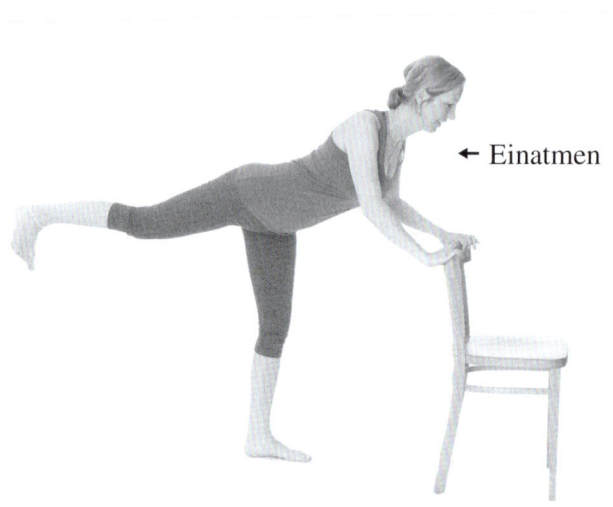

← Einatmen

Wirkung:
Kräftigung der Fuß-, Bein- und seitlichen großen Gesäßmuskulatur und Zentrierung der Hüfte.

Ausführung:
In der Standhaltung stützen Sie beide Hände auf einer Stuhllehne ab. Die Füße sind hüftbreit auseinander aufgestellt.

Beim Einatmen:
Heben Sie das gestreckte rechte Bein nach hinten und weiten Sie dabei gleichzeitig den Brustkorb. Achten Sie darauf, den unteren Rücken zu verlängern und nicht zu stark in die weitverbreitete Hyperlordose (Hohlkreuz) zu gehen.

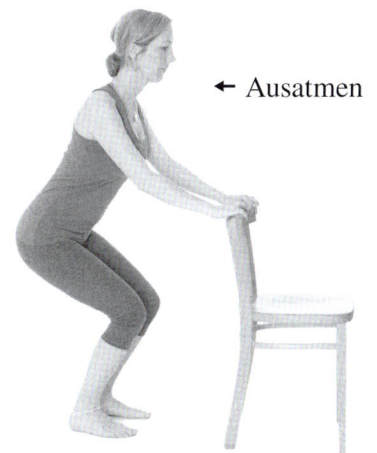

← Ausatmen

Beim Ausatmen:

Setzen Sie den rechten Fuß wieder auf den Boden und kommen Sie langsam in die halbe Hocke. Dabei achten Sie darauf, das rechte Knie nicht über 90 Grad zu beugen, um das Knie nicht zu überlasten.

Wiederholung: 8-10x jede Seite

10. HALTUNG: VARIANTE ARDHA CHANDRASANA/ HALBER MOND

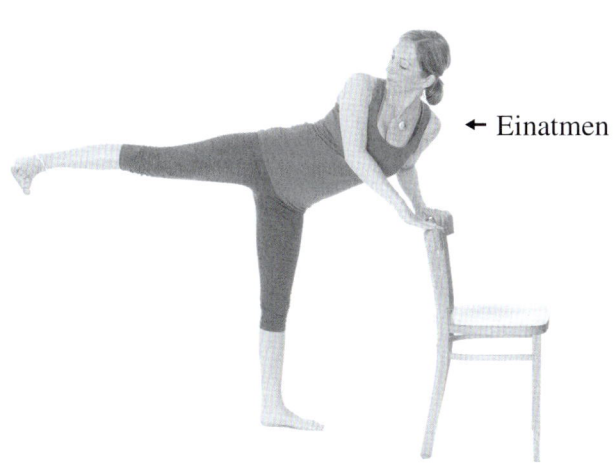

← Einatmen

Wirkung:

Kräftigung der Fuß-, seitlichen Gesäß- und der Lendenmuskulatur. Stabilisierung der Hüfte.

Ausführung:

In der Standhaltung legen Sie beide Hände auf die Stuhllehne. Die Füße sind hüftbreit auseinander.

Beim Einatmen:

Heben Sie das rechte Bein seitlich hoch und drehen Sie den rechten Fuß dabei leicht nach innen, um die Kräftigung der seitlichen Gesäßmuskulatur zu optimieren. Dabei drehen Sie den Kopf zur rechten Seite. Heben Sie das rechte Bein nur so weit an, dass der untere Rücken lang bleibt und nicht zu stark in die Hyperlordose kommt.

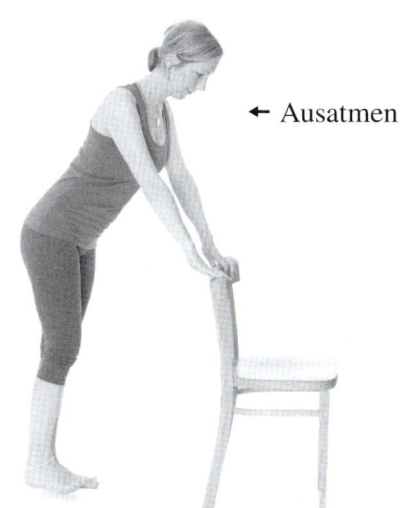

← Ausatmen

Beim Ausatmen:

Senken Sie das rechte Bein wieder ab, ohne dabei den rechten Fuß ganz auf dem Boden abzustellen.

Wiederholung: 8-10x jede Seite

11. HALTUNG: VARIANTE URDHVA PRASRITA PADASANA/ BEINEHEBEN

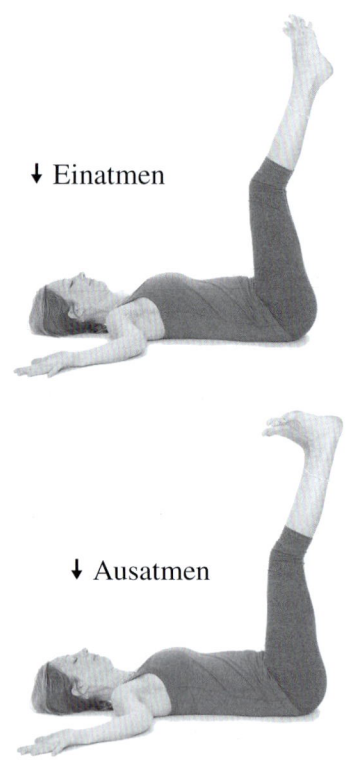

↓ Einatmen

↓ Ausatmen

Wirkung:
Aktivierung der Energiebahnen in den Beinen. Mobilisierung und Kräftigung der Fußgelenkmuskulatur.

Ausführung:
Kommen Sie langsam in die Rückenlage. Stellen Sie beide Füße hüftbreit auseinander auf und strecken Sie beide Beine senkrecht nach oben.

Beim Einatmen:
Strecken Sie die Zehen Richtung Decke.

Beim Ausatmen:
Beugen Sie beide Füße, sodass die Zehen dabei Richtung Boden weisen.

Wiederholung: 10-12x

12. HALTUNG SHAVASANA/TOTENSTELLUNG

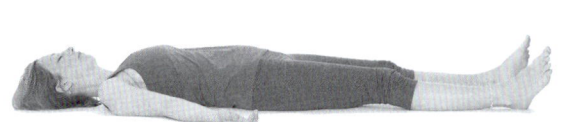

Wirkung:
Aktivierung der Energiebahnen im Hüft- und Kniebereich. Erkenntnis über eigene Gedankenmuster und Ausrichtung des Geistes auf geistige Flexibilität.

Ausführung:
In der Rückenlage strecken Sie beide Beine nach vorne aus. Falls Ihnen diese Haltung im Rücken unangenehm ist, stellen Sie beide Füße hüftbreit auseinander auf. Nehmen Sie zunächst die Empfindungen im Hüftbereich für eine Minute wahr und anschließend die Empfindungen im Kniebereich.

Reflexion:
An welchen Gedanken und Glaubenssätzen halte ich fest?

Bhavana/Ausrichtung:
„Ich öffne mich für die geistige Flexibilität und wage neue Schritte."

Bandscheibenvorfall

Ursachen aus psychosomatischer Sicht

Es geht um Selbstunsicherheit und Minderwertigkeitsgefühle. Diese Unsicherheiten stören das Körpergerüst und führen dazu, dass die Körperachse aus dem Gleichgewicht gerät. Eine innere Resignation, nicht mehr aufrecht und gerade stehen zu können, durchdringt das Erleben im Tagesgeschehen. Demütigung, Verklemmung und Mangel an Selbstwertgefühl bestimmen den Alltag. Die Lebensachse steht schief, männliche und weibliche Anteile im Menschen driften auseinander. Oft führt auch die Sucht nach Anerkennung und Gesehenwerden zu einer Form von Rechthaberei und damit zum genauen Gegenteil des Erwünschten. Aber auch das „Sich-krumm-Machen" für den Arbeitgeber, um die eigene Existenz um jeden Preis zu sichern, kann eine Rolle spielen.

Aufgaben

- Neue Ausrichtung finden
- Gerade gehen und klare Ziele formulieren
- Authentizität auf allen Ebenen
- Demut statt Demütigung praktizieren
- Vom Leistungszwang ablassen
- Sich selbst Wertschätzung geben und aus dem Hamsterrad aussteigen

Weitere Maßnahmen

- Mehr den Wechsel zwischen Spannung und Anspannung ins Leben bringen (durch Yoga, progressive Muskelentspannung nach Jacobson u. a.)
- Gymnastik, Osteopathie, Kneippanwendungen, Akupunktur
- Wichtige pflanzliche Heilmittel: Einreibungen mit Fichtennadelöl, Johanniskrautöl, Teebaumölen

Yogaprogramm bei Bandscheibenvorfall im unteren Rücken

Wirkungen:

- Druckentlastung im Bandscheibenbereich des unteren Rückens
- Entspannung und Dehnung der Beckenboden-, Hüftbeuger-, Gesäß-, Rücken- und Bauchmuskulatur
- Verlängerung der Wirbelsäule und Aufrichtung des Beckens für eine optimale Körperhaltung
- Verlängerte Ausatmung und Aktivierung des Parasympathikus für die Entspannung
- Bewusstsein für die natürliche Lordose und gesunde Bewegung im unteren Rücken
- Erkenntnisse für körperliche und geistige Ursachen der Beschwerden
- Geistige Ausrichtung für Demut und Aufrichtigkeit

1. HALTUNG: VARIANTE SHAVASANA/TOTENSTELLUNG

Wirkung:
Verlängerte Ausatmung und Entspannung der Bauch- und Rückenmuskulatur.

↓ Einatmen

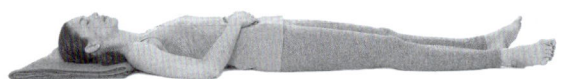

Ausführung:
Kommen Sie in die Rückenlage und stellen Sie beide Füße hüftbreit auseinander nahe beim Gesäß auf. Legen Sie eine gefaltete Decke unter den Hinterkopf, um den Nacken und unteren Rücken mehr in die Länge zu strecken. Legen Sie beide Hände auf die Bauchdecke. Schließen Sie die Augen, um die Achtsamkeit und Entspannung zu erhöhen.

Beim Einatmen:
Heben Sie die Bauchdecke und lassen Sie den Atem ganz entspannt fließen.

Beim Ausatmen:
Verlängern Sie bewusst die Ausatmung und bewegen Sie dabei die Bauchdecke nach innen, um den unteren Rücken in die Streckung zu bringen.

Wiederholung: 2-3 Minuten

2. HALTUNG: VARIANTE SHAVASANA/TOTENSTELLUNG

Wirkung:
Asymmetrische Streckung der Wirbelsäule. Entspannung im Beckenboden und der unteren Rückenmuskulatur. Druckentlastung im Bandscheibenbereich.

Ausführung:
In der Rückenlage strecken Sie das rechte, gebeugte Bein etwas nach vorne und setzen die rechte Ferse auf den Boden auf, während Sie gleichzeitig den rechten Fuß beugen.

↓ Einatmen

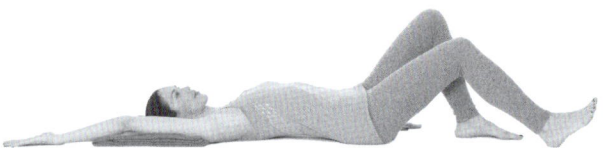

Beim Einatmen:
Drücken Sie die rechte Ferse in den Boden und spannen Sie den Beckenboden an. Gleichzeitig strecken Sie den rechten Arm über den Kopf hinaus.

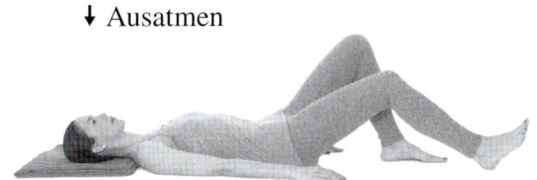

↓ Ausatmen

Beim Ausatmen:
Bringen Sie den rechten Arm zurück in die Ausgangs-lage und lassen Sie den unteren Rücken in den Boden sinken und verlängern Sie ihn gleichzeitig.

Wiederholung: 8-10x jede Seite

3. HALTUNG: VARIANTE APANASANA/ HALTUNG DES APANA-WINDES

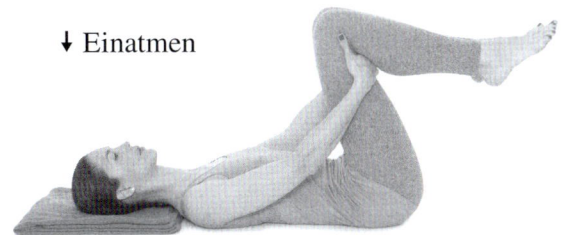

↓ Einatmen

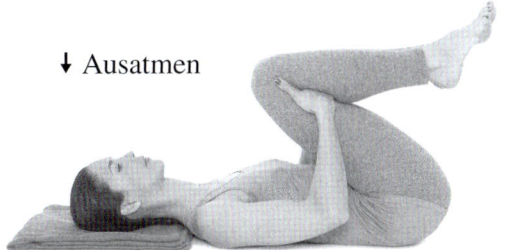

↓ Ausatmen

Wirkung:
Dehnung und sanfte Kräftigung des unteren Rückens. Streckung des unteren Rückens und Entlastung der Bandscheiben.

Ausführung:
In der Rückenlage ziehen Sie die Knie mit beiden Händen an.

Beim Einatmen:
Strecken Sie die Arme und die Knie von der Brust weg und spannen Sie den Beckenboden an.

Beim Ausatmen:
Ziehen Sie die Knie langsam zurück Richtung Brust-korb. Dabei entspannen Sie gleichzeitig die Becken-bodenmuskulatur.

Wiederholung: 8-10x und am Schluss vier Atemzüge in der ersten Haltung mit gestreckten Armen bleiben

4. HALTUNG: VARIANTE URDHVA PRASRITA PADASANA/ GESTRECKTE BEINHALTUNG

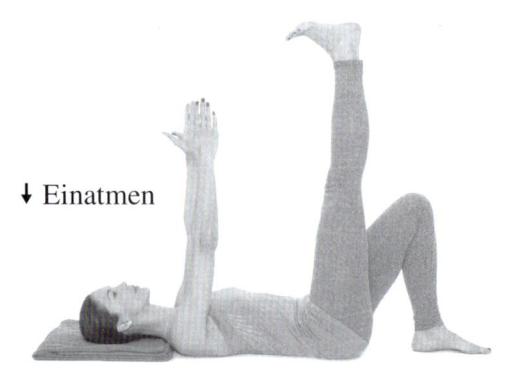

↓ Einatmen

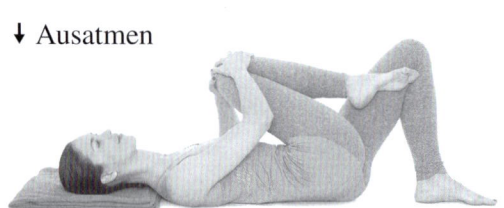

↓ Ausatmen

Wirkung:
Dehnung der Beinrückseiten, des unteren Rückens und der seitlichen Gesäßmuskulatur. Streckung des unteren Rückens.

Ausführung:
In der Rückenlage stellen Sie beide Füße hüftbreit auseinander nahe beim Gesäß auf.

Beim Einatmen:
Strecken Sie beide Arme senkrecht nach oben, während Sie gleichzeitig auch das rechte Bein senkrecht nach oben strecken.

Beim Ausatmen:
Ziehen Sie mit beiden Händen das rechte Knie diagonal Richtung linke Brust an.

Wiederholung: 8-10x jede Seite

5. HALTUNG: CHAKRAVAKASANA/VIERFÜSSLER

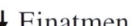

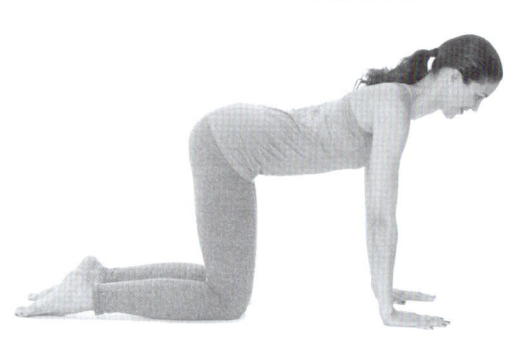

↓ Einatmen

Wirkung:
Streckung der Wirbelsäule mit spiraliger Verschraubung durch Polspannung. Bewusstsein für die natürliche Lordose und eine gesunde Haltung im unteren Rücken.

Ausführung:
Kommen Sie in den Vierfüßlerstand mit den Händen etwas vor den Schultergelenken platziert. Achten Sie auf eine angemessene Ausrichtung der Wirbelsäule, indem der untere Rücken lang bleibt.

Beim Einatmen:
Pressen Sie das rechte Knie sanft in den Boden und ziehen Sie den Scheitelpunkt nach vorne.

Beim Ausatmen:
Lassen Sie das rechte Knie in den Boden sinken und ziehen Sie das Kreuzbein nach hinten Richtung Mattenrand.

Wiederholung: Abwechselnd jede Seite 8-10x

6. HALTUNG: VARIANTE EKAPADA USHTRASANA/ EINBEINIGE KAMELHALTUNG

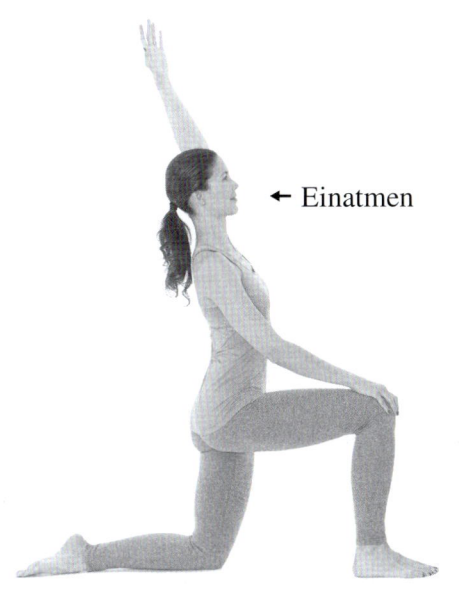

← Einatmen

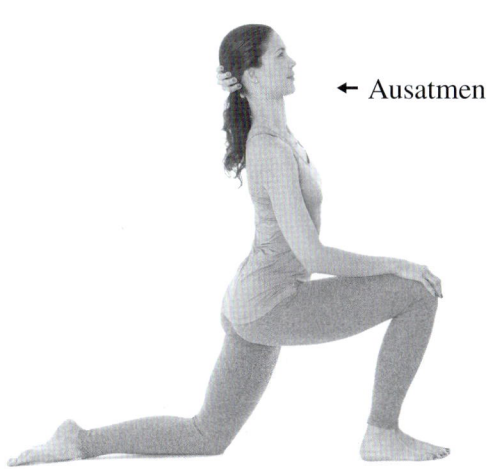

← Ausatmen

Wirkung:
Dehnung der Hüftbeugemuskulatur und Oberschenkelvorderseite sowie Aufrichtung der Wirbelsäule im unteren Rücken.

Ausführung:
Kommen Sie in den Kniestand und stellen Sie den rechten Fuß mit einem Schritt nach vorne auf den Boden. Das rechte Knie und der rechte Knöchel bilden eine senkrechte Linie.

Beim Einatmen:
Heben Sie den gestreckten linken Arm über den Kopf. Gleichzeitig dehnen Sie die linke Leiste und den Oberschenkel.

Beim Ausatmen:
Verlagern Sie Ihren Schwerpunkt weiter nach vorne und intensivieren Sie die Dehnung im Leistenbereich. Dabei bringen Sie die linke Hand an den Hinterkopf und ziehen den Nacken in die Länge.

Wiederholung: 8-10x jede Seite

Hinweis:
Bei empfindlichen Kniescheiben können Sie sich auch eine gefaltete Decke unter die Knie legen, um die Knie zu entlasten.

7. HALTUNG: ARDHA UTKATASANA/HALBE HOCKE

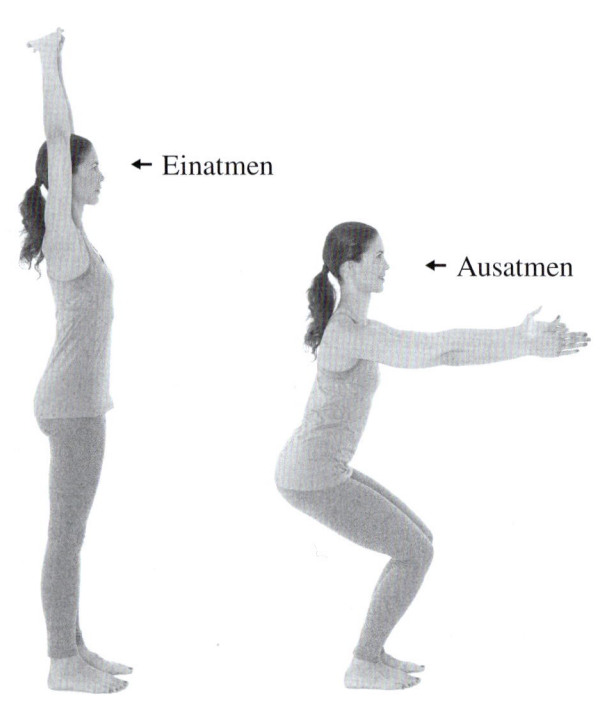

← Einatmen

← Ausatmen

Wirkung:
Streckung der Wirbelsäule und Dehnung der Rückenstreckermuskulatur. Bein- und Fußkräftigung. Bewusstsein für eine gesunde Aufrichtung und natürliche Lordose.

Ausführung:
Kommen Sie in den aufrechten Stand mit den Füßen hüftbreit auseinander.

Beim Einatmen:
Heben Sie beide Arme seitlich hoch über den Kopf und verschränken Sie die Finger so miteinander, dass die Handinnenflächen nach oben ziehen, um die Wirbelsäulenstreckung zu optimieren. Bleiben Sie jeweils einen Atemzug in dieser gestreckten Haltung.

Beim Ausatmen:
Beugen Sie leicht die Knie und kommen Sie dabei in die halbe Hocke, während Sie gleichzeitig beide Arme nach vorne ausstrecken. Achten Sie darauf, dass die Füße und Knie korrekt ausgerichtet sind und vermeiden Sie das Einknicken der Füße.

Wiederholung: 8-10x

8. HALTUNG: VARIANTE VIRABHADRASANA/ HELDENHALTUNG

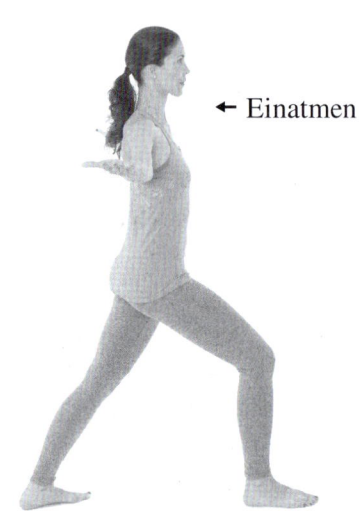

← Einatmen

Wirkung:
Beckenstabilisierung und Ausgleich von Beckenschiefstand und Skoliose im unteren Rücken. Dehnung im Leistenbereich und Kräftigung der Rückenstreckermuskeln.

Ausführung:
Aus der Standhaltung drehen Sie das linke Bein nach außen, sodass der linke Fuß 45 Grad nach außen zeigt. Nun setzen Sie den rechten Fuß mit einem großen Schritt nach vorne auf und beugen das rechte Bein.

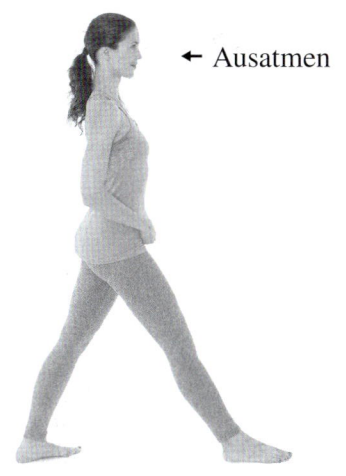

← Ausatmen

Beim Einatmen:

Heben Sie beide Arme seitlich hoch auf Schulterhöhe. Achten Sie darauf, dass das Kreuzbein nach unten zieht, während der Scheitelpunkt nach oben zieht, um eine optimale Streckung und Polspannung der Wirbelsäule zu erreichen.

Beim Ausatmen:

Senken Sie beide Arme und legen Sie die Finger aufs Schambein, während Sie das rechte Bein wieder strecken.

Wiederholung: 8-10x jede Seite

9. HALTUNG: VARIANTE ARDHA PADMASANA/ HALBE LOTUSHALTUNG

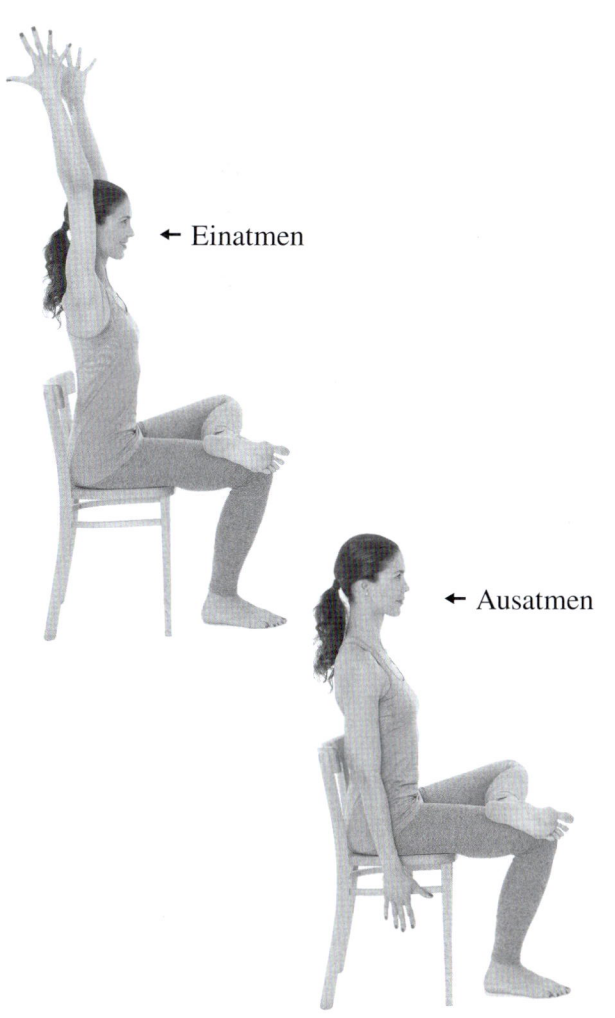

← Einatmen

← Ausatmen

Wirkung:

Mobilisierung der Hüfte nach außen. Dehnung und Kräftigung der tiefliegenden Gesäßmuskeln.

Ausführung:

Setzen Sie sich auf einen Stuhl und legen Sie die linke Fußaußenkante auf dem rechten Oberschenkel auf. Falls Sie im linken Knie Schmerzen haben sollten, legen Sie die Außenseite des linken Unterschenkels auf den rechten Oberschenkel und vermeiden Sie eine zu starke Belastung im linken Knie.

Beim Einatmen:

Strecken Sie beide Arme nach oben.

Beim Ausatmen:

Senken Sie beide Arme wieder und pressen Sie die linke Fußaußenkante gegen den rechten Oberschenkel, um die Dehnung der rechten tief liegenden Gesäßmuskeln zu optimieren.

Wiederholung: 8-10x jede Seite

10. HALTUNG: VARIANTE SHAVASANA/TOTENSTELLUNG

Ausführung:
Kommen Sie in die Rückenlage und legen Sie sich eine gefaltete Decke unter den Hinterkopf. Legen Sie beide Unterschenkel und die Fersen auf einen Stuhl auf, damit der untere Rücken optimal entlastet wird.

Beim Einatmen:
Atmen Sie sanft ein, sodass sich die Bauchdecke leicht hebt.

Beim Ausatmen:
Atmen Sie lang und aktiv aus, ziehen Sie dabei die Bauchdecke nach innen und geben Sie gleichzeitig den unteren Rücken ganz bewusst an den Boden ab. Die Ausatmung sollte etwa doppelt so lange sein wie die Einatmung, um das Nervensystem zu beruhigen und die geistige und körperliche Entspannung zu fördern.

Wiederholung: 3-5 Minuten in dieser Haltung bleiben

Reflexion:
Welche Themen bereiten mir Sorgen und setzen mich unter Druck?

Bhavana/Geistige Ausrichtung:
„Ich öffne mich der Demut und gehe aufrichtig durchs Leben."

↓ Einatmen

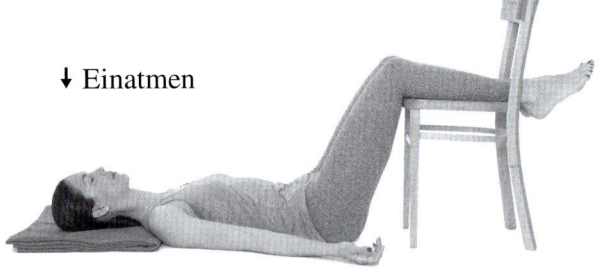

↑ Ausatmen

Verdauungsbeschwerden

In Europa leiden etwa zwanzig Prozent der Bevölkerung an Verstopfung. Dabei sind Frauen häufiger betroffen als Männer, und ältere Menschen häufiger als junge Menschen. Eine Verstopfung (Obstipation) hat ihre Ursachen meistens in falscher, zu ballaststoffarmer Ernährung, Bewegungsmangel und zu geringer Flüssigkeitsaufnahme. Aber auch fieberhafte Erkrankungen, Schichtarbeit oder Bettlägerigkeit, ungewohntes Essen auf Reisen, Medikamente, Elektrolytstörungen, Darmerkrankungen, Nerven- und Hormonstörungen können zu Obstipation führen. Dazu kommt Zeitmangel mit Unterdrückung des Stuhlgangreizes und ein weites Feld psychosomatischer Ursachen.

Ursachen aus psychosomatischer Sicht

Verstopfung ist ein sehr typisches Symptom unserer heutigen Zeit. Dahinter stehen die Themen „Festhalten" und „Nicht-loslassen-Können". Es ist ein Widerstand gegen den Fluss des Lebens, eine Resignation gegenüber neuen Herausforderungen. Gewohnheiten schränken das eigentliche Leben ein – „immer mehr vom selben" lautet das Motto. Es fehlt der Mut, sich auf neue Chancen und Möglichkeiten einzulassen. Starrheit, Langsamkeit und Mutlosigkeit trocknen das Leben aus. Nichts fließt mehr. Es geht aber auch um das Unvermögen, schmerzhafte Berührungen und Eindrücke aus der Vergangenheit loszulassen. Tiefe Schattenthemen bleiben so unverdaut im System hängen und schränken das Leben ein. Das Festhalten zeigt sich auch in einer Haltung übermäßiger Sparsamkeit, Sammelsucht und Geiz im materiellen Bereich.

Aufgaben

- Loslassen lernen und den Strom des Lebens annehmen
- Schattenkonfrontation und Aussöhnung
- Mutig Entscheidungen treffen und weitergehen

Weitere Maßnahmen

- Entgiftung
- Ernährungsumstellung
- Bauchmassage
- Bewegung
- Kräuterteemischungen mit z. B. Enzian, Fenchel, Wermut
- Wichtige pflanzliche Heilmittel: Aloe Vera, indische Flohsamenschalen

Yogaprogramm bei Verdauungsbeschwerden

Wirkungen:
- Anregung der Verdauungskraft (Agni)
- Stimulierung des Dickdarms und der Energiebahnen im Magen-Darmbereich
- Dehnung und Kräftigung der Bauch- und Rückenmuskeln
- Verlängerte Ausatmung, um die Ausscheidung anzuregen
- Erkenntnisse, um die Ursachen der Verstopfung zu verstehen
- Geistige Ausrichtung auf den Mut, Altes loszulassen und neue Herausforderungen anzunehmen

1. HALTUNG: VARIANTE URDHVA PRASRITA PADASANA/ BEINEHEBEN

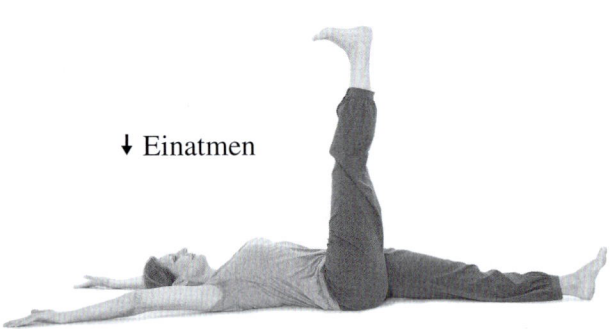

↓ Einatmen

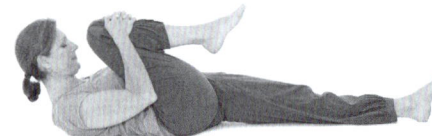

↓ Ausatmen

Wirkung:
Kräftigung der geraden Bauchmuskeln und Anregung der Verdauung.

Ausführung:
Kommen Sie in die Rückenlage und strecken Sie beide Beine nach vorne aus.

Beim Einatmen:
Strecken Sie beide Arme hinter den Kopf, während Sie gleichzeitig das rechte Bein senkrecht nach oben strecken.

Beim Ausatmen:
Kommen Sie mit dem Oberkörper hoch und ziehen Sie mit den Händen das rechte Knie zum Körper hin. Falls Ihnen dies im Nacken unangenehm ist, halten Sie mit einer Hand den Hinterkopf, um die Belastung im Nacken zu reduzieren.

Wiederholung: 8-10x jede Seite

2. HALTUNG: VARIANTE URDHVA PRASRITA PADASANA/ BEINEHEBEN

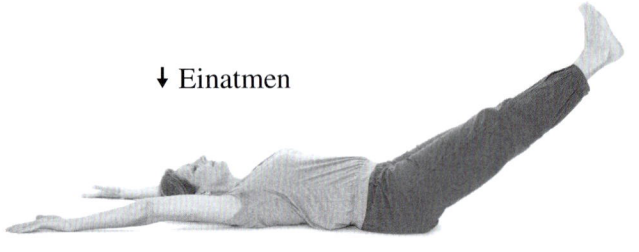

↓ Einatmen

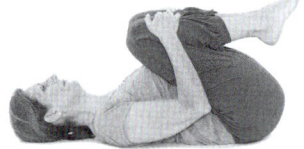

↓ Ausatmen

Wirkung:
Kräftigung der Rückenstrecker- und Bauchmuskulatur. Anregung der Verdauungsorgane und der Energiebahnen im Magen-Darmbereich.

Ausführung:
In der Rückenlage sind beide Beine nach vorne gestreckt.

Beim Einatmen:
Strecken Sie beide Arme hinter den Kopf und heben Sie beide Beine vom Boden weg. Falls Sie dies im unteren Rücken schmerzt, können Sie als Anpassung einfach die Beine etwas beugen.

Beim Ausatmen:
Ziehen Sie mit beiden Händen die Knie Richtung Brustkorb an.

Wiederholung: 8-10x

3. HALTUNG: VINYASA SURYA NAMASKAR/ KLEINER SONNENGRUSS

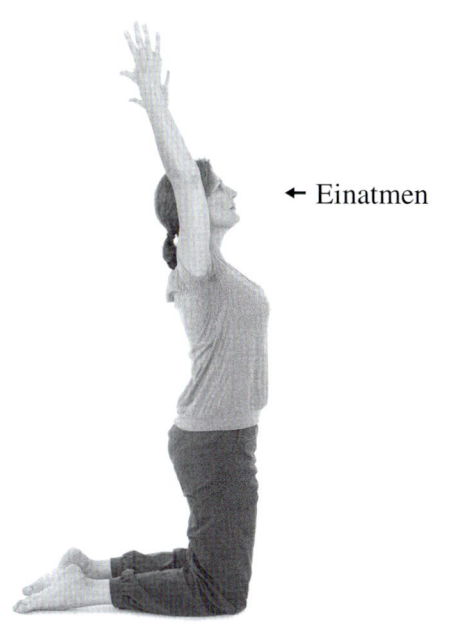

← Einatmen

Wirkung:
Aktivierung der Verdauungsorgane durch Kompression der Organe. Dehnung und Kräftigung der Rücken- und Gesäßmuskulatur. Streckung der Wirbelsäule.

Ausführung:
Kommen Sie in den Kniestand mit den Knien hüftbreit auseinander aufgestellt. Falls Sie empfindliche Kniescheiben haben, legen Sie sich eine gefaltete Decke unter die Knie.

Beim Einatmen:
Heben Sie die gestreckten Arme über den Kopf.

Beim Ausatmen:
Beugen Sie sich nach vorne und kommen Sie mit dem Gesäß auf die Fersen, falls das möglich ist.

Beim Einatmen:
Kommen Sie in den Vierfüßlerstand und strecken Sie das rechte Bein nach hinten aus.

Beim Ausatmen:
Stellen Sie beide Füße auf den Boden ab und heben Sie das Becken, um in die Stellung des abwärts gerichteten Hundes (Adho Mukha Shvanasana) zu kommen. Falls Ihnen diese Übung schwerfällt, heben Sie dabei beide Fersen vom Boden und beugen die Beine, um den unteren Rücken optimal zu strecken.

↓ Ausatmen

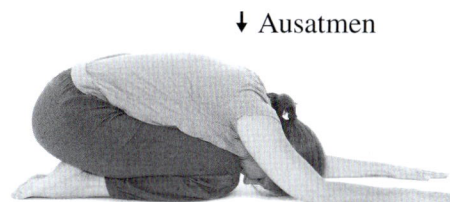

Wiederholung: 6-8x

↓ Einatmen

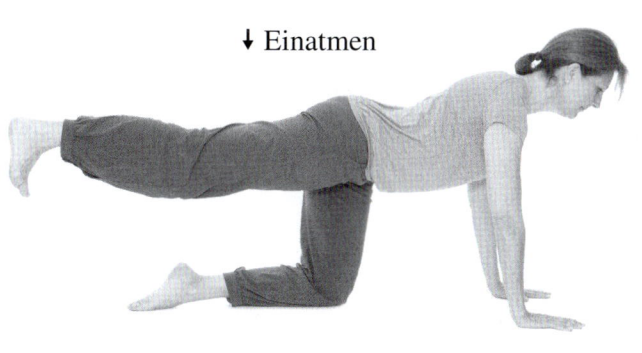

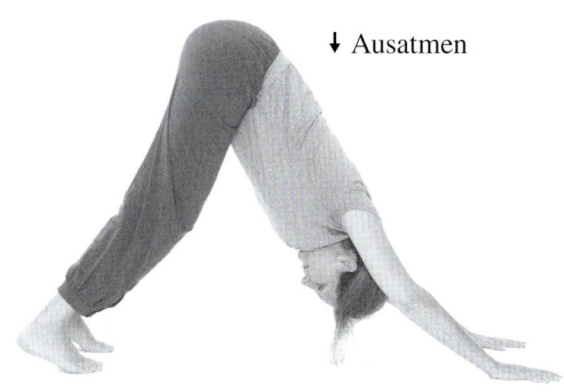

↓ Ausatmen

4. HALTUNG: VINYASA TADASANA – ARDHA UTKATASANA – ARDHA UTTANASANA – UTTANASANA/AUFRECHTER STAND – HALBE HOCKE – HALBE VORWÄRTSBEUGE – VORWÄRTSBEUGE

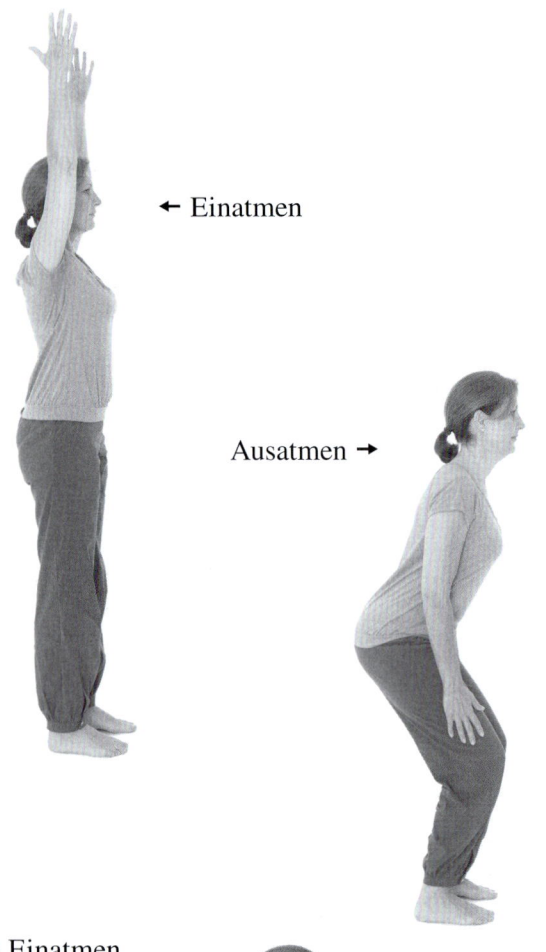

← Einatmen

Ausatmen →

↓ Einatmen

← Ausatmen

Wirkung:
Anregung der Verdauung und der Energiebahnen im Darmbereich. Kräftigung und Dehnung im unteren Rücken.

Ausführung:
Kommen Sie in die Standhaltung mit den Füßen hüftbreit auseinander.

Beim Einatmen:
Heben Sie die gestreckten Arme nach vorne über den Kopf.

Beim Ausatmen:
Beugen Sie beide Beine und bringen Sie das Gesäß nach hinten. Bringen Sie dabei die Fersen auf den Boden und legen Sie die Hände seitlich auf die Oberschenkel auf. Achten Sie darauf, dass die Knie nur so weit nach vorne gehen, dass Sie Ihre Zehen noch sehen können. Belasten Sie die Füße gleichmäßig auf den vier Punkten (Groß- und Kleinzehenballen sowie Ferseninnen- und Außenseite) und vermeiden Sie das Einknicken der Füße.

Beim Einatmen:
Strecken Sie beide Beine und kommen Sie mit dem Oberkörper ungefähr zur Hälfte hoch, während Sie beide Arme zur Seite ausstrecken.

Beim Ausatmen:
Beugen Sie sich ganz nach vorne und legen Sie die Hände am Boden ab. Falls Sie nicht so beweglich sind, können Sie als Anpassung auch die Knie dabei beugen.

Wiederholung: 6x und dann in der letzten Haltung für 4 Atemzüge verweilen

5. HALTUNG: VINYASA VIRABDRHASANA– UTTHITA TRIKONASANA/HELDENHALTUNG – SEITLICHES DREIECK

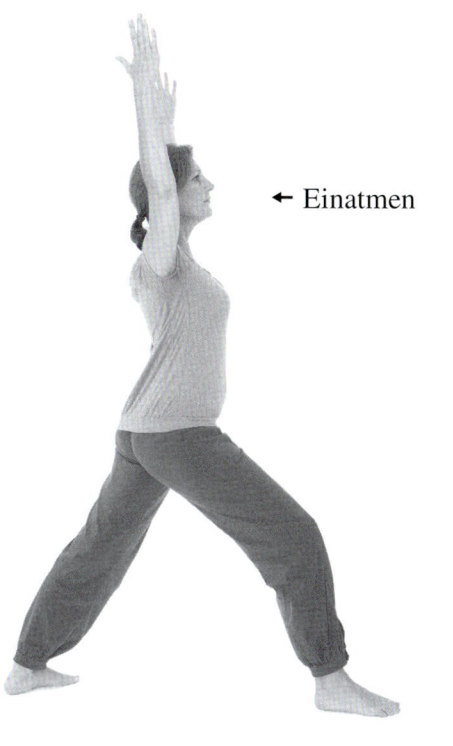

← Einatmen

Wirkung:
Streckung der Wirbelsäule, Kräftigung der Rücken- und schrägen Bauchmuskeln.

Ausführung:
Aus dem aufrechten Stand drehen Sie das linke Bein nach außen, sodass der linke Fuß 45 Grad nach außen zeigt. Nun setzen Sie den rechten Fuß mit einem großen Schritt nach vorne auf. Richten Sie beide Hüften nach vorne aus und beugen Sie das rechte Bein.

Beim Einatmen:
Strecken Sie die Arme über den Kopf.

Beim Ausatmen:
Beugen Sie sich nach vorne und bringen Sie den Bauch auf den rechten Oberschenkel, während Sie die Hände auf den Boden ablegen.

Beim Einatmen:
Bleiben Sie in der Haltung.

Beim Ausatmen:
Strecken Sie das rechte Bein und drehen Sie in eine Gegenbewegung Oberkörper, Kopf und rechten Arm nach rechts oben.

Wiederholung: 6x jede Seite

↓ Ausatmen

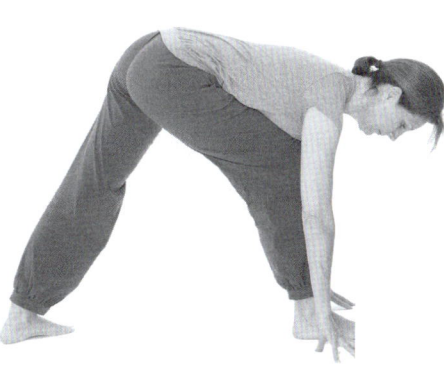

↑ Einatmen

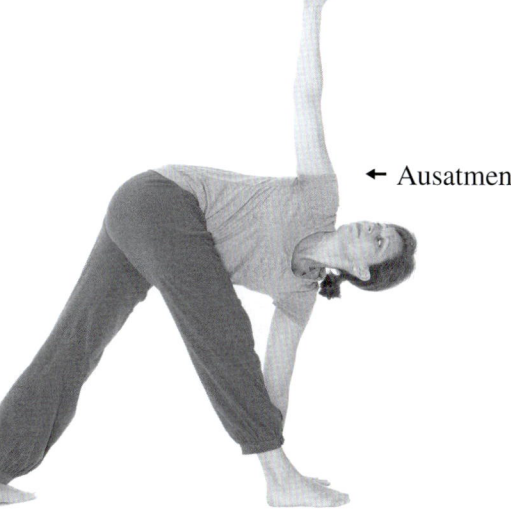

← Ausatmen

6. HALTUNG: VARIANTE TRIKONASANA/DREIECKSHALTUNG

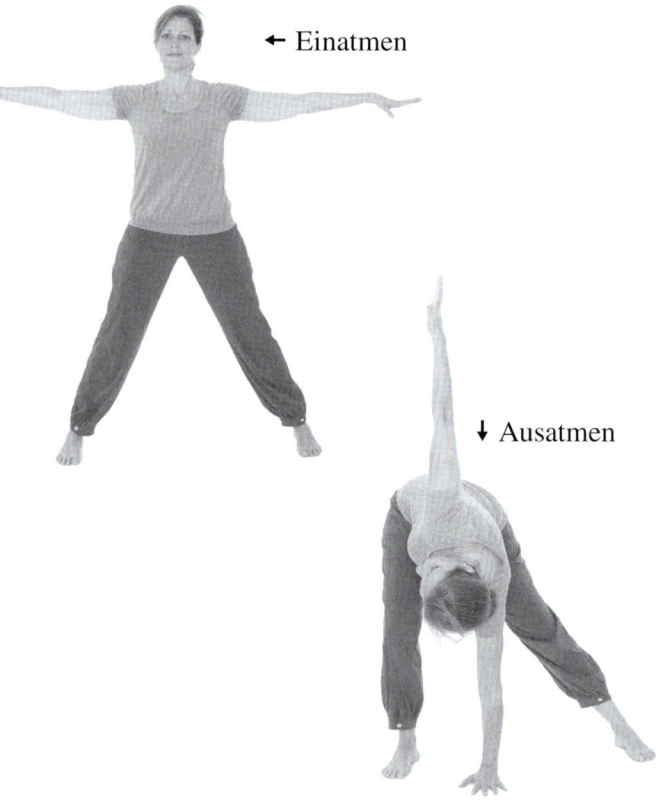

← Einatmen

↓ Ausatmen

Wirkung:
Stimulierung der Verdauungsorgane und der Energiebahnen im Magen-Darmbereich. Rotation der Brustwirbelsäule.

Ausführung:
In der aufrechten Standhaltung bringen Sie die Füße mehr als schulterbreit auseinander in die Grätsche.

Beim Einatmen:
Heben Sie beide Arme seitlich auf Schulterhöhe.

Beim Ausatmen:
Beugen Sie sich nach vorne mit gebeugtem rechtem Bein und drehen Sie Kopf, Oberkörper und rechten Arm nach oben, während Sie die linke Hand auf den Boden ablegen.

Wiederholung: 6x jede Seite und auf jeder Seite jeweils 4 Atemzüge in der Drehung verweilen.

7. HALTUNG VARIANTE UTKATASANA/HOCKE

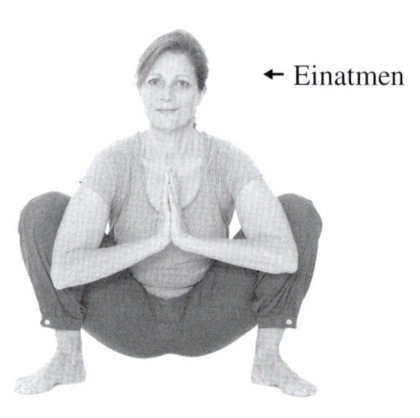

← Einatmen

Wirkung:
Anregung der Verdauung und der Energiebahnen im Darm- und Unterleibsbereich.

Ausführung:
Aus der Standhaltung kommen Sie mit gespreizten Beinen in eine tiefe Hockstellung.

Beim Einatmen:
Richten Sie die Wirbelsäule auf.

Beim Ausatmen:
Runden Sie leicht den oberen Rücken und vertiefen Sie die Ausatmung.

Wiederholung: 6 Atemzüge in dieser Haltung bleiben

Hinweis:
Achten Sie darauf, dass Sie die Füße gleichmäßig auf den 4 Punkten (Groß- und Kleinzehenballen sowie Ferseninnen- und Außenseite) belasten.

8. HALTUNG: AGNI SARA/ANREGUNG DES VERDAUUNGSFEUERS

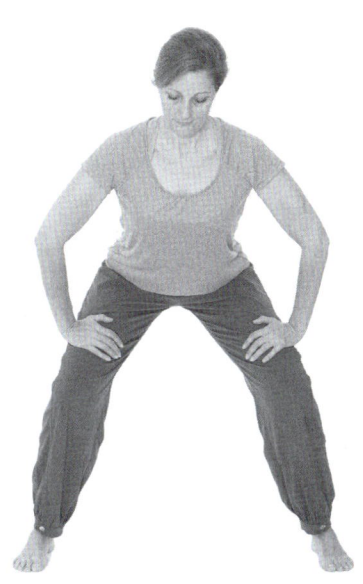

↓ Einatmen

Wirkung:

Anregung des Verdauungsfeuers. Kräftigung der Bauchmuskeln und des Zwerchfells.

Ausführung:

Kommen Sie in eine Standhaltung mit gespreizten Beinen und beugen Sie sich nach vorne. Stützen Sie die Hände auf den Oberschenkeln ab und beugen Sie beide Beine.

Beim Einatmen:

Die Bauchdecke nach vorne bewegen.

Beim Ausatmen:

Den Bauch langsam nach innen ziehen und dann in der Atemleere den Bauch schnell nach innen und außen bewegen, so lang dies möglich ist; dann wieder zurück zum Einatmen.

Wiederholung: Je 3 Runden 18x schnelles Baucheinziehen in der Atemleere

Hinweis:

Steigern Sie sich bei dieser Übung langsam. Falls Sie Atembeschwerden, Herzbeschwerden oder hohen Blutdruck haben, sollten Sie die Übung nicht in der Atemleere ausführen, sondern einfach den Bauch mit dem Einatmen nach außen und mit dem Ausatmen nach innen bewegen.

9. HALTUNG: ADHO MUKHA SHVANASANA/ ABWÄRTS GERICHTETER HUND

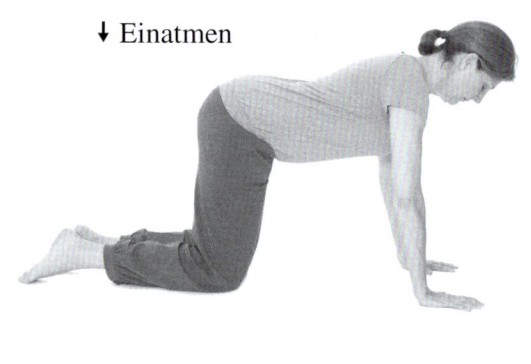

↓ Einatmen

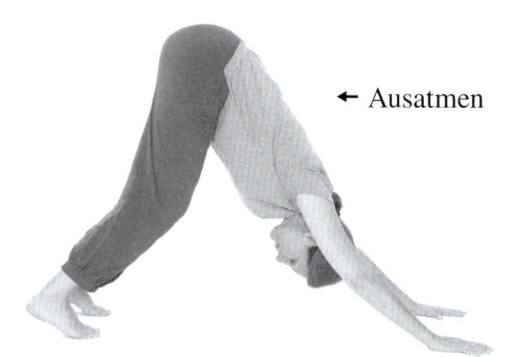

← Ausatmen

Wirkung:
Anregung der Verdauungsorgane und Verlängerung der Ausatmung.

Ausführung:
Kommen Sie in den Vierfüßlerstand und setzen Sie beide Hände etwas vor den Schultergelenken auf.

Beim Einatmen:
Strecken Sie die Wirbelsäule und weiten Sie den Brustkorb.

Beim Ausatmen:
Heben Sie das Becken und strecken Sie die Wirbelsäule, indem Sie bei der Ausatmung die Bauchdecke bewusst einziehen.

Wiederholung: 8x und verweilen Sie dann noch 4 Atemzüge in der Haltung des abwärtsgerichteten Hundes.

10. HALTUNG: APANASANA/HALTUNG DES APANA-WINDES

Wirkung:
Stimulierung des Dickdarmes und Reduzierung von Gasen. Entspannung der Beckenboden- und Anusmuskulatur.

Ausführung:
Kommen Sie in die Rückenlage und ziehen Sie mit beiden Händen die Knie Richtung Brust. Pressen Sie beide Oberschenkel gegen die Bauchdecke, um die Gase auszuscheiden.

↓ Einatmen

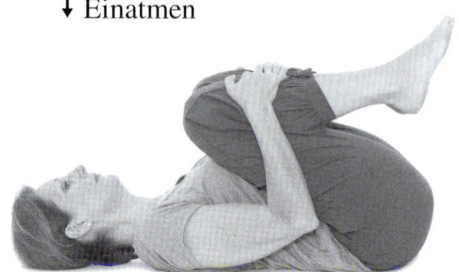

Beim Einatmen:
Die Bauchdecke nach oben wölben.

Beim Ausatmen:
Die Bauchdecke nach innen ziehen. Dabei entspannen Sie die Beckenboden- und die Anusmuskeln.

Wiederholung: Für 10 Atemzüge in dieser Haltung bleiben

11. HALTUNG: PASHIMOTTANASANA/ RÜCKENDEHNUNGSHALTUNG

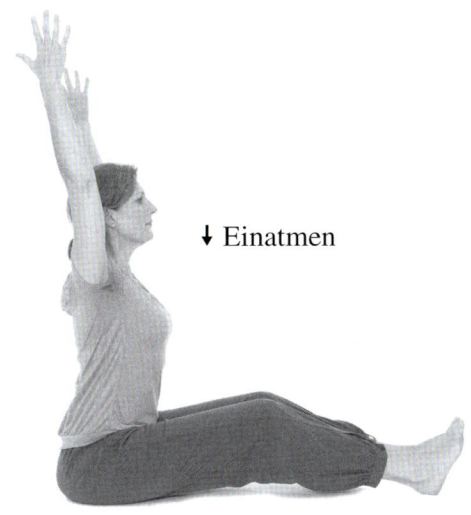

↓ Einatmen

↓ Ausatmen

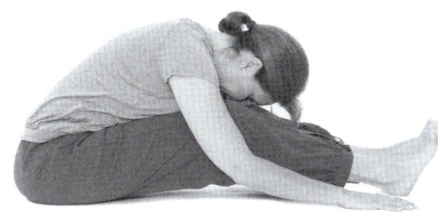

Wirkung:
Aktivierung des Ausscheidungsprozesses. Verlängerung der Ausatmung und Reduzierung von geistigen Spannungen. Dehnung der Rückenstreckermuskulatur.

Ausführung:
Kommen Sie in den aufrechten Sitz und beugen Sie Ihre Knie leicht an. Falls Sie Ihr Becken nicht optimal aufrichten können, setzen Sie sich auf ein Sitzkissen.

Beim Einatmen:
Heben Sie die Arme und strecken Sie sie über den Kopf.

Beim Ausatmen:
Beugen Sie sich nach vorne. Falls Sie noch nicht so beweglich sind, beugen Sie dabei die Knie leicht, um die Vorwärtsbeuge zu erleichtern. Verlängern Sie die Ausatmung so lange wie möglich, um die positiven Wirkungen der Übung noch zu verstärken.

Wiederholung: 8-10x und dann 4-6 Atemzüge in der Vorwärtsbeuge bleiben

Hinweis:
Bei Schmerzen im unteren Rücken sollten Sie die Vorwärtsbeuge nicht zu weit ausführen und nur so weit gehen, dass es sich noch angenehm anfühlt.

12. HALTUNG: SHAVASANA/TOTENSTELLUNG

↓ Ausatmen

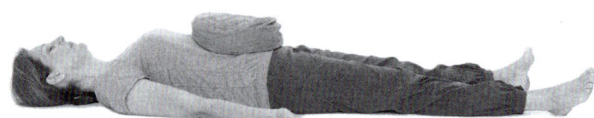

Wirkung:
Verlängerung der Ausatmung und Beruhigung des Nervensystems.

Ausführung:
Kommen Sie in die Rückenlage und strecken Sie beide Beine nach vorne aus. Falls dies im unteren Rücken schmerzhaft ist, stellen Sie beide Füße nahe am Gesäß auf, um den Rücken zu entlasten. Legen Sie sich ein Kissen auf den Bauch, um die Achtsamkeit auf die Bauchatmung noch zu erhöhen.

Beim Einatmen:
Den Bauchraum mit sanfter Einatmung füllen.

Beim Ausatmen:
Die Bauchdecke nach innen ziehen und stufenweise die Ausatmung verlängern.

Wiederholung: 3-5 Minuten

Reflexion:
Gibt es Gedanken und Gefühle, die ich festhalte?

Bhavana/ Geistige Ausrichtung:
„Ich öffne mich dafür, Altes loszulassen und neue Herausforderungen anzugehen."

Blasensenkung

Die Blase wird oft als Druckkessel bezeichnet, denn hier kann Druck abgelassen oder zurückgehalten werden. Gleichzeitig ist dies der Aufbewahrungsort für ungeweinte Tränen.

Ursachen aus psychosomatischer Sicht

Als Organ für das Loslassen meldet sich die Blase oft, wenn der äußere oder innere Druck zu groß wird. Ängste spielen hier eine große Rolle. Bei Bettnässern ebenso wie bei älteren Menschen, die inkontinent sind, ist der Druck oft zu groß und wird, meist während der Nacht, unwillkürlich rausgelassen. Druck kann nicht ausreichend ausgehalten werden. Schatteninhalte werden hier auf körperlicher Ebene entladen, die Aufforderung, diese Inhalte zu bearbeiten, bleibt bestehen.

Aufgaben

- *„Say yes and let life unfold itself."* („Sag ja und lass das Leben sich entfalten.")
- Druck und Widerstand aufgeben, annehmen und fließen lassen
- Sich nicht gegen den Fluss stemmen, sondern wieder in Fluss kommen und die Dinge geschehen lassen
- Loslassen, ohne Kontrolle absichtslos zustimmen und fließen lassen

Weitere Maßnahmen

- Beckenbodentraining
- Wichtige pflanzliche Heilmittel: Goldrute, Brennnessel

Yogaprogramm bei Blasensenkung

Wirkungen:
- Aktivierung des Beckenbodens und der Energiebahnen im Blasenbereich
- Entspannung und Dehnung der Leisten und der Beckenbodenmuskulatur
- Kräftigung der Beininnenseiten, des Beckenbodens und der tiefliegenden Bauchmuskulatur
- Mobilisierung der Hüft- und Iliosakralgelenke
- Hebung der Unterleibsorgane und Ausrichtung in die optimale Position
- Reflexion über Ängste und geistige Ausrichtung auf das Vertrauen in die eigene Kraft und Hingabe

1. HALTUNG: VARIANTE SUPTA BADDHA KONASANA/ LIEGENDE WINKELHALTUNG

↓ Einatmen

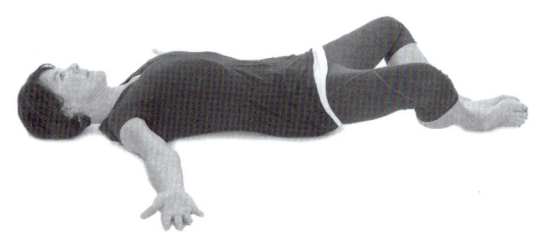

↓ Ausatmen

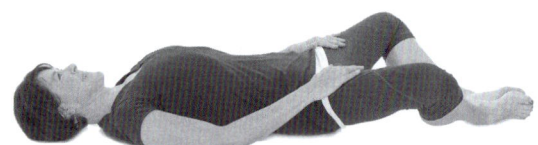

Wirkung:
Mobilisation des Beckens und der Hüftgelenke und Stimulierung der Unterleibsorgane durch das U-Tönen.

Ausführung:
Kommen Sie in die Rückenlage und bringen Sie die Fußsohlen zusammen, während Sie die Knie nach außen fallen lassen.

Beim Einatmen:
Strecken Sie beide Arme seitlich auf Schulterhöhe aus, während Sie beide Fußsohlen zusammenpressen und so den Beckenboden kräftigen.

Beim Ausatmen:
Senken Sie die Arme und legen Sie beide Hände auf die Leisten, während Sie gleichzeitig mit tiefer Stimme einen U-Ton machen.

Wiederholung: 8-10x

2. HALTUNG: SUPTA BADDHA KONASANA/ LIEGENDE WINKELHALTUNG

↓ Einatmen

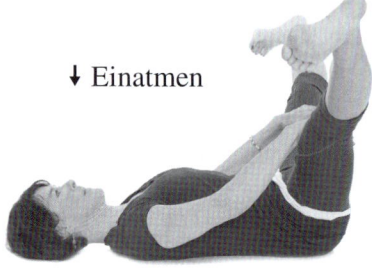

Wirkung:
Dehnung und Kräftigung der Muskulatur im Unterleib und in den Beininnenseiten. Mobilisierung der Hüften und des Beckens.

Ausführung:
In der Rückenlage stellen Sie beide Füße nahe beim Gesäß auf.

Beim Einatmen:
Strecken Sie beide gespreizten Beine senkrecht nach oben und fassen Sie mit den Händen die Innenseite der Beine.

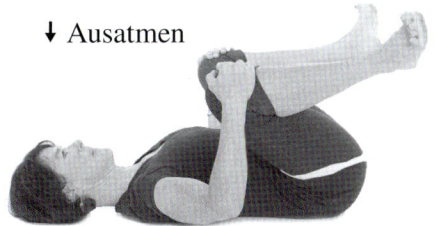

↓ Ausatmen

Beim Ausatmen:
Ziehen Sie die gebeugten Beine mit beiden Händen Richtung Oberkörper an.

Wiederholung: 8x und verweilen Sie dann in der ersten Haltung für 4 Atemzüge. Drücken Sie dabei mit den Händen gegen die Innenseiten der Beine und mit den Innenseiten der Beine gegen die Hände, um die Kräftigung zu optimieren. (Kraft in der Dehnung)

3. HALTUNG: DVIPADA PITHAM/SCHULTERBRÜCKE

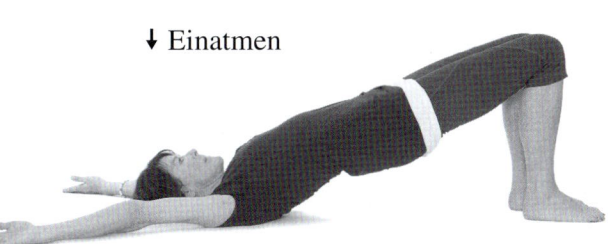

↓ Einatmen

Wirkung:
Kräftigung der Rücken-, Gesäß- und tiefliegenden Bauchmuskulatur. Heben der Unterleibsorgane.

Ausführung:
In der Rückenlage stellen Sie beide Füße nahe beim Gesäß hüftbreit auseinander auf.

Beim Einatmen:
Heben Sie das Becken und strecken Sie beide Arme hinter den Kopf.

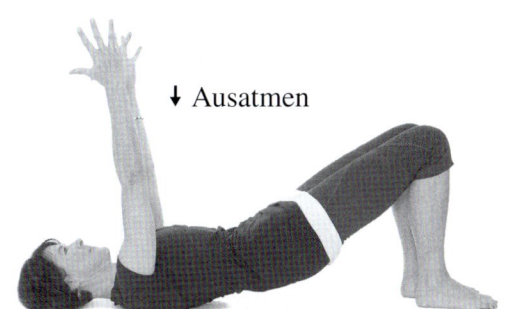

↓ Ausatmen

Beim Ausatmen:
Senken Sie nur den oberen Teil des Rückens ab und bringen Sie die Arme senkrecht nach oben. Der untere Rücken bleibt dabei am Boden. Nach der Ausatmung halten Sie den Atem für 2-4 Sekunden an, aber nur, wenn Ihnen das leichtfällt.

Wiederholung: 8-10x

4. HALTUNG: VARIANTE VIRABADHRASANA/ HELDENHALTUNG

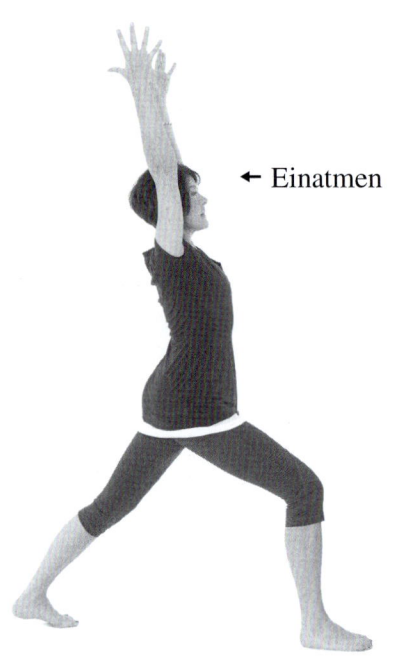

← Einatmen

Wirkung:
Dehnung der Leisten und Heben der Unterleibsorgane durch Beckenaufrichtung und Streckung der Wirbelsäule.

Ausführung:
Kommen Sie in den Kniestand und stellen Sie den rechten Fuß mit einem Schritt nach vorne auf den Boden. Heben Sie das gestreckte linke Bein und lassen Sie dabei die linke Ferse etwas vom Boden entfernt.

Beim Einatmen:
Heben Sie beide Arme über den Kopf und strecken Sie die Wirbelsäule. Achten Sie darauf, das Schambein etwas anzuheben, damit das Becken optimal aufgerichtet ist.

Beim Ausatmen:
Senken Sie die Arme seitlich auf Schulterhöhe und verlagern Sie Ihren Schwerpunkt etwas nach vorne, um die linke Leiste mehr zu dehnen.

Wiederholung: 6x jede Seite

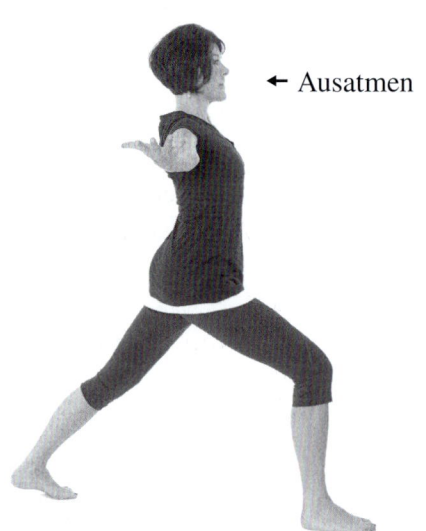

← Ausatmen

5. HALTUNG: VARIANTE ARDHA UTKATASANA/ HALBE HOCKE

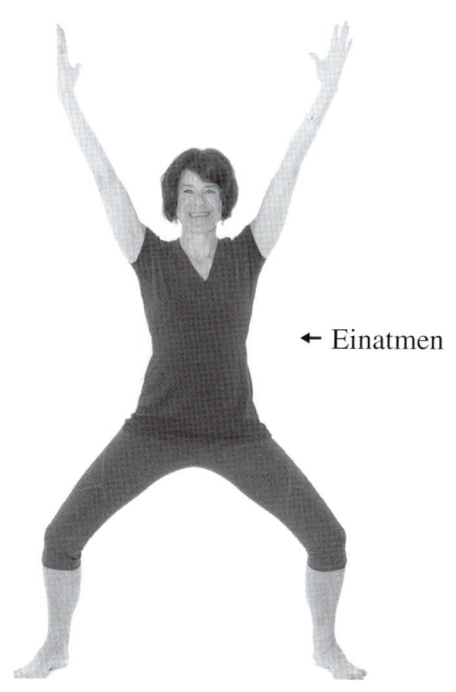

← Einatmen

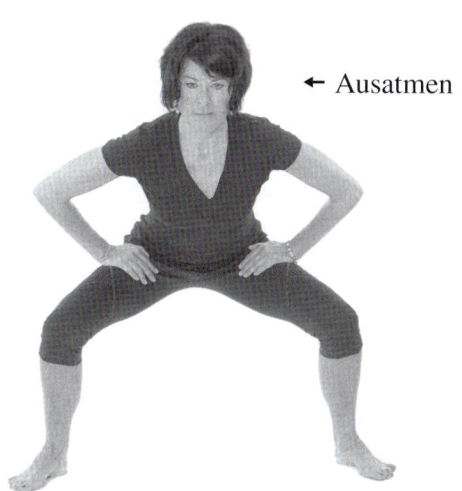

← Ausatmen

Wirkung:
Mobilisation des Beckens und Anregung der Energiebahnen im Unterleib und im Beckenbodenbereich. Kräftigung der Oberschenkel- und Fußmuskulatur.

Ausführung:
Kommen Sie in der Standhaltung in eine gegrätschte Stellung, in der Sie beide Füße weit auseinander aufstellen.

Beim Einatmen:
Beugen Sie die Beine und gehen Sie in die halbe Hocke, während Sie beide Arme nach oben über den Kopf strecken. Die Knie sind so gebeugt, dass Sie die Zehen noch sehen können, um eine Fehlbelastung zu vermeiden und optimal ausgerichtet zu sein.

Beim Ausatmen:
Senken Sie beide Arme und legen Sie die Hände auf die Oberschenkel. Dabei senken Sie das Becken noch etwas tiefer und kommen noch etwas mehr in die Hocke.

Wiederholung: 8x

Hinweis:
Bei Knieschmerzen gehen Sie nur so weit, wie es Ihnen angenehm möglich ist. Achten Sie auf die Knieausrichtung zur Mitte hin und den rechten Winkel zu den Fersen.

6. HALTUNG: PRASRITA PADOTTASANA/ VORBEUGE AUS DEM STAND MIT GEGRÄTSCHTEN BEINEN

Wirkung:
Dehnung des unteren Rückens und der Innenseiten der Beine. Aktivierung und Entspannung des Beckenbodens.

Ausführung:
Stehen Sie aufrecht mit mehr als schulterbreit gegrätschten Beinen. Wählen Sie die Distanz der Beine so, dass Sie eine intensive Dehnung in den Beinen spüren. Beugen Sie sich nach vorne und legen Sie, wenn möglich, die Hände auf den Boden auf. Als Anpassung können Sie die Beine auch leicht beugen.

Beim Einatmen:
Spannen Sie den Beckenboden an und bewegen Sie die beiden Sitzbeinhöcker zueinander.

Beim Ausatmen:
Entspannen Sie die Beckenbodenmuskulatur.

Wiederholung: 10x anspannen beim Einatmen und dann 10x anspannen beim Ausatmen

Hinweis:
Bei Schmerzen im unteren Rücken sollten Sie nur leicht in die Vorbeuge gehen und die Hände auf den Oberschenkeln abstützen.

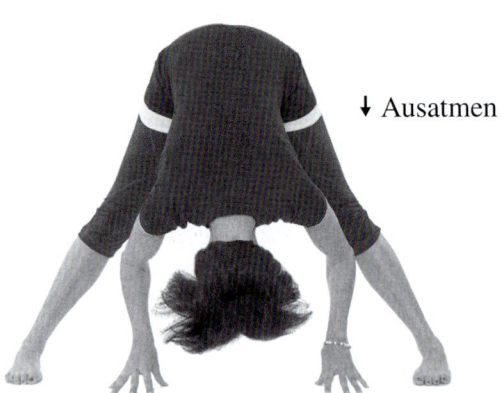

↓ Ausatmen

7. HALTUNG: VARIANTE VIMASANA/ GEGRÄTSCHE HEUSCHRECKENHALTUNG

Wirkung:
Dehnung der Leisten und Kräftigung der tiefen Gesäßmuskulatur. Aktivierung der Unterleibsorgane und der Energiebahnen der Blase.

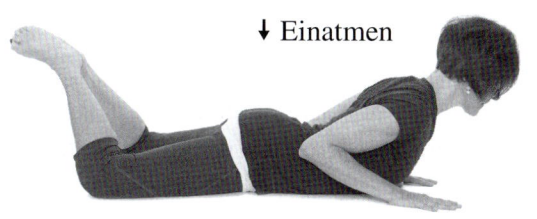

↓ Einatmen

Ausführung:
Kommen Sie in die Bauchlage und legen Sie die Hände vor den Schultergelenken auf den Boden auf. Beugen Sie die Knie nach außen und bringen Sie die Fußsohlen zueinander.

Beim Einatmen:
Kommen Sie mit dem Oberkörper hoch und pressen Sie die Fußsohlen zusammen, um den Beckenboden und die Gesäßmuskeln optimal anzuspannen. Stützen Sie sich nur leicht mit den Händen ab und vermeiden Sie ein zu starkes Hohlkreuz.

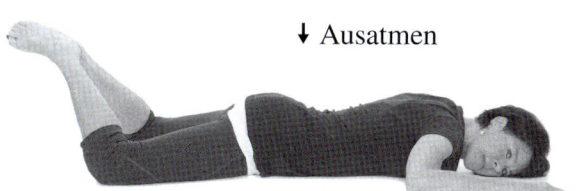

↓ Ausatmen

Beim Ausatmen:
Senken Sie den Oberkörper und drehen Sie den Kopf zu Seite. Pressen Sie das Schambein etwas in den Boden, um das Becken zu mobilisieren. Entspannen Sie die Beckenbodenmuskeln.

Wiederholung: 10-12x

8. HALTUNG: VARIANTE VIPARITA KARANI/ HALBER SCHULTERSTAND

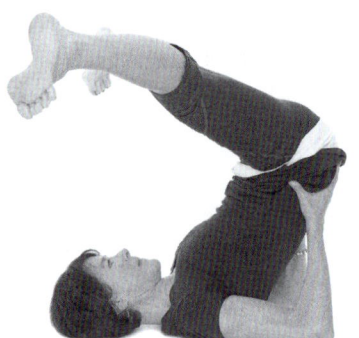

Wirkung:

Anregung des venösen Rücklaufs in den Beinen und der Energiebahnen im Unterleibsbereich.
Hebung der Organe und Ausrichtung der Blase. Stimulierung des Nervensystems und Beruhigung des Geistes.

Ausführung:

Kommen Sie in die Rückenlage und stellen Sie die Füße hüftbreit auseinander auf. Mit dem Ausatmen heben Sie zuerst die Füße und dann das Becken. Am Ende der Bewegung fassen Sie mit beiden Händen das Becken und spreizen die gestreckten Beine auseinander. Aktivieren Sie die Oberarm- und Schultermuskeln, indem Sie die Oberarme in den Boden pressen und so die Belastung für den Nacken reduzieren.

Wiederholung: 6-8 Atemzüge in der Haltung bleiben

Hinweis:

Um die Nackenstauchung zu vermeiden, bringen Sie die Füße über den Kopf hinaus und machen keinen zu steilen Winkel. Falls Ihnen der halbe Schulterstand schwerfällt, legen Sie sich ein Kissen unters Gesäß und heben dann einfach die gespreizten Beine hoch. Der ganze Schulterstand sollte nur mit untergelegten Wolldecken ausgeführt werden, weil sonst der Nacken zu stark gestaucht wird.

9. HALTUNG: DVIPADA PITHAM/SCHULTERBRÜCKE

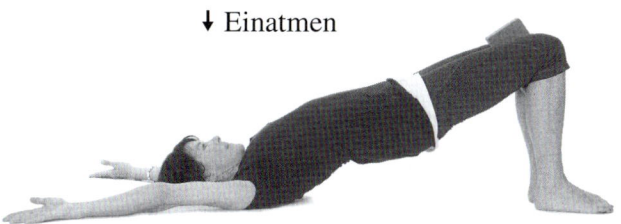

↓ Einatmen

↑ Ausatmen

Wirkung:

Kräftigung Gesäßmuskeln, der Beckenbodenmuskeln und der Innenseiten der Beine.

Hebung der Blase und Stimulierung der Energiebahnen im Unterleib.

Ausführung:

In der Rückenlage stellen Sie die Füße hüftbreit und nahe am Gesäß auf. Zwischen die Knie bringen Sie einen Block, den Sie durch das Zusammenpressen der Knieinnenseite festhalten.

Beim Einatmen:

Heben Sie das Becken und strecken Sie die Arme über den Kopf hinaus. Drücken Sie den Block mit den Knieinnenseiten fest zusammen.

Beim Ausatmen:

Lösen Sie den Druck gegen den Block etwas, sodass Sie noch in der Lage sind, den Block weiterhin in der Luft zu halten.

Wiederholung: 8-10 Atemzüge in der Stellung verweilen

Hinweis:

Bei Rückenschmerzen bringen Sie die Arme auf Schulterhöhe und kommen mit dem Becken etwas weniger hoch, um den unteren Rücken nicht zu überfordern.

10. HALTUNG: VARIANTE URDHVA PRASRITA PADASANA/ BEINE HEBEN

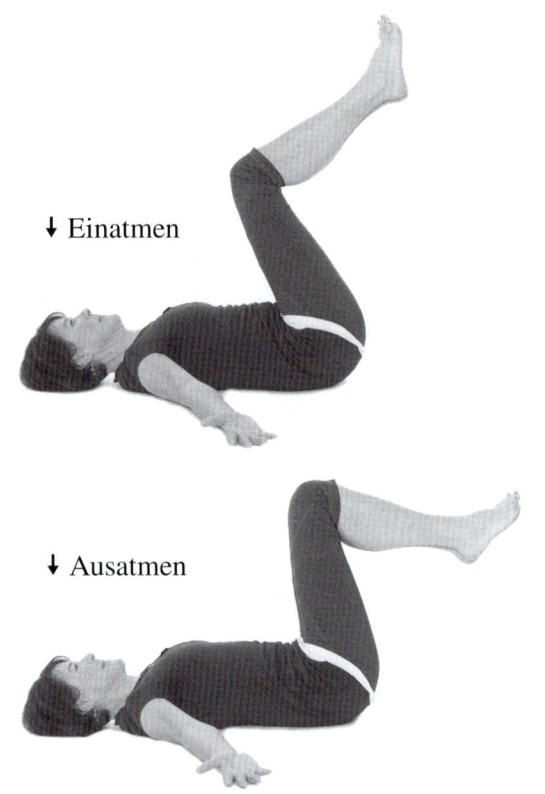

↓ Einatmen

↓ Ausatmen

Wirkung:
Kräftigung der Bauch- und Nackenmuskeln. Stabilisierung des Beckens.

Ausführung:
In der Rückenlage bringen Sie die Arme auf Schulterhöhe und heben beide Füße vom Boden, sodass Füße und Knie einen rechten Winkel bilden.

Beim Einatmen:
Spannen Sie den Bauch an und heben Sie die Knie leicht nach oben, ohne die Stellung der Knie nach vorne oder hinten zu verändern. Spannen Sie dabei die Bauchmuskeln fest an.

Beim Ausatmen:
Senken Sie die Knie wieder ab.

Wiederholung: 12-15x

11. HALTUNG: VARIANTE SUPTA BADDHA KONASANA/ LIEGENDE WINKELHALTUNG

Wirkung:
Kräftigung der Bauch-, Beckenboden- und Zwerchfellmuskeln. Hebung der Unterleibsorgane.

Ausführung:
In der Rückenlage bewegen Sie die Knie nach außen und bringen die Fußsohlen zueinander.

↓ Einatmen

Beim Einatmen:
Führen Sie beide Arme über den Kopf.

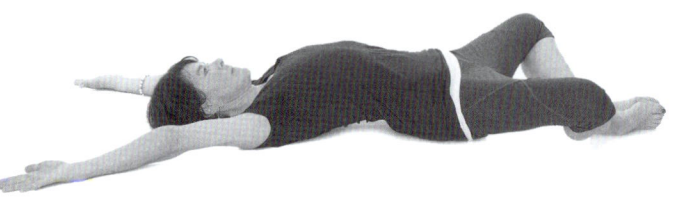

Beim Ausatmen:
Ziehen Sie die Bauchdecke nach innen und spannen Sie dabei auch den Beckenboden an.

Atemleere: Ziehen Sie die Bauchdecke weiter nach innen und nach oben.

Dann lassen Sie langsam wieder den Atem einströmen und beginnen die Übung von vorne.

Wiederholung: 10-12x

12. HALTUNG: SHAVASANA/TOTENSTELLUNG

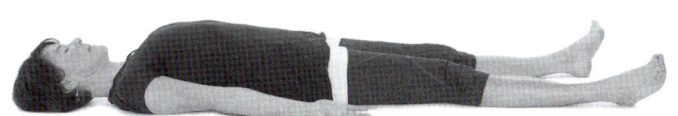

Wirkung:
Wahrnehmung des Unterleibs und der Energiebahnen im Blasenbereich. Erkenntnisse über Gefühle der Angst und Ausrichtung auf die eigene Kraft.

Ausführung:
Strecken Sie beide Beine nach vorne aus und nehmen Sie den Bereich der Blase und des ganzen Unterleibes wahr.

Wiederholung: Ca. eine Minute in der Haltung verweilen

Reflexion:
Gibt es Ängste in mir, die ich wahrnehmen kann?

Bhavana/Geistige Ausrichtung:
„Ich vertraue meiner Kraft und lebe hingebungsvoll."

Übergewicht

Nicht nur durch falsche Ernährung, sondern auch durch eine zunehmende psychoemotionale Hilflosigkeit haben inzwischen fast die Hälfte aller Jugendlichen bei uns Gewichtsprobleme.

Ursachen aus psychosomatischer Sicht

Es geht um die Sehnsucht, geliebt zu werden oder zumindest Zuwendung zu bekommen, und darum, Schutz und Geborgenheit zu finden. Das zusätzliche Gewicht wirkt wie ein Schutzpanzer und führt zu stärkerer „Erdung" und „Verwurzelung" auf körperlicher Ebene. Statt einer äußeren Fülle wäre es jedoch wichtig, innere Fülle und Erdung bzw. Verbundenheit und Einheit zu spüren. Es geht um Bewusstseinserweiterung und die Erkenntnis und das Spüren der inneren Sicherheit, sodass keine äußere Schutzhülle mehr gebraucht wird. In gewisser Weise ist es auch eine Schutzschicht gegenüber einer lieblosen Umwelt; man zieht sich in seine eigene „Fettburg" zurück und will hier in gewisser Weise in Ruhe gelassen werden. Die Isolation fördert jedoch die Sucht nach Ersatzbefriedigung, die meist im Essen gefunden wird.

Aufgaben

- Lernen, sich selbst anzunehmen, wie man ist, und Ja zu sagen zu dem, was ist
- Andere Wege der Lustbefriedigung ausprobieren, wie erotische Rituale, lustvolle Sexualität, sanfte Massagen und genussvollere Formen des „Naschens" und Essens
- Sich selbst wichtig nehmen, statt sich durch zusätzliche Kilos „Gewicht" zu verschaffen, also wichtig statt übergewichtig zu sein
- Zu Selbstakzeptanz und Selbstliebe finden
- Liebe leben, die auch den Körper mit einschließt

Weitere Maßnahmen

- Heilfasten
- Umstellung auf vegetarische und später auf vegane Ernährung (ohne Dogmatismus)
- Tees zur Entgiftung und Entsäuerung
- Wichtige pflanzliche Heilmittel: Artischocke, Löwenzahn, Brennnessel

Yogaprogramm bei Übergewicht

Wirkungen:
- Anregung der Verdauungskraft und der Ausscheidung
- Verbesserung der Atmung
- Stimulierung der Energiebahnen in der Körpermitte
- Stärkung der Willenskraft
- Kräftigung der vorderen und seitlichen Bauchmuskeln, der Rücken- und Beinmuskulatur
- Erkenntnisse über die Ursachen von Übergewicht
- Geistige Ausrichtung auf die Fülle und die Durchsetzungskraft

1. HALTUNG: VARIANTE CHAKRAVAKASANA/VIERFÜSSLER

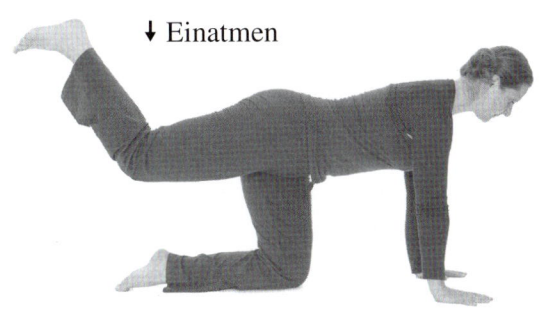

↓ Einatmen

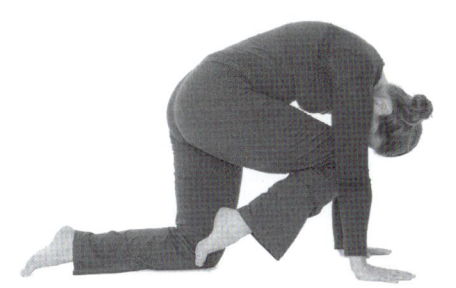

↓ Ausatmen

Wirkung:
Asymmetrische Kräftigung der Gesäß-, Rücken- und geraden Bauchmuskulatur.

Ausführung:
Kommen Sie in den Vierfüßlerstand. Verlängern Sie die Wirbelsäule und strecken Sie beide Arme durch.

Beim Einatmen:
Strecken Sie das rechte Bein nach hinten und beugen Sie dabei den rechten Fuß an. Achten Sie darauf, das Bein nicht zu weit zu heben, und bleiben Sie in einer natürlichen Lordose im unteren Rücken.

Beim Ausatmen:
Beugen Sie das rechte Knie und führen Sie es Richtung Stirn, während Sie gleichzeitig den unteren Rücken runden.

Wiederholung: 8-10x jede Seite

2. HALTUNG: EKAPADA USHTRASANA/ EINBEINIGE KAMELHALTUNG

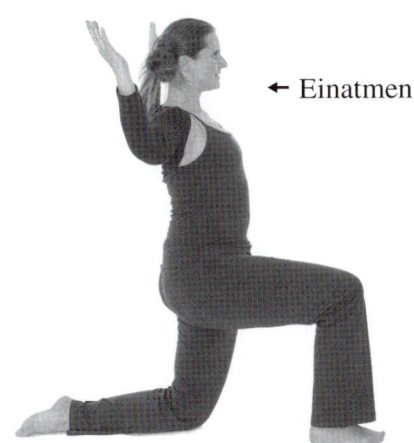

← Einatmen

Wirkung:
Mobilisierung der Brustwirbelsäule und Anregung der Verdauungsorgane.

Ausführung:
Aus der Vierfüßlerhaltung bringen Sie den rechten Fuß einen Schritt nach vorne, sodass Fußknöchel und Knie eine senkrechte Linie bilden.

Beim Einatmen:
Heben Sie die gebeugten Arme auf Schulterhöhe an und dehnen Sie die Brustmuskeln.

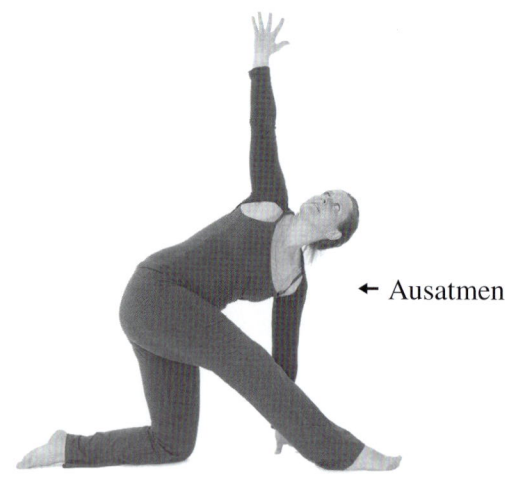

← Ausatmen

Beim Ausatmen:
Beugen Sie den Oberkörper nach vorne und drehen Sie ihn dabei nach rechts oben auf, sodass der Kopf zur rechten Hand nach oben schaut. Dabei strecken Sie das rechte Bein und bringen die rechte Fußsohle zum Boden.

Wiederholung: 6x jede Seite und dann jeweils 3 Atemzüge in der Drehung bleiben.

3. HALTUNG: VINYASA TADASANA – UTTANASANA/ AUFRECHTER STAND – VORWÄRTSBEUGE IM STEHEN

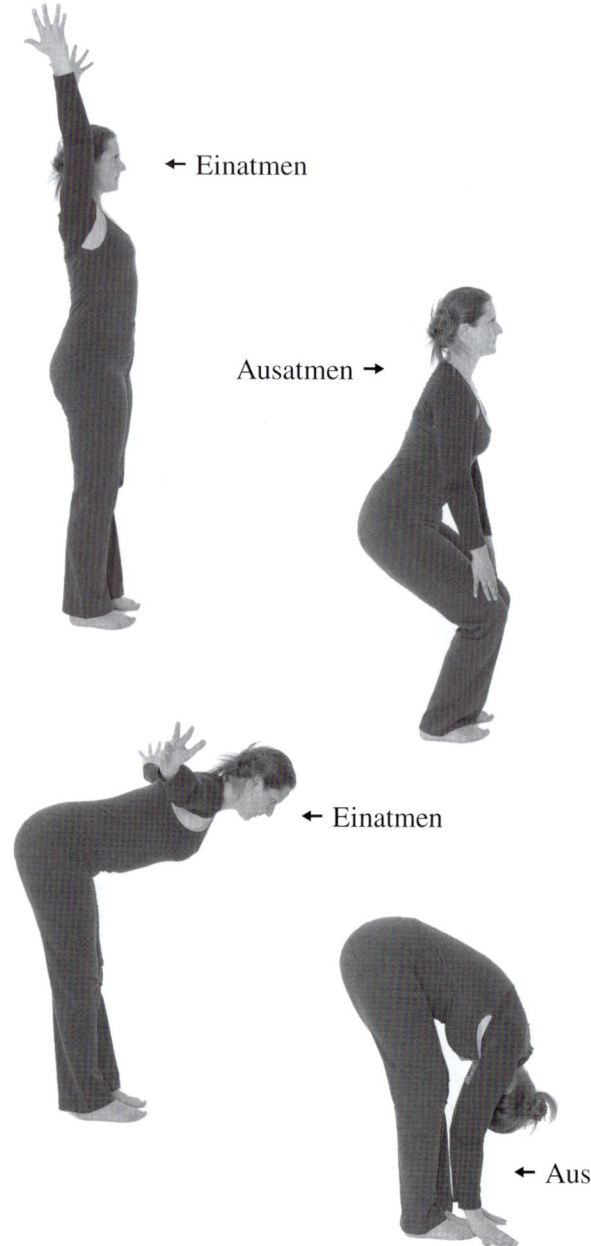

← Einatmen

Ausatmen →

← Einatmen

← Ausatmen

Wirkung:
Dehnung und Stärkung des unteren Rückens. Anregung der Verdauungsorgane und des Kreislaufs.

Ausführung:
Kommen Sie in den aufrechten Stand mit den Füßen hüftbreit auseinander.

Beim Einatmen:
Strecken Sie die Arme nach oben über den Kopf.

Beim Ausatmen:
Beugen Sie die Knie und kommen Sie in die halbe Hocke. Dabei legen Sie die Hände auf die Oberschenkel.

Beim Einatmen:
Strecken Sie beide Beine und kommen Sie hoch in die halbe Vorwärtsbeuge, während Sie gleichzeitig die Arme zu den Seiten ausstrecken.

Beim Ausatmen:
Beugen Sie sich nach vorne und legen Sie die Handflächen auf den Boden. Falls Sie nicht so beweglich sind, beugen Sie einfach beide Knie ein wenig, sodass Sie weiter nach unten kommen.

Wiederholung: 8x den ganzen Ablauf

4. HALTUNG: VARIANTE ARDHA CHANDRASANA/ HALBER MOND

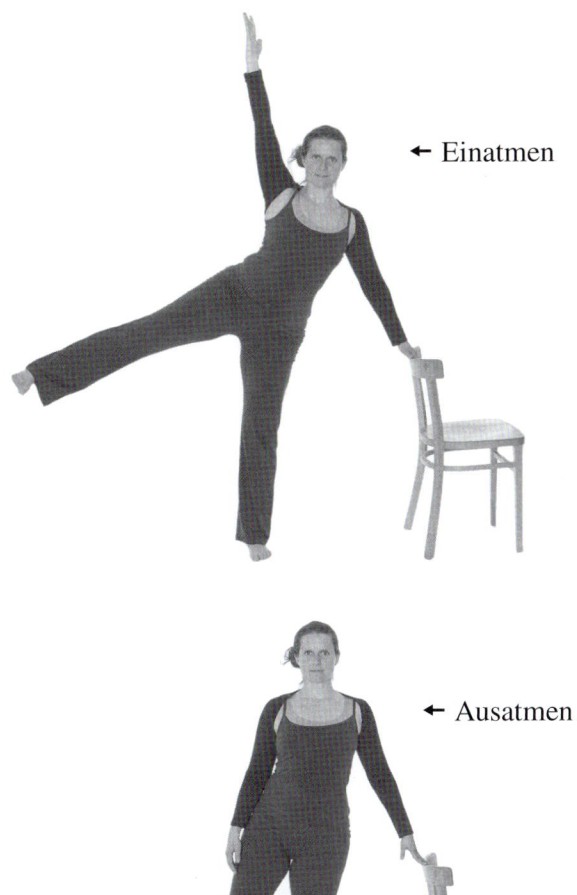

← Einatmen

← Ausatmen

Wirkung:
Kräftigung der seitlichen Gesäß-, Bauch- und Beinmuskulatur.

Ausführung:
Nehmen Sie einen Stuhl zu Hilfe oder gehen Sie an
eine Wand zum Abstützen. Stützen Sie sich mit einer
Hand ab.

Beim Einatmen:
Heben Sie das rechte Bein seitlich an und drehen
Sie den Oberkörper, den rechten Arm und den Kopf
gleichzeitig nach rechts oben. Den rechten Fuß drehen
Sie dabei leicht nach unten, um die Gesäßmuskeln
noch mehr zu kräftigen.

Beim Ausatmen:
Senken Sie das rechte Bein bis kurz vor dem Boden.
Gleichzeitig senken Sie den rechten Arm und bewe-
gen den Kopf etwas nach unten.

Wiederholung: 8x jede Seite und 4 Atemzüge in der
der ersten Haltung bleiben

5. HALTUNG: BHAGIRATHASANA/BAUM

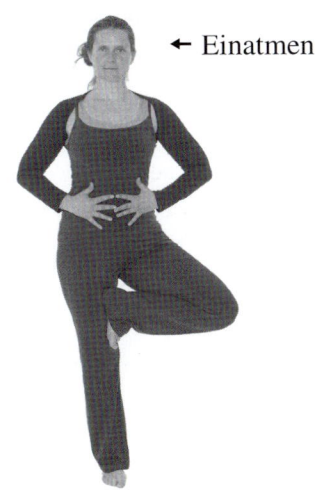

← Einatmen

Wirkung:
Gleichgewicht und Zentrierung auf die Körpermitte.

Ausführung:
In der Standhaltung verlagern Sie das Gewicht auf das
rechte Bein und legen beide Hände mit den Handflächen so auf den Bauch, dass die Mittelfinger auf den
Bauchnabel zeigen.

Beim Einatmen:
Heben Sie den linken Fuß und platzieren Sie die Fuß-
sohle an der Innenseite des rechten Oberschenkels.
Beide Handflächen liegen auf dem Bauch.

Wiederholung: Bleiben sie 6-8 Atemzüge in dieser Haltung und konzentrieren Sie sich auf den Bauchnabelbereich.

Hinweis:

Falls Ihnen diese Haltung schwerfällt, können Sie den linken Vorderfuß auf dem Boden abstellen und die linke Ferse an der Innenseite des rechten Unterschenkels anlegen, damit das Gleichgewicht einfacher zu halten ist.

6. HALTUNG: VARIANTE PRASRITA PADOTTASANA/ VORBEUGE MIT GEGRÄTSCHTEN BEINEN

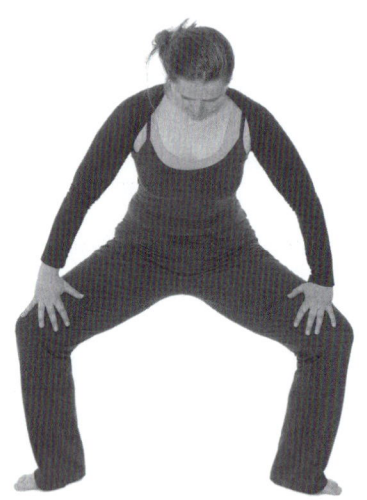

Wirkung:

Kräftigung der Bauchmuskeln und der Ausatmung. Stimulierung der Ausscheidungs- und Verdauungsorgane. Lösen von unterdrückten Gefühlen.

Ausführung:

Kommen Sie in eine gegrätschte Standhaltung. Dann beugen Sie beide Knie und gehen in eine halbe Hockhaltung. Die Hände legen Sie dabei auf die Oberschenkel. Ausatmend ziehen Sie die Bauchdecke schnell nach innen. Die passive Einatmung erfolgt durch die Nase.

Wiederholung: 18x schnell ein- und ausatmen, dann 3 tiefe Atemzüge nehmen. Machen Sie insgesamt 2-4 Runden.

Hinweis:

Bei Herzbeschwerden, Tinnitus oder hohem Blutdruck passen Sie diese Übung so an, dass die Ausatmung langsam ausgeführt wird.

7. HALTUNG: ANANTASANA/ HALTUNG DES SCHLANGENKÖNIGS

↓ Einatmen

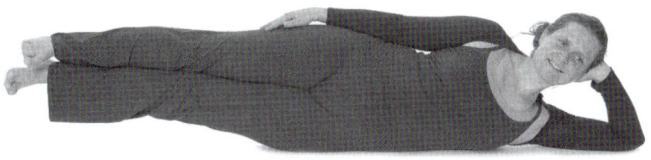

↓ Ausatmen

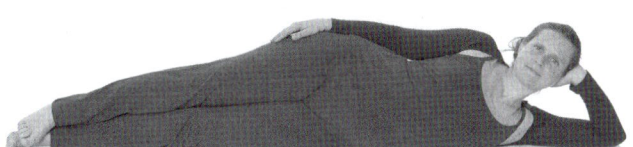

Wirkung:
Kräftigung der seitlichen Oberschenkel- und Gesäßmuskulatur.

Ausführung:
Kommen Sie in die Seitenlage mit der linken Körperhälfte in Kontakt mit dem Boden. Schultern, Becken und die gestreckten Beine sind auf einer Linie. Mit der linken Hand stützen Sie den Kopf.

Beim Einatmen:
Heben Sie beide Beine seitlich hoch und drehen Sie dabei die Füße etwas nach innen.

Beim Ausatmen:
Senken Sie die Beine wieder.

Wiederholung: 8-10x jede Seite

8. HALTUNG: NAVASANA/BOOTSHALTUNG

← Einatmen

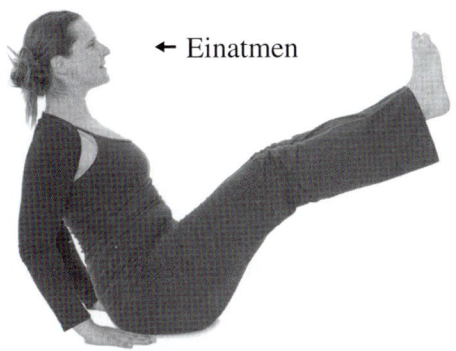

↓ Ausatmen

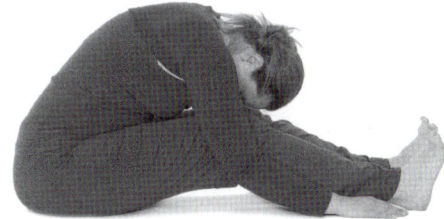

Wirkung:
Kräftigung der Bauch- und Rückenstreckermuskeln. Anregung der Ausscheidung.

Ausführung:
Kommen Sie in eine sitzende Haltung und strecken Sie beide Beine nach vorne. Stützen Sie sich mit beiden Händen seitlich auf dem Boden ab.

Beim Einatmen:
Heben Sie beide Beine vom Boden ab und weiten Sie den Brustkorb.

Beim Ausatmen:
Beugen Sie sich nach vorne und legen Sie den Bauch auf den Oberschenkeln ab. Dabei beugen Sie die Knie und legen die Hände seitlich neben den Beinen auf dem Boden ab.

Wiederholung: 10-12x

9. HALTUNG: SIDDHASANA/ SITZHALTUNG DER VOLLENDETEN

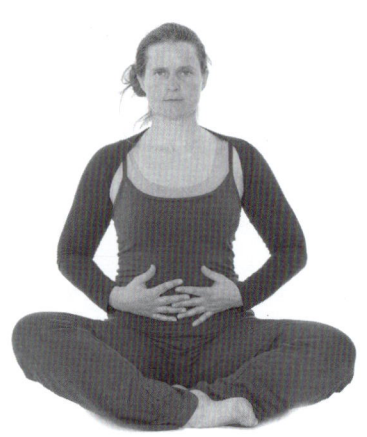

↓ Einatmen

Wirkung:
Anregung der Verdauung und Lösen von unterdrückten Gefühlen.

Ausführung:
Setzen Sie sich auf ein Sitzkissen. Die rechte Ferse ist nahe bam Kissen. Die linke Ferse ist vor dem rechten Fuß platziert. Beide Beine und die Hüftgelenke sind leicht nach außen rotiert. Legen Sie beide Hände auf den Solarplexus auf.

Beim Einatmen:
Atmen Sie tief in den Bauch ein und weiten Sie dabei die Bauchdecke.

Beim Ausatmen:
Tönen Sie RA und ziehen Sie dabei den Bauch kräftig ein.

Wiederholung: 8-10x

10. HALTUNG: VARIANTE SIDDHASANA/ SITZHALTUNG DER VOLLENDETEN

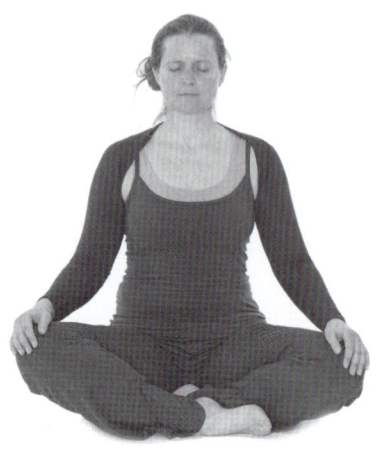

Wirkung:
Erkenntnisse über Schutzmechanismen und Bedürfnisse. Geistige Ausrichtung auf die Durchsetzungskraft und die Fülle.

Ausführung:
Bleiben Sie in der gleichen Sitzhaltung und schließen Sie die Augen, um die Aufmerksamkeit nach innen zu lenken.

Reflexion:
Wovor schütze ich mich? Was bringt mir innere Erfüllung und Sicherheit?

Bhavana/Geistige Ausrichtung:
„Ich öffne mich für die Fülle des Lebens und für meine Durchsetzungskraft."

Reizdarm

Ursachen aus psychosomatischer Sicht

Es ist ein Hilfeschrei des Körpers, Vergangenes endlich zu verdauen und loszulassen (siehe auch Obstipation). Der Körper versucht förmlich über den Durchfall, oft vermischt mit Schleim und Blut, Altes endgültig hinauszuspülen und damit auf allen Ebenen loszulassen. Die Entzündung des Darms (Reizdarm) steht oft in Verbindung mit einer tief sitzenden Trauer. Ein alter Schmerz hängt in den Darmzotten fest und führt zu einer dauernden Reizung. Das Leben mit all seinen Dramen und Erschütterungen macht hier in ganz menschlicher Weise auf sich aufmerksam.

Aufgaben

- Trauer als Teil des Lebens anerkennen
- Tränen zulassen, Trauer leben und darüber reden
- Trauer beobachten und als Teil der Lebendigkeit des eigenen Lebenswegs Stück um Stück betrachten und integrieren, um schließlich Ja dazu zu sagen
- Die Trauerablösung als einen Prozess anerkennen, der Zeit braucht

Weitere Maßnahmen

- Entgiftung
- Ernährungsumstellung
- Kräuterteemischungen
- Zinksubstitution
- Wichtige pflanzliche Heilmittel: Aloe Vera, Probiotika (zur Darmsanierung)

Yogaprogramm bei Reizdarm

Wirkungen:

- Beruhigung des Nervensystems und des Geistes
- Lösen von Verspannungen im Bauchbereich
- Ausgleich in Energiepunkten des Darmbereichs
- Kühlende Atmung zur Harmonisierung der Hitze im Körper
- Verlängerte Ausatmung zur emotionalen und mentalen Beruhigung
- Entspannung der Bauchorgane
- Erkenntnisse über geistige Ursachen von Beschwerden
- Geistige Ausrichtung auf Akzeptanz und Hingabe

1. HALTUNG: SIDDHASANA MIT SITALI PRANAYAMA/ SITZHALTUNG DER VOLLENDETEN MIT KÜHLENDEM ATEM

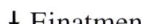

↓ Einatmen

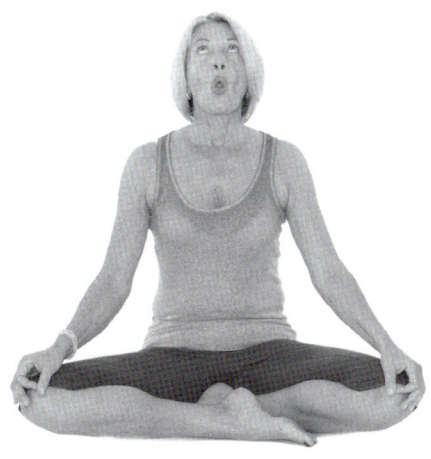

Wirkung:
Kühlend und beruhigend für Körper und Geist.

Ausführung:
Setzen Sie sich auf ein Sitzkissen. Die rechte Ferse ist nahe am Kissen. Die linke Ferse ist vor dem rechten Fuß platziert. Beide Beine und die Hüftgelenke sind nach außen rotiert.

Beim Einatmen:
Öffnen Sie den Mund und rollen Sie die Zunge zu einer länglichen Röhre. (Wenn das nicht möglich ist, öffnen Sie einfach nur den Mund.) Saugen Sie nun kühlende Luft ein, während Sie gleichzeitig den Kopf heben.

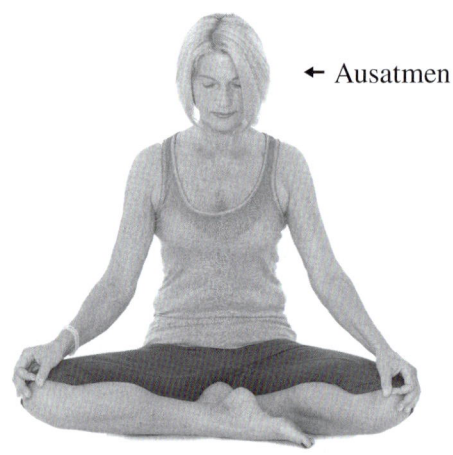

← Ausatmen

Beim Ausatmen:
Schließen Sie den Mund und bringen Sie die Zungenspitze an den Gaumen. Atmen Sie durch die Nase aus
und senken Sie gleichzeitig wieder den Kopf.

Wiederholung: 10-12x

2. HALTUNG: VARIANTE APANASANA/ HALTUNG DES APANA-WINDES

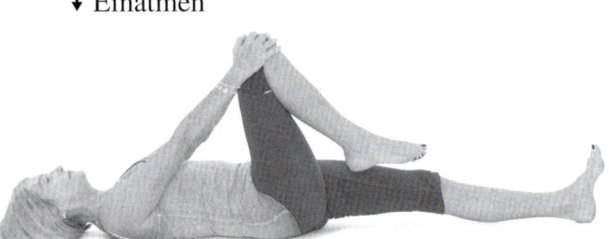

↓ Einatmen

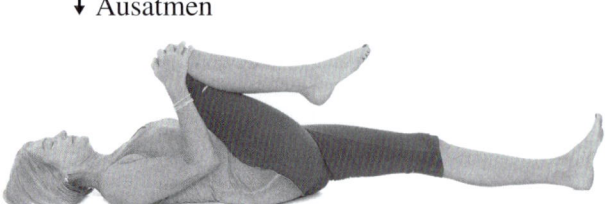

↓ Ausatmen

Wirkung:
Dehnung des unteren Rückens und Lösen von Darm-
verspannungen.

Ausführung:
Kommen Sie in die Rückenlage und halten Sie mit
beiden Händen das gebeugte rechte Knie fest.

Beim Einatmen:
Strecken Sie die Arme und das rechte Knie weg von
der Brust. Dabei lassen Sie beide Schulterblätter möglichst am Boden.

Beim Ausatmen:
Ziehen Sie das rechte Knie langsam Richtung Brustkorb.

Wiederholung: 8-10x jede Seite.

3. HALTUNG: DVIPADA PITHAM/SCHULTERBRÜCKE

↓ Einatmen

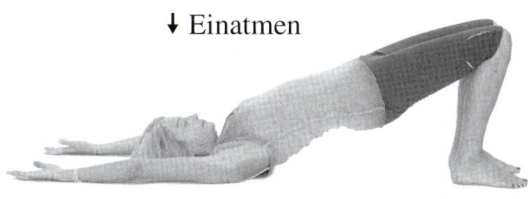

↓ Ausatmen

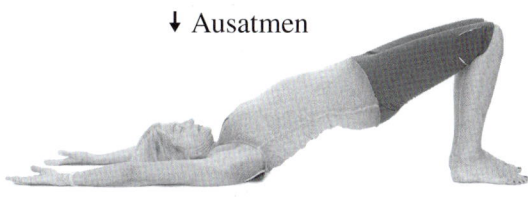

↓ Atemleere

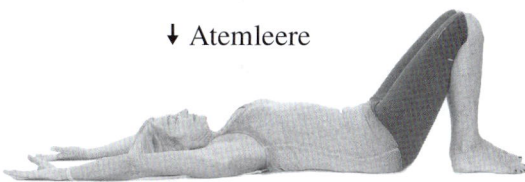

↓ Einatmen

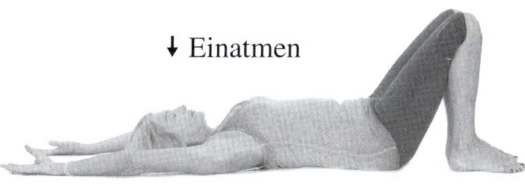

↓ Ausatmen

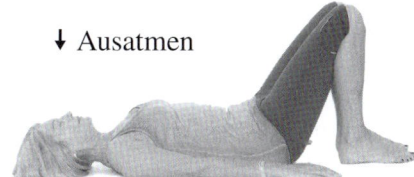

Wirkung:
Dehnung und Kräftigung des Zwerchfells. Energiebahnen im Magen- und Darmbereich werden stimuliert.

Ausführung:
In der Rückenlage stellen Sie die Füße hüftbreit auseinander und nahe am Gesäß auf.

Beim Einatmen:
Heben Sie das Becken und bringen Sie die Arme hinter den Kopf. Dabei weiten Sie den Brustkorb, indem Sie das Brustbein anheben und das Kinn leicht nach vorne schieben.

Beim Ausatmen:
Bleiben Sie in der Schulterbrücke und ziehen Sie langsam die Bauchdecke nach innen.

In der Atemleere:
Legen Sie langsam den ganzen Rücken und das Gesäß wieder am Boden ab.

Beim Einatmen:
Füllen Sie nun den Bauch und heben Sie die Bauchdecke.

Beim Ausatmen:
Bringen Sie die Arme wieder zurück und legen Sie sie neben dem Körper ab.

Wiederholung: 6-8x

Hinweis:
Falls der Atem zu kurz ist, machen Sie die Übung etwas schneller, und wenn Sie Rückenbeschwerden haben, heben Sie das Gesäß nur leicht an.

4. HALTUNG: EKAPADA USHTRASANA/ EINBEINIGE KAMELHALTUNG

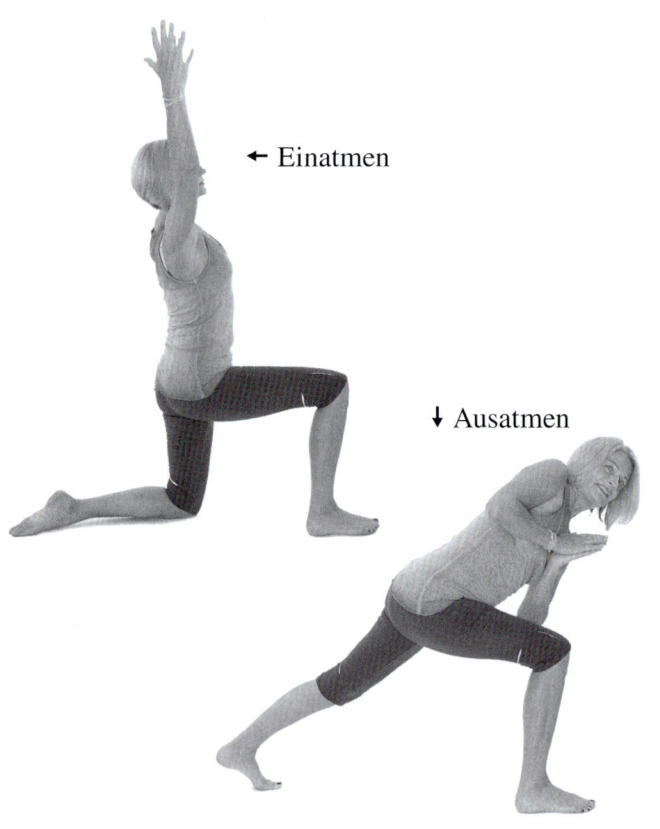

← Einatmen

↓ Ausatmen

Wirkung:
Dehnung der Hüftbeuge- und Bauchmuskulatur und Mobilisation der Brustwirbelsäule.

Ausführung:
Kommen Sie in den Kniestand. Bringen Sie den rechten Fuß mit einem Schritt nach vorne, sodass Knöchel und Knie eine senkrechte Linie bilden.

Beim Einatmen:
Heben Sie beide Arme und strecken Sie die Wirbelsäule.

Beim Ausatmen:
Heben Sie das linke Knie vom Boden ab und strecken Sie das linke Bein, während Sie den Oberkörper nach rechts drehen. Bringen Sie dabei die Handflächen zusammen und legen Sie die Daumenwurzeln aufs Brustbein.

Wiederholung: 8x jede Seite

5. HALTUNG: UTKATASANA/HOCKE

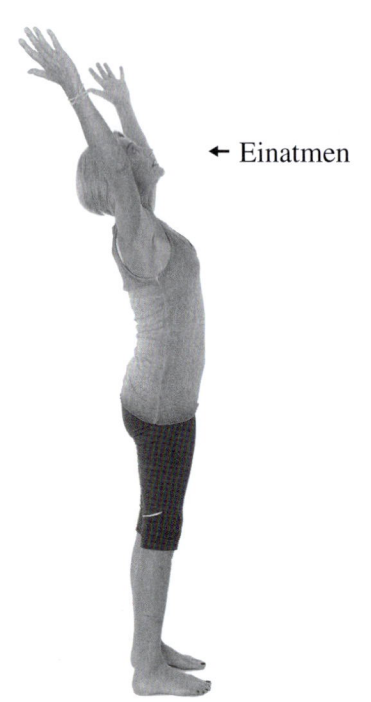

← Einatmen

Wirkung:
Anregung und Entspannung der Verdauungsorgane. Dehnung in den Waden und Rückenmuskeln.

Ausführung:
Kommen Sie in die Standhaltung, die Füße sind hüftbreit auseinander aufgestellt.

Beim Einatmen:
Heben Sie die gestreckten Arme nach vorne und über den Kopf.

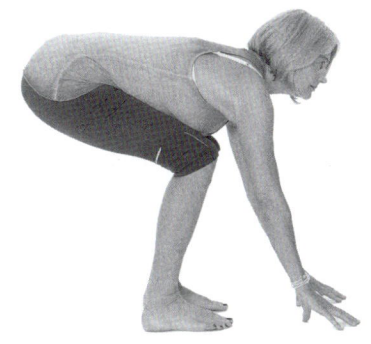

↓ Ausatmen

Beim Ausatmen:
Beugen Sie die Knie und gehen Sie in die Hocke.

Wiederholung: 8x und dann bleiben Sie 4 Atemzüge in der Hocke.

Hinweis:
Falls die Fersen in der Hocke nicht bis zum Boden kommen, können Sie die gerollte Yogamatte als Unterstützung unterlegen und die Fersen darauf absetzen.

6. HALTUNG: VARIANTE VIRABHADRASANA/ HELDENHALTUNG

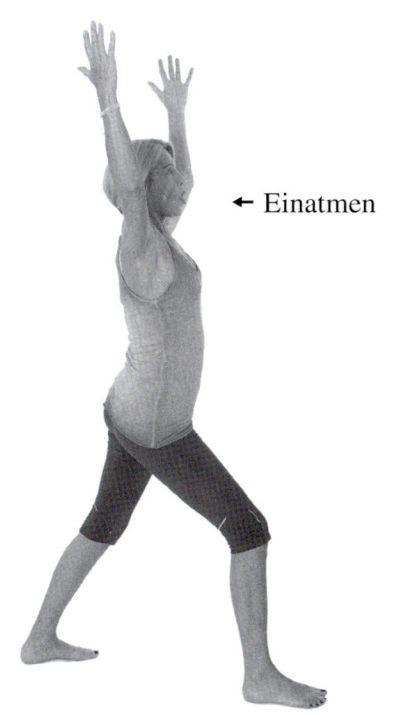

← Einatmen

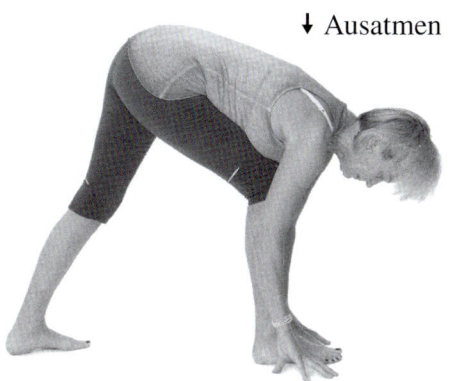

↓ Ausatmen

Wirkung:
Entspannung des Darmbereichs und Kühlung des Körpers. Verlängerung der Ausatmung und Beruhigung des Nervensystems.

Ausführung:
Kommen Sie in die Standhaltung mit den Füßen hüftbreit auseinander. Drehen Sie das linke Bein nach außen, sodass der linke Fuß 45 Grad nach außen zeigt. Nun setzen Sie den rechten Fuß mit einem großen Schritt nach vorne auf und beugen das rechte Bein.

Beim Einatmen:
Öffnen Sie den Mund und atmen Sie durch die längs gerollte Zunge ein, während Sie beide Arme v-förmig heben und über den Kopf strecken.

Beim Ausatmen:
Beugen Sie sich nach vorne und legen Sie den Bauch auf den rechten Oberschenkel.

In der Atemleere:
Halten Sie den Atem 2-4 Sekunden an und bleiben Sie in dieser vorgebeugten Stellung.

Wiederholung: 8x jede Seite

Hinweis:
Bei hohem Blutdruck, Herzbeschwerden und Asthma sollte der Atem nicht angehalten werden.

7. HALTUNG: VARIANTE PRASRITA PADOTTASANA/ VORBEUGE MIT GEGRÄTSCHTEN BEINEN

↓ Ausatmen

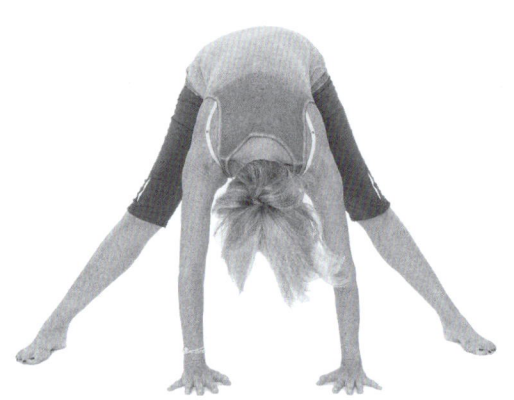

Wirkung:
Dehnung des unteren Rückens und Verlängerung der Ausatmung.

Ausführung:
Positionieren Sie die Füße weit auseinander in einer gegrätschen Standhaltung und kommen Sie dann in die Vorwärtsbeuge.

Beim Einatmen:
Lassen Sie den Atem ganz natürlich einströmen.

Beim Ausatmen:
Ziehen Sie die Bauchdecke langsam nach innen und verlängern Sie dabei die Ausatmung.

Wiederholung: 8-10 Atemzüge

Hinweis:
Falls Sie im unteren Rücken nicht so beweglich sind, beugen Sie einfach die Knie etwas, um weiter nach vorne und unten zu kommen.

8. HALTUNG: VAJRASANA/DIAMANTSITZ

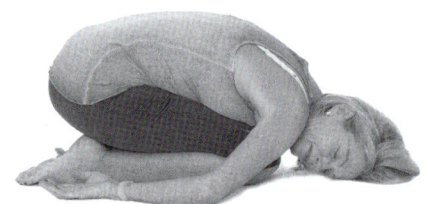

Wirkung:
Entspannung des Rückens und Ausgleich der Energiebahnen im Magen- und Darmbereich.

Ausführung:
Kommen Sie in den Kniestand und beugen Sie sich ausatmend nach vorne. Die Arme legen Sie neben den Körper und den Kopf drehen Sie zur Seite, um den Nacken zu entspannen. Richten Sie die Aufmerksamkeit auf den Bauchbereich.

Wiederholung: 10-12 tiefe Atemzüge in dieser Haltung bleiben

9. HALTUNG: VIPARITA KARANI/HALBER SCHULTERSTAND

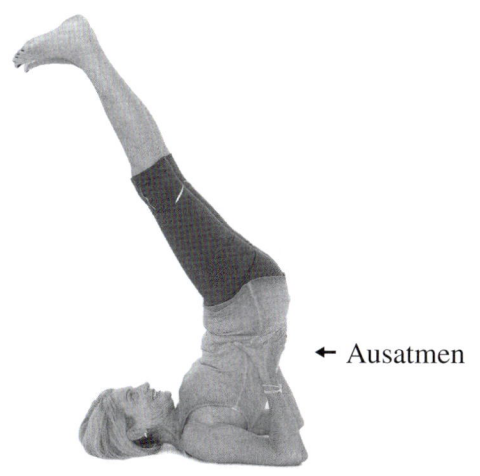

← Ausatmen

Wirkung:
Verlängerung der Ausatmung. Beruhigung und Entspannung im Darmbereich.

Ausführung:
Kommen Sie in die Rückenhaltung und stellen Sie beide Füße hüftbreit und nahe am Gesäß auf.

Beim Ausatmen:
Heben Sie die Füße und das Becken vom Boden, während Sie mit beiden Händen das Becken fassen. Die Füße sollten mindestens über dem Kopf sein, um einen steilen Winkel zu vermeiden, der den Nacken in eine ungesunde Stauchung führen kann. Bleiben Sie in der Haltung und verlängern Sie die Ausatmung stufenweise.

Wiederholung: 8-10 tiefe Atemzüge

Hinweis:
Falls Ihnen diese Übung schwerfällt, legen Sie einfach ein Sitzkissen unter das Gesäß und heben beide Beine gestreckt nach oben.

10. HALTUNG: VARIANTE JATHARA PARIVRITTI/ LIEGENDE DREHHALTUNG

↓ Einatmen

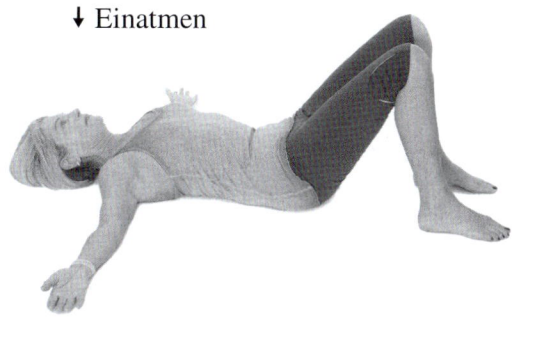

↓ Ausatmen

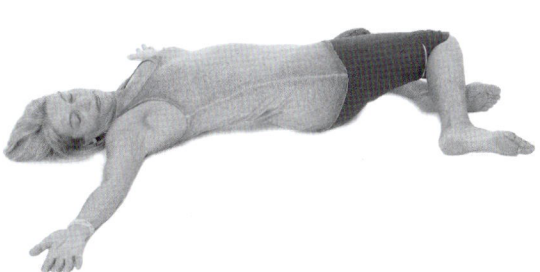

Wirkung:
Mobilisierung des Nackens und der Brustwirbelsäule.

Ausführung:
In der Rückenlage sind beide Füße aufgestellt und die Arme auf Schulterhöhe ausgebreitet.

Beim Einatmen:
Weiten Sie den Brustkorb und die Rippen mit einer tiefen Einatmung, die bis ins Becken fließt.

Beim Ausatmen:
Bewegen Sie beide Knie zur linken Seite, während der Kopf sich nach rechts dreht.

Wiederholung: 8x jede Seite

Hinweis:
Bei Rückenschmerzen können Drehungen zu intensiv sein. Reduzieren Sie in diesem Fall einfach die Drehbewegung, damit der untere Rücken nicht überbelastet wird.

11. HALTUNG: SHAVASANA/TOTENSTELLUNG

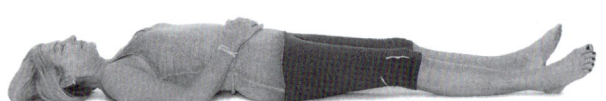

Wirkung:
Energielenkung im Darmbereich. Beruhigung des Nervensystems und des Geistes.

Ausführung:
In der Rückenlage strecken Sie beide Beine nach vorne aus. Falls sich diese Haltung im unteren Rücken unangenehm oder schmerzhaft anfühlt, können Sie die Füße auch nahe am Gesäß aufstellen. Legen Sie beide Hände auf den Bauch und beobachten Sie Ihren Atem und das Gefühl unter Ihren Händen.

Wiederholung: 2-3 Minuten in der Haltung verweilen

Reflexion:
Gibt es Themen, bei denen es mir schwerfällt, diese anzunehmen? Welche Gedanken und Gefühle beschäftigen mich?

Bhavana/Geistige Ausrichtung:
„Ich nehme das Leben an, so wie es ist, und lasse es fließen."

Heuschnupfen

Durch täglich neu entwickelte Chemikalien in der Industrie, in der Nahrungsmittelherstellung, der Pharmazie und Kosmetik ist der Körper ständig neuen Herausforderungen ausgesetzt, auf die er reagieren muss. Dennoch spielen hier psychosomatische Ursachen die Hauptrolle.

Ursachen aus psychosomatischer Sicht

Auf psychosomatischer Ebene spielen bei Heuschnupfen Aggression und Sexualität eine wichtige Rolle. Es kann zu einem Aggressionsstau kommen, der sich auf körperlicher Ebene entlädt, weil es in der Kommunikation nicht gelingt, Grenzen zu setzen und eigene Bedürfnisse auszudrücken. Mit „guter Miene zum bösen Spiel" werden fortwährend Dinge heruntergeschluckt, die eigentlich nach außen ausgedrückt werden sollten. Wenn man die Nase voll hat, man die eigene Situation nicht mehr sehen kann, wenn einem die Luft zum Atmen fehlt und man sich durch Nießen am liebsten alle vom Hals halten will, dann zeigt der Körper Grenzen auf, die Distanz erzeugen. Einfacher und für den Körper entlastender wäre es, wenn diese Grenze verbal hergestellt werden könnte und im Bewusstsein eine entsprechende Haltung der Selbstwertschätzung und eigenen Wichtigkeit das Feld bestimmt.

Aufgaben

- „Ich darf so sein."
- Wut auf sich selbst in die radikale Aufgabe des Selbstzweifels lenken
- Neue Kräfte aus dem eigenen Aggressionsstau auf lohnendere Ziele lenken
- Sexualität/Verklemmung als Schattenthema betrachten und annehmen
- Sich die Enge und Abwehr gegenüber dem sexuell-erotischen Bereich eingestehen
- Die unlebendige Sexualität auffrischen und zärtlicher/erotischer leben

Weitere Maßnahmen

- Tantra
- Darmsanierung
- Hochdosistherapie mit Vitamin C
- Wichtige pflanzliche Heilmittel: Luffa (Kürbisschwämmchen)

Yoga bei Heuschnupfen

Wirkungen:
- Anregung des Immunsystems
- Verbesserte Ein- und Ausatmung
- Kräftigung des Rückens und Mobilisierung des Brustkorbs
- Stimulierung der Leber und der Nieren zur Entgiftung
- Ausgleich der beiden Körperhälften auf körperlicher und energetischer Ebene
- Erkenntnisse über Gefühle und Aggression
- Geistige Ausrichtung, um die kreative und sexuelle Energie in Fluss zu bringen

1. HALTUNG: SIDDHASANA MIT NADI SHODANA/ SITZHALTUNG DER VOLLENDETEN MIT WECHSELATMUNG

↓ Einatmen

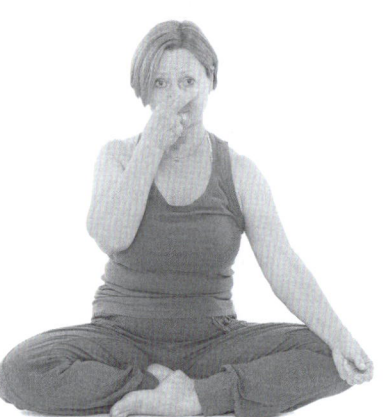

↑ Ausatmen

↓ Einatmen

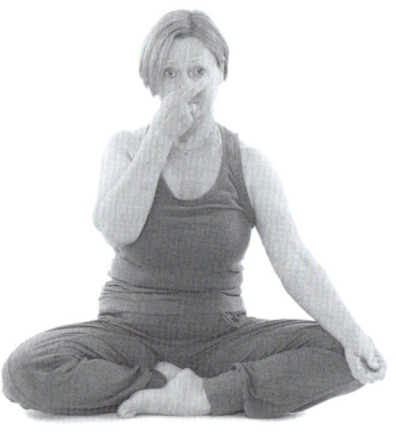

↑ Ausatmen

Wirkung:
Öffnung der Nasenlöcher (und damit auch der Nadis = Energiebahnen) und Vertiefung der Atmung.

Ausführung:
Kommen Sie in eine bequeme Sitzhaltung mit gekreuzten Beinen. Benützen Sie dabei ein Sitzkissen, damit das Becken und die Wirbelsäule optimal aufgerichtet sind. Falls Ihnen das schwerfällt, können Sie sich auch auf einen Stuhl setzen. Legen Sie die rechte Daumenspitze auf die Mitte des rechten Nasenflügels und den rechten Ringfinger auf die Mitte des linken Nasenflügels.

Beim Einatmen:
Atmen Sie durch das linke Nasenloch ein, während Sie das rechte Nasenloch mit dem rechten Daumen geschlossen halten.

Beim Ausatmen:
Atmen Sie durch das rechte Nasenloch aus, während Sie gleichzeitig das linke Nasenloch mit dem rechten Ringfinger geschlossen halten.

Beim Einatmen:
Dann atmen Sie wieder durch das rechte Nasenloch und halten das linke immer noch geschlossen.

Beim Ausatmen:
Dann atmen Sie durch das linke Nasenloch wieder aus, während Sie das rechte Nasenloch geschlossen halten. Beginnen Sie dann den Zyklus wieder von vorne.

Wiederholung: 6-8x den ganzen Zyklus

2. HALTUNG: VARIANTE CHAKRAVAKASANA/ VIERFÜSSLERHALTUNG

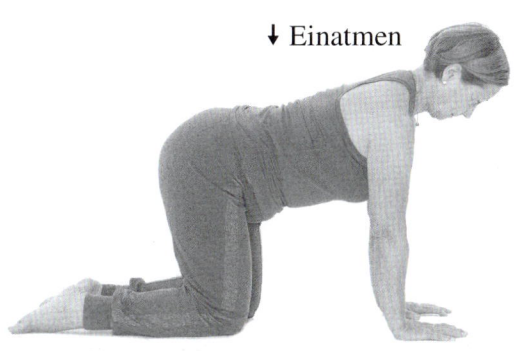

↓ Einatmen

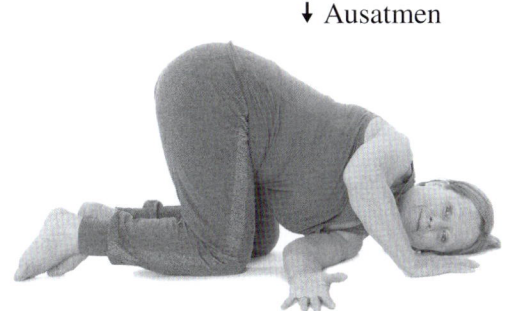

↓ Ausatmen

Wirkung:
Mobilisation der Brustwirbelsäule und des Nackens. Lösen von Nacken- und Schulterverspannungen.

Ausführung:
Kommen Sie in den Vierfüßlerstand. Knie und Hüften bilden dabei eine senkrechte Linie. Die Handgelenke sind ein wenig vor den Schultergelenken platziert.

Beim Einatmen:
Verlängern Sie die Wirbelsäule und den Nacken. Um den Brustkorb noch mehr zu weiten, lassen Sie das Brustbein etwas nach unten sinken.

Beim Ausatmen:
Schieben Sie den linken Arm unter dem rechten hindurch zur rechten Seite und drehen Sie den Kopf ebenfalls zur rechten Seite. Gleichzeitig drehen Sie den Oberkörper zur rechten Seite nach vorne.

Wiederholung: 8x jede Seite

3. HALTUNG: VARIANTE ADHO MUKHA SHVANASANA/ HERABSCHAUENDER HUND

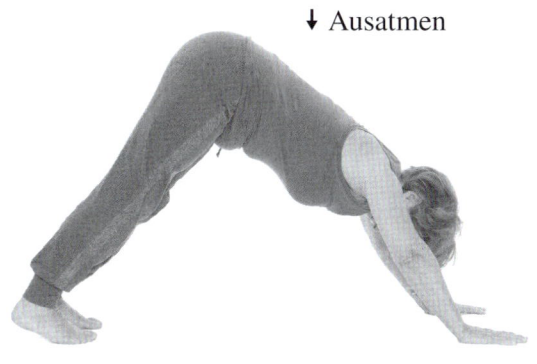

↓ Ausatmen

Wirkung:
Streckung der Wirbelsäule und Ausgleich von seitlichen Abweichungen in der Wirbelsäule.

Ausführung:
Kommen Sie in den Vierfüßlerstand. Die Hände sind etwas neben den Schultergelenken platziert.

Beim Ausatmen:
Bewegen Sie das Gesäß nach oben und heben Sie die Knie vom Boden ab. Strecken Sie beide Arme durch und lassen Sie dabei die Knie leicht gebeugt, um den unteren Rücken optimal zu strecken.

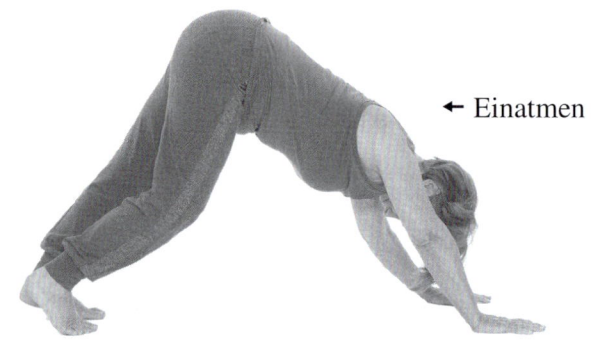

← Einatmen

Beim Einatmen:

Beugen Sie das rechte Knie etwas mehr und beugen Sie gleichzeitig den linken Arm. Konzentrieren Sie sich dabei auf die Streckung der Wirbelsäule im mittleren und oberen Bereich.

Wiederholung: 6x jede Seite

Hinweis:

Achten Sie bei dieser Übung darauf, die Ellbogen nicht zu überstrecken, indem Sie den Unterarmknochen nach innen und den Oberarmknochen nach außen drehen (spiralige Verschraubung). Bei Handgelenksbeschwerden können Sie die Übung auch machen, indem Sie sich auf den Unterarmen abstützen.

4. HALTUNG: ARDHA UTKATASANA/HALBE HOCKE

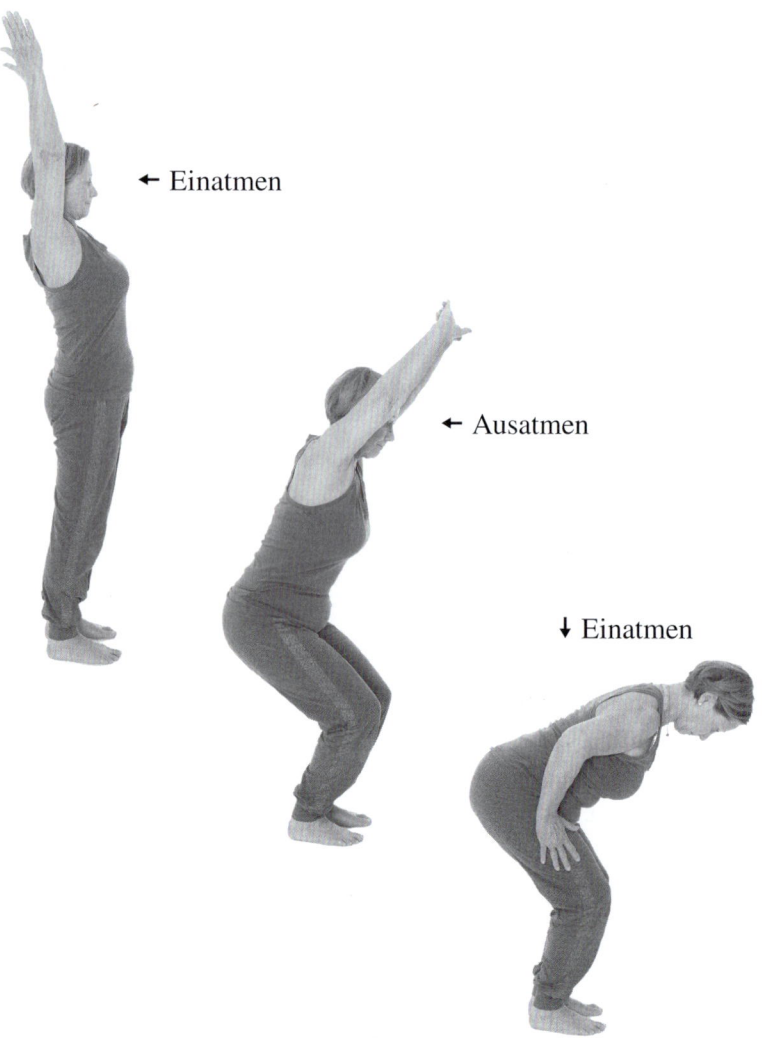

← Einatmen

← Ausatmen

↓ Einatmen

Wirkung:

Kräftigung der Oberschenkel-, Gesäß- und Rückenmuskulatur und Anregung der inneren Hitze.

Ausführung:

Kommen Sie in den aufrechten Stand mit den Füßen hüftbreit auseinander.

Beim Einatmen:

Strecken Sie die Arme über den Kopf.

Beim Ausatmen:

Beugen Sie beide Beine und bringen Sie das Gesäß nach hinten. Dabei bringen Sie die Hände seitlich an die Oberschenkel.

Beim Einatmen:

Strecken Sie die Arme über den Kopf hinaus und verschränken Sie die Finger ineinander, während Sie gleichzeitig die Handinnenfläche nach oben strecken.

Wiederholung: 6x und 4 Atemzüge in der letzten Haltung bleiben.

5. HALTUNG: VARIANTE PARSHVA KONASASANA/ SEITLICHE WINKELHALTUNG

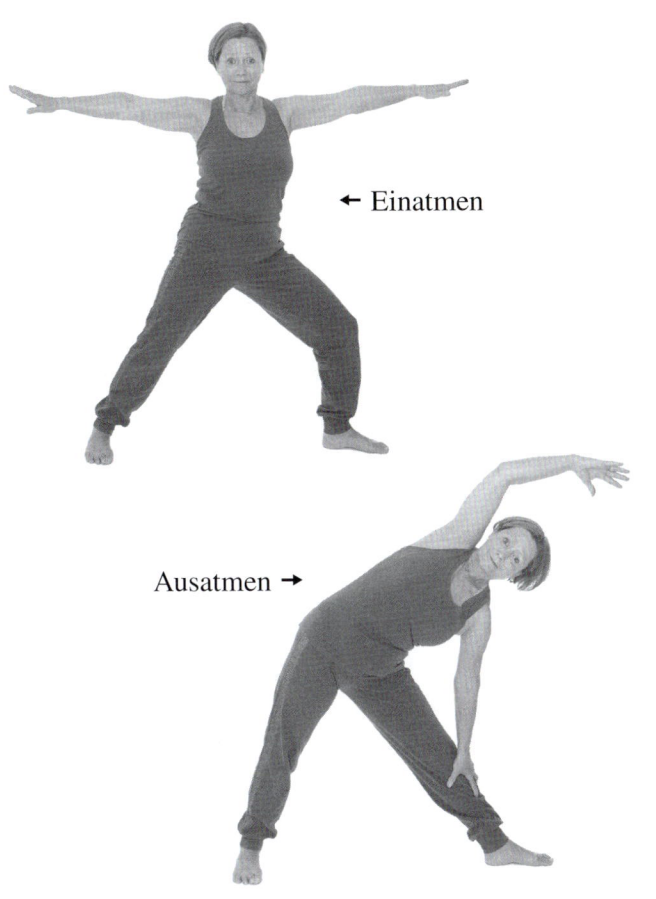

← Einatmen

Ausatmen →

Wirkung:
Dehnung der seitlichen Rippen- und Atemhilfsmuskulatur. Stimulierung der Energiebahnen der Lunge und Verbesserung der Einatmung.

Ausführung:
Kommen Sie in eine Standhaltung mit weit auseinandergegrätschten Beinen. Der linke Fuß ist 90 Grad nach außen gedreht.

Beim Einatmen:
Heben Sie beide Arme seitlich bis auf Schulterhöhe an.

Beim Ausatmen:
Kommen Sie in eine Seitwärtsbeuge zur linken Seite. Dabei heben Sie den rechten Arm seitlich über den Kopf und legen die linke Hand auf den linken Oberschenkel.

Wiederholung: 8x jede Seite und dann 6 Atemzüge in der zweiten Haltung bleiben

6. HALTUNG: VARIANTE PARSHVA UTTANASANA/ VORWÄRTSBEUGE ÜBER EIN BEIN

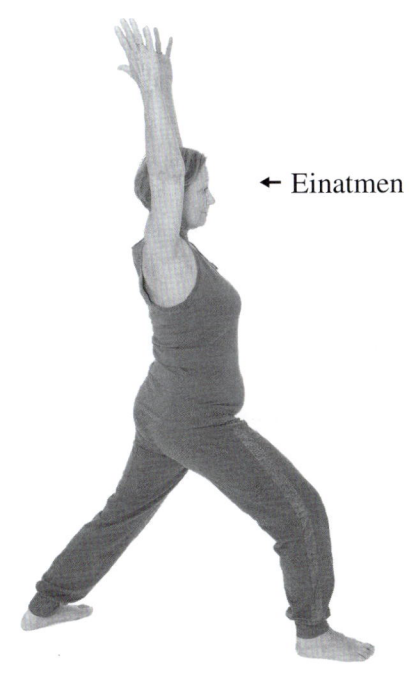

← Einatmen

Wirkung:
Verlängerung der Ausatmung und Kräftigung der Lunge und des Immunsystems.

Ausführung:
Stehen Sie aufrecht und mit den Beinen hüftbreit auseinander. Drehen Sie den linken Oberschenkel nach außen, sodass der linke Fuß 45 Grad nach außen zeigt. Nun setzen Sie den rechten Fuß mit einem großen Schritt nach vorne. Dabei beugen Sie das rechte Knie.

Beim Einatmen:
Heben Sie beide Arme gestreckt über den Kopf hinaus.

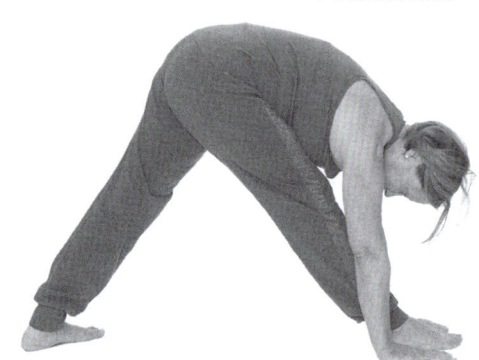

↓ Ausatmen

Beim Ausatmen:

Gehen Sie ausatmend leicht in die Vorwärtsbeuge und halten Sie dort kurz an. Gehen Sie dann weiter und halten Sie die Bewegung wiederum kurz an, um sich dann vollständig ausatmend ganz nach unten vorzubeugen. Legen Sie, wenn Ihnen dies möglich ist, den Bauch auf den rechten Oberschenkel. Falls Sie noch nicht so beweglich sind, können Sie das rechte Knie auch ein wenig beugen, um tiefer in die Vorwärtsbeuge zu kommen.

Wiederholung: 3x jede Seite und dann 4 Atemzüge vorwärtsgebeugt bleiben und die Ausatmung vertiefen

Hinweis:

Falls es Ihnen schwerfällt, so lange auszuatmen, können Sie auch nur einen kurzen Stopp machen und sich schneller nach vorne beugen, um nicht in eine Atemüberforderung zu gelangen.

7. HALTUNG: VARIANTE VIRABHADRASANA/ HELDENHALTUNG

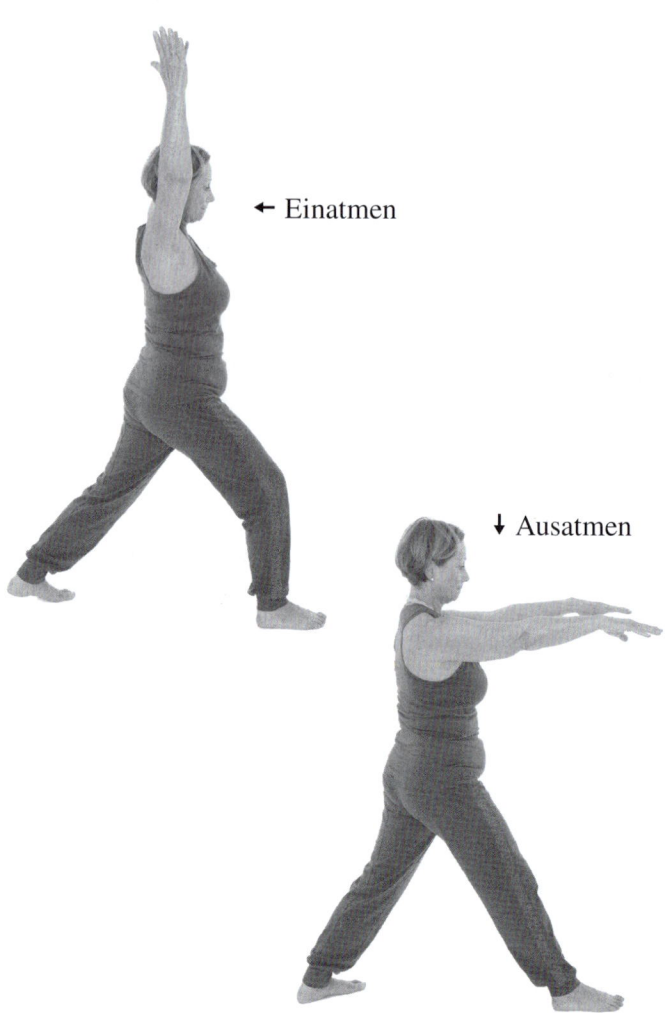

← Einatmen

↓ Ausatmen

Wirkung:

Kräftigung der Einatmung und des Immunsystems.

Ausführung:

Bringen Sie in der Standhaltung wieder den rechten Fuß nach vorne und drehen Sie den hinteren Fuß 45 Grad nach außen.

Beim Einatmen:

Heben Sie die linke Ferse ein wenig an und strecken Sie beide Arme über den Kopf hinaus. Halten Sie den Atem 2-4 Sekunden an und spüren Sie die Atemfülle.

Beim Ausatmen:

Senken Sie die linke Ferse auf den Boden ab und bringen Sie beide Arme wieder nach unten vor den Körper.

Wiederholung: 8x jede Seite

Hinweis:

Bei Asthma, hohem Blutdruck oder Herzbeschwerden sollten Sie den Atem nach der Einatmung nicht anhalten.

8. HALTUNG: BHUJANGASANA/KOBRA

Wirkung:
Kräftigung der Rückenstreckermuskeln und Anregung der Verdauungskraft.

Ausführung:
Kommen Sie in die Bauchlage. Die Arme legen Sie seitlich neben den Körper. Der Kopf ist zu einer Seite gedreht.

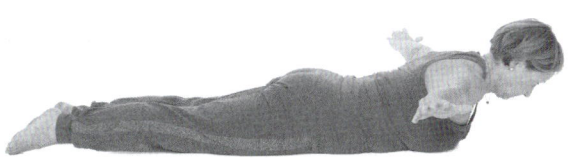

↓ Einatmen

Beim Einatmen:
Heben Sie den Brustkorb und den Kopf, während Sie beide Arme seitlich ausstrecken.

Bleiben Sie dann in der Haltung und atmen Sie kräftig ein und aus.

Wiederholung: 6-8 Atemzüge in der Haltung verweilen

Hinweis:
Falls der untere Rücken bei dieser Übung schmerzt, heben Sie nur ganz leicht den Oberkörper an.

9. HALTUNG: JANU SHIRSHASANA/ SITZHALTUNG MIT KOPF ZUM KNIE

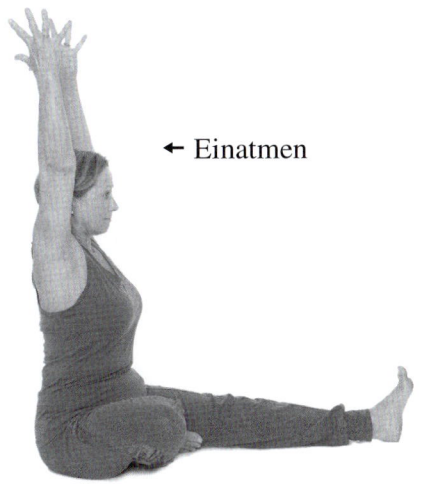

← Einatmen

Wirkung:
Dehnung und Ausgleich für den unteren Rücken. Mobilisation im Hüftgelenk.

Ausführung:
Sitzen Sie aufrecht und strecken Sie das linke Bein aus. Das rechte Bein ist angewinkelt, die rechte Ferse liegt an der Innenseite des linken Oberschenkels an.

Beim Einatmen:
Heben Sie die Arme gestreckt über den Kopf hinaus und strecken Sie die Wirbelsäule, indem Sie das Brustbein und die Rippen anheben.

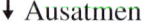

↓ Ausatmen

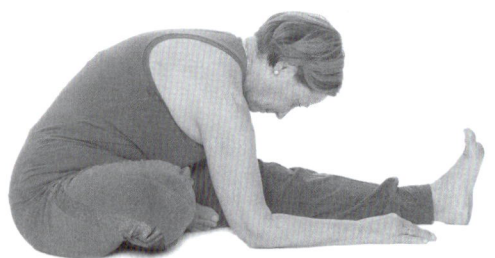

Beim Ausatmen:
Beugen Sie sich nach vorne und legen Sie die Hände auf den Boden.

Wiederholung: 8x jede Seite

Hinweis:
Falls Sie noch nicht so gelenkig sind bei den Vorwärtsbeugen, können Sie das linke Knie ein wenig beugen, um leichter nach vorne zu kommen. Hilfreich ist dann auch, sich auf ein Sitzkissen zu setzen, um das Becken optimal aufzurichten.

10. HALTUNG: VARIANTE ARDHA MATSYENDRASANA/ HALBER DREHSITZ

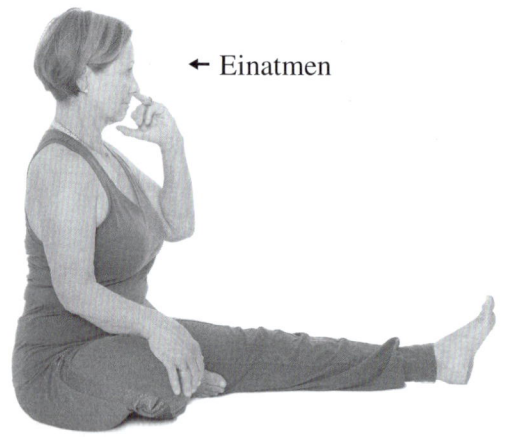

← Einatmen

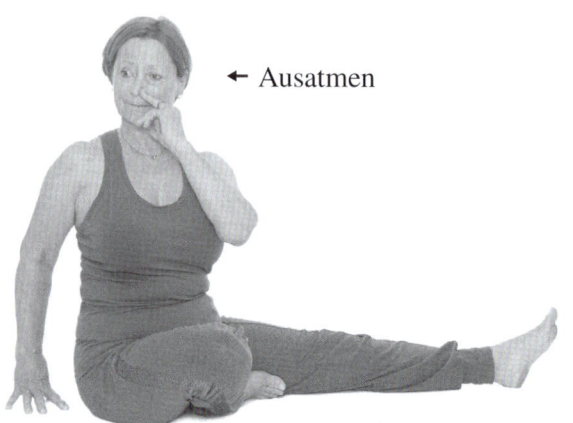

← Ausatmen

Wirkung:
Mobilisierung der Brustwirbelsäule. Öffnung der beiden Nasenlöcher und wichtigsten Energiebahnen im Körper.

Ausführung:
Strecken Sie in sitzender Haltung wieder das linke Bein nach vorne aus und beugen Sie das rechte Bein an, sodass die rechte Ferse am linken Oberschenkel platziert ist. Mit dem linken Ringfinger schließen Sie nun das linke Nasenloch. Die rechte Hand legen Sie auf dem Boden nahe beim Gesäß ab. Der rechte Arm ist etwas gebeugt, um besser in die nun folgende Drehung der Wirbelsäule zu kommen.

Beim Einatmen:
Lassen Sie den Atem ganz natürlich einströmen.

Beim Ausatmen:
Drehen Sie die Brustwirbelsäule nach rechts und bleiben Sie stabil im Becken.

Wiederholung: Bleiben Sie 6-8 tiefe Atemzüge in der Drehung und atmen Sie dabei nur durch ein Nasenloch, um die Energiebahnen in den Nasenlöchern auszugleichen und zu stimulieren. Wechseln Sie dann die Seite.

11. HALTUNG: SIDDHASANA MIT KAPALABHATI/ SITZHALTUNG DER VOLLENDETEN MIT FEUERATMUNG

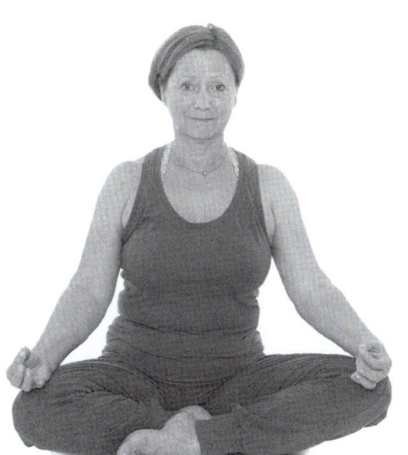

Wirkung:
Anregung der Verdauung und Lösen von unterdrückten Gefühlen wie Aggression und Wut.

Ausführung:
Setzen Sie sich auf ein Sitzkissen. Bewegen Sie das rechte Knie nach außen und legen Sie die rechte Ferse nahe am Sitzkissen ab. Das linke Knie bewegen sie ebenfalls nach außen und platzieren die linke Ferse vor der rechten Ferse. Ausatmend ziehen Sie die Bauchdecke schnell nach innen. Die passive Einatmung erfolgt durch die Nase.

Wiederholung: 18x schnell atmen, dann 3 tiefe Atemzüge; diesen Ablauf 3-4 Runden wiederholen.

Hinweis:
Diese Übung eignet sich nicht bei Migräne, hohem Blutdruck oder Herzbeschwerden. Atmen Sie dann einfach gleichmäßig aus und ziehen Sie den Bauch mit der Ausatmung nach innen.

Reflexion:
Gibt es Gefühle wie Wut und Aggressionen, die ich unterdrückt habe?

Bhavana/Geistige Ausrichtung:
„Ich öffne mich der sexuellen Energie und Kreativität und finde eine passende Form, sie im Leben fließen zu lassen."

Brustkrebs

In der heutigen Zeit muss sich bereits jede zweite Frau mindestens einmal im Leben mit dem Thema „Knoten in der Brust" aktiv auseinandersetzen.

Ursachen aus psychosomatischer Sicht

Vieles deutet darauf hin, dass Frauen heutzutage in einem permanenten unterschwelligen Konflikt stehen zwischen alter und neuer Frauenrolle. Mit der Emanzipation und der Loslösung von der Tradition ist ein Konflikt entstanden, der viel Kraft fordert und viele Frauen hilflos macht. Dazu kommt meist gleichzeitig ein Konflikt mit der eigenen Mutter, deren eher traditionell geprägte Auffassung die Situation noch verschärfen kann. Es kann jedoch auch ausschließlich um das Thema „Mütterlichkeit" gehen oder um Beziehung zur eigenen Mutter oder zur eigenen Tochter. Das Spektrum ist weit und reicht von der enttäuschten Mutterliebe mit Rachegefühlen und Schuldzuweisungen über die fehlende Möglichkeit, selbst mütterlich umsorgend zu leben, bis hin zu der unerfüllten Sehnsucht, die eigene Weiblichkeit offensiver zum Ausdruck zu bringen.

Aufgaben

- Einen eigenen individuellen Lebensstil entdecken
- Künstlerin eines neuen Lebens werden, in dem man seine Bedürfnisse erkennt und lebt
- Aus der Resignation herauskommen und in die Offensive gehen
- Die eigene Weiblichkeit leben und die traditionelle Rolle konsequent aufgeben
- Den eigenen Lebenstraum leben
- Aussöhnung mit Mutter oder Tochter anstreben
- Annehmen dessen, was ist, und zur bedingungslosen Liebe finden

Weitere Maßnahmen

- Meditation
- Tantra
- Einnahme von Zink, Selen, hochdosiertem Vitamin C und Enzymen
- Wichtige pflanzliche Heilmittel: Mistel, Heilpilze wie Shiitake, Reishi und Maitake

Yogaprogramm bei Brustkrebs

Wirkungen:
- Anregung und Stimulierung des Immunsystems
- Aktivierung der Energiebahnen von Herz, Kreislauf und Lungen
- Mobilisierung der Brustwirbelsäule und sanfte Dehnung der Brustmuskeln
- Längere Ausatmung und Beruhigung des Nervensystems
- Erkenntnisse über die Mutterbeziehung
- Geistige Ausrichtung auf die Selbstliebe und Selbstannahme

1. HALTUNG: SHAVASANA/TOTENSTELLUNG

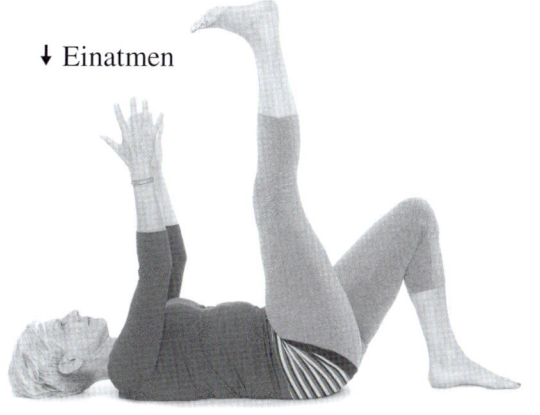

Wirkung:
Verbesserte Einatmung und Aufnahme von Sauerstoff. Stärkung des Immunsystems.

Ausführung:
Kommen Sie in die Rückenlage und strecken Sie die Beine nach vorne aus. Legen Sie die Arme seitlich neben dem Körper ab. Falls diese Lage im unteren Rücken Spannung erzeugt, können Sie die Füße auch nahe am Gesäß aufstellen. Atmen Sie mit der Kehlatmung bewusst länger aus. Steigern Sie schrittweise die Einatmung, während die Ausatmung möglichst entspannt bleibt.

Wiederholung: 2-3 Minuten in dieser Atemübung bleiben

2. HALTUNG: VARIANTE URDHVA PRASRITA PADASANA/ BEINE HEBEN

↓ Einatmen

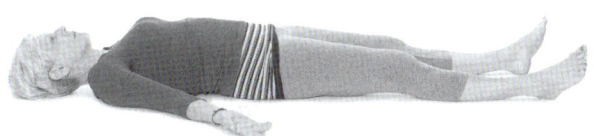

↓ Ausatmen

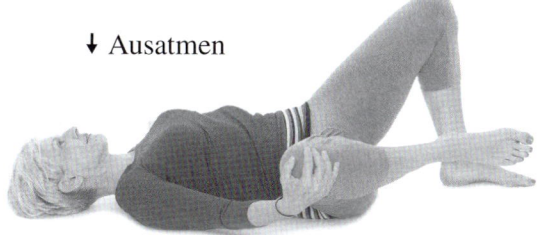

Wirkung:
Mobilisierung der Hüfte und Dehnung im Brustraum. Aktivierung der Energiebahnen von Herz und Kreislauf.

Ausführung:
Stellen Sie in der Rückenlage beide Füße nahe beim Gesäß auf.

Beim Einatmen:
Strecken Sie beide Arme senkrecht nach oben, während Sie gleichzeitig das rechte Bein nach oben ausstrecken.

Beim Ausatmen:
Bewegen Sie das rechte gebeugte Bein nach rechts außen und halten Sie das rechte Knie mit der rechten Hand außen fest. Den linken Arm senken Sie langsam zur linken Seite auf Schulterhöhe ab.

Wiederholung: 8x jede Seite und 4 Atemzüge in der zweiten Haltung bleiben

3. HALTUNG: VARIANTE DVIPADA PITHAM/ SCHULTERBRÜCKE

Wirkung:
Dehnung der Brust- und Rippenmuskeln. Aktivierung der Energiebahnen von Herz und Kreislauf.

↓ Einatmen

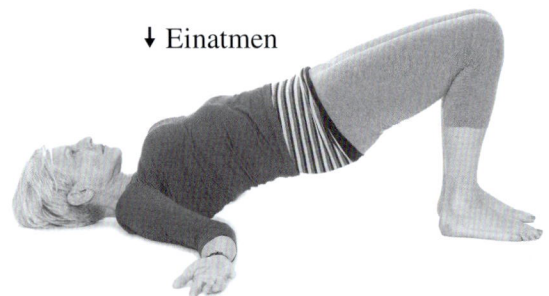

Ausführung:
In der Rückenlage stellen Sie beide Füße hüftbreit auseinander auf.

Beim Einatmen:
Heben Sie das Becken und bringen Sie beide Arme leicht zur Seite. Bei der nächsten Wiederholung legen Sie die Arme dann stufenweise etwas höher auf, um verschiedene Bereiche im Brustraum optimal zu dehnen und anzuregen.

↓ Ausatmen

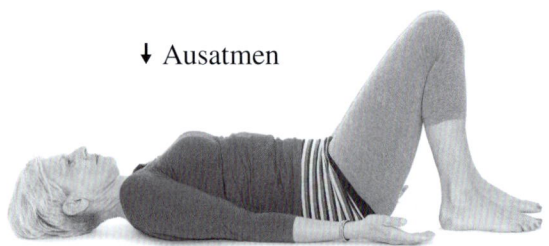

Beim Ausatmen:
Legen Sie die Wirbelsäule und das Gesäß langsam wieder auf dem Boden ab, während Sie die Arme langsam wieder nahe am Körper ablegen.

Wiederholung: 8-10x

Hinweise:
Falls Sie Narbenschmerzen im Brustbereich haben, bewegen Sie die Arme nur bis zu einem schmerzfreien Punkt.

4. HALTUNG: VARIANTE CHAKRAVAKASANA/ VIERFÜSSLERHALTUNG

Wirkung:
Mobilisierung der Brustwirbelsäule und der Rippen.

↓ Einatmen

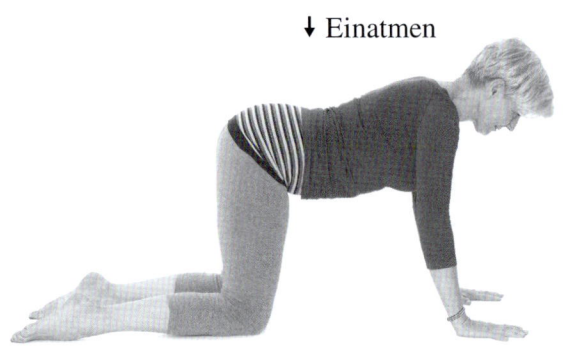

Ausführung:
Kommen Sie in den Vierfüßlerstand und platzieren Sie die Hände dabei etwas vor den Schultergelenken.

Beim Einatmen:
Verlängern Sie die ganze Wirbelsäule und weiten Sie den Brustkorb, indem Sie das Brustbein etwas sinken lassen.

↓ Ausatmen

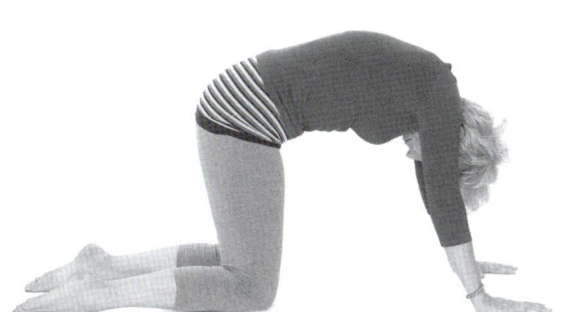

Beim Ausatmen:
Runden Sie den oberen Bereich der Wirbelsäule und ziehen Sie dabei die Bauchmuskeln nach innen.

Wiederholung: 10x

---

5. HALTUNG: VARIANTE VAJRASANA/DIAMANTSITZ

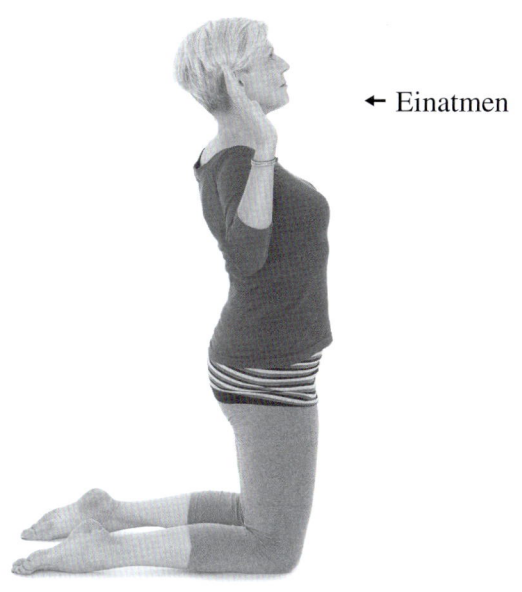

← Einatmen

Wirkung:
Dehnung im Brustraum und Schulterbereich. Beruhigung des Geistes und Verlängerung der Ausatmung.

Ausführung:
Kommen Sie in den Kniestand.

Beim Einatmen:
Heben Sie die gebeugten Arme so, dass die Ellbogen nach außen zeigen.

Beim Ausatmen:
Tönen Sie den Laut MA und beugen Sie sich gleichzeitig nach vorne. Dabei bringen Sie die Arme auf den Rücken und drehen den Kopf abwechselnd zu einer Seite.

Wiederholung: 6x jede Seite und den Kopf dabei abwechselnd zu einer Seite drehen

← Ausatmen

6. HALTUNG: UTTANASANA/VORWÄRTSBEUGE IM STEHEN

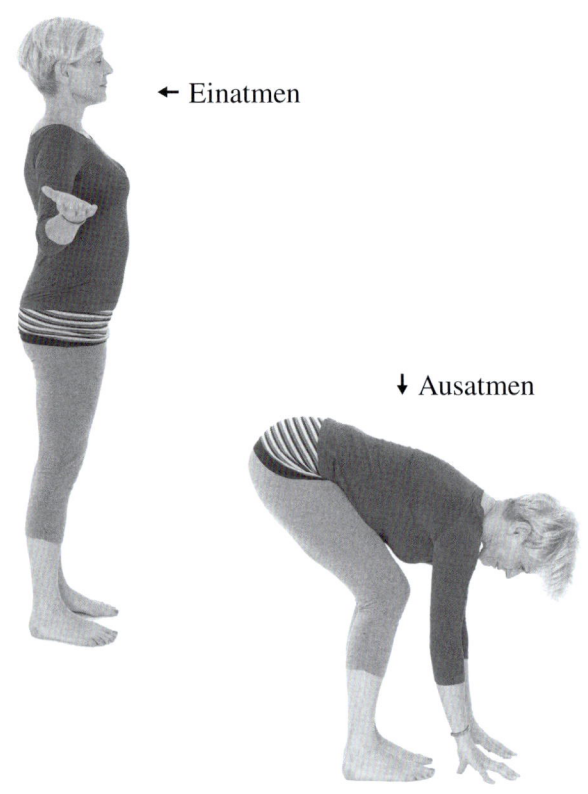

← Einatmen

↓ Ausatmen

Wirkung:
Streckung der oberen Wirbelsäule und Mobilisierung des Brustkorbs.

Ausführung:
Kommen Sie in den aufrechten Stand und stellen Sie die Füße dabei hüftbreit auseinander.

Beim Einatmen:
Heben Sie die gebeugten Arme seitlich hoch und drehen Sie dabei die Hände nach außen, um die Schulterblätter optimal nach unten zu ziehen.

Beim Ausatmen:
Beugen Sie sich mit gebeugten Knien nach vorne und lassen Sie dabei die ganze Wirbelsäule möglichst gestreckt, um in der Brustwirbelsäule eine sanfte Rückbeugung und Mobilisation zu erreichen.

Wiederholung: 8x und jeweils 4 Atemzüge in der zweiten Haltung bleiben

7. HALTUNG: VIRABHADRASANA/HELDENHALTUNG

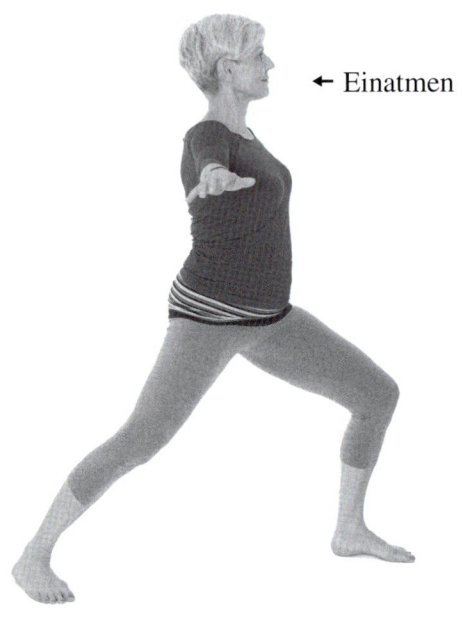

← Einatmen

Wirkung:
Brustmuskeldehnung und Achtsamkeit für den spirituellen Herzraum.

Ausführung:
Aus dem aufrechten Stand drehen Sie das rechte Bein nach außen, sodass der rechte Fuß 45 Grad nach außen zeigt. Nun setzen Sie den linken Fuß mit einem großen Schritt nach vorne und beugen dann das linke Bein.

Beim Einatmen:
Heben Sie beide Arme seitlich ausgestreckt auf Schulterhöhe und dehnen Sie dabei den Brustkorb, indem Sie das Brustbein anheben. Die Handflächen zeigen nach oben und die Schulterblätter lassen Sie dabei entspannt nach unten sinken.

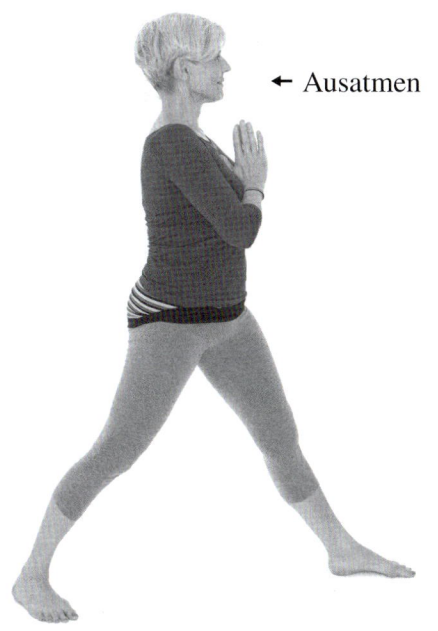

← Ausatmen

Beim Ausatmen:

Tönen sie den Laut MA und legen Sie die Handflächen vor das Brustbein, sodass die Daumenwurzeln auf dem Brustbein aufliegen. Gleichzeitig strecken Sie das linke Bein.

Wiederholung: 8x jede Seite

8. HALTUNG: PARSHVA KONASANA/ SEITLICHE WINKELHALTUNG

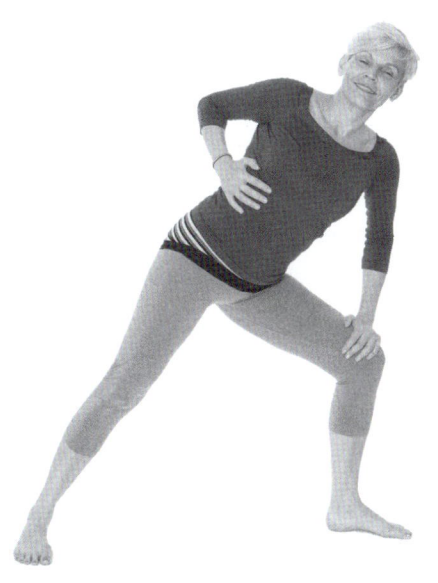

Wirkung:

Dehnung der seitlichen Rippen- und Atemhilfsmuskulatur. Verbesserte Einatmung und Stimulierung der Energiebahnen von Herz und Lungen.

Ausführung:

Kommen Sie in eine Standhaltung mit weit auseinander gegrätschten Beinen. Der linke Fuß ist 90 Grad nach außen gedreht. Das linke Bein ist gebeugt. Kommen Sie in eine Seitbeuge zur linken Seite. Dabei legen Sie die rechte Hand auf die Rippen und die linke Hand stützen Sie auf den linken Oberschenkel. Konzentrieren Sie sich auf die Bewegung der seitlichen Rippen bei der Ein- und Ausatmung.

Wiederholung: 6-8 Atemzüge in der Haltung bleiben.

9. HALTUNG: CHAKRAVAKASANA/VIERFÜSSLERHALTUNG

↓ Einatmen

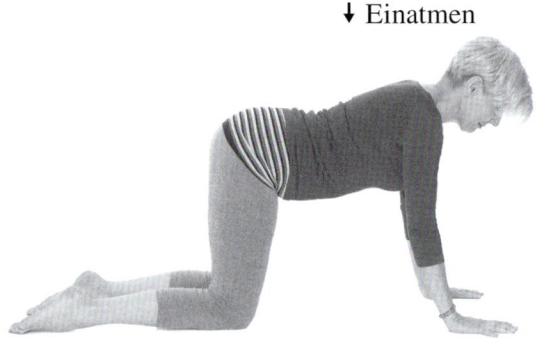

↓ Ausatmen

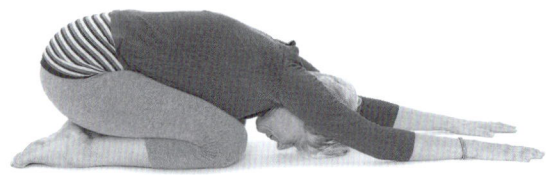

Wirkung:
Dehnung und Entspannung im unteren und oberen Rückenbereich.

Ausführung:
Kommen Sie in den Vierfüßlerstand. Hüften und Knie bilden eine senkrechte Linie. Die Handgelenke ein wenig vor den Schultergelenken platzieren.

Beim Einatmen:
Verlängern Sie die Wirbelsäule, ohne dabei übermäßig ins Hohlkreuz (Hyperlordose) zu kommen.

Beim Ausatmen:
Bewegen Sie das Becken nach hinten und legen das Gesäß auf den Fersen ab.

Wiederholung: 8x

10. HALTUNG: VARIANTE JANU SHIRSHASANA/ SITZHALTUNG MIT KOPF ZUM KNIE

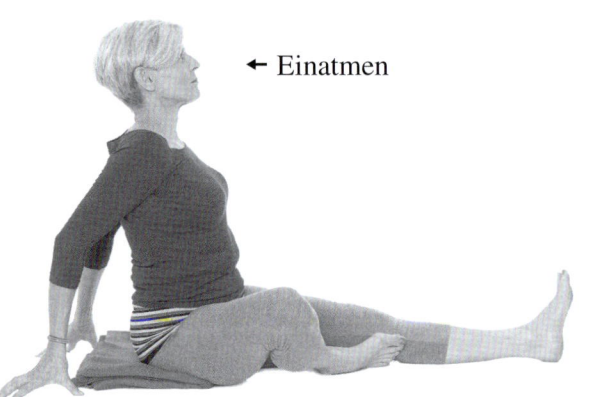

← Einatmen

↑ Ausatmen

Wirkung:
Anregung der Energiebahnen von Herz, Lungen und Kreislauf. Kräftigung der Atmung und des Immunsystems.

Ausführung:
Kommen Sie in eine aufrechte Sitzhaltung und bringen Sie das rechte Knie nach außen. Für die optimale Aufrichtung der Wirbelsäule und effektive Dehnung des Brustkorbs können Sie sich auch auf ein Sitzkissen setzen.

Beim Einatmen:
Bringen Sie beide Hände seitlich neben das Gesäß und strecken Sie die ganze Wirbelsäule. Gleichzeitig heben Sie das Brustbein nach oben und vorne, um die Weite des Brustkorbes noch zu fördern und die Einatmung zu verbessern.

Beim Ausatmen:
Lassen Sie den Atem ganz natürlich ausströmen.

Wiederholung: 6-8 Atemzüge in der Haltung verweilen und die Achtsamkeit auf den Brustkorb lenken.

11. HALTUNG: SIDDHASANA/HALTUNG DER VOLLENDETEN

↓ Einatmen

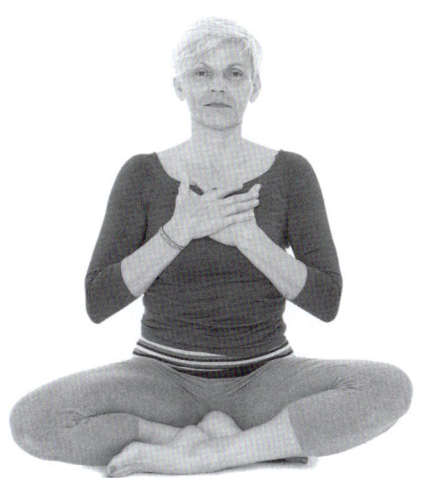

↑ Ausatmen

Wirkung:
Wirkt herzöffnend und fördert die Selbstliebe.

Ausführung:
Setzen Sie sich auf ein Sitzkissen. Bewegen Sie das rechte Knie nach außen und legen Sie die rechte Ferse nahe ans Sitzkissen. Das linke Knie bewegen sie nach außen und platzieren die linke Ferse vor der rechten Ferse. Die linke Hand legen Sie auf das Brustbein und die rechte Hand über die linke Hand.

Beim Einatmen:
Lassen Sie den Atem ganz natürlich einströmen.

Beim Ausatmen:
Tönen Sie OM PREM (die göttliche, reine Liebe) und öffnen Sie Ihr Herz für die reine Liebe.

Wiederholung: 8-10x mit entspannter Stimme tönen

Reflexion:
Wie ist Ihre Beziehung zu sich selbst und zur Mutter?

Bhavana/Geistige Ausrichtung:
„Ich öffne mich für die göttliche Liebe in mir und sorge liebevoll für mich selbst."

Herzrhythmusstörungen

Das Herz wird oft als Sitz der Seele bezeichnet, als das Zentrum des Körpers und die Quelle der Lebensenergie

Ursachen aus psychosomatischer Sicht

Der Fluss des Lebens ist ins Stocken geraten und hat seinen Rhythmus verloren, eine zentrale Richtung fehlt. Durch die Beschwerden werden wir dazu aufgefordert, den ureigenen Rhythmus wiederzufinden. Es gilt Innenschau zu halten und sich wieder bewusst zu werden, wohin die Reise wirklich gehen soll. Es ist ein Zeichen, dass Herzensangelegenheiten zu kurz kommen und die Stimme des Herzens und der Intuition nicht richtig wahrgenommen wird. Der Verstand ist meist sehr stark auf Ordnung und Struktur fixiert, ein gewohnter Rhythmus wird erwartet. Dabei wird oft nicht genug Raum für Spontaneität, für Gefühle und Emotionen zugelassen. Oft hat eine Form der Normapathie den Alltag umhüllt – „Abwechslung unerwünscht". Ein starker Eigensinn mit eingefahrenen Mustern und Wertungen bestimmt den Tagesablauf. Das Herz als Zentrum der Liebe ruft nach Freude, Lachen und Momenten, in denen es sich öffnen kann, sodass Liebe fließen kann.

Aufgaben

- Was will ich wirklich, was brauche ich, wonach ruft mein Herz?
- Bewusst aus der Reihe tanzen und „verrückt spielen", damit der Körper dies nicht tun muss
- Gefühle zulassen und deren Lebendigkeit beobachten
- Offen sein für Verrücktes und Irrationales, das den Rahmen des Gewöhnlichen sprengt
- Den alten Trott aufgeben und sich etwas Neues einfallen lassen
- Kreativ und schöpferisch sein
- Den eigenen Rhythmus entdecken

Weitere Maßnahmen

- Herzensmeditationen
- Akupunktur
- Wichtige pflanzliche Heilmittel: Mistel, Weißdorn, Campher, Kaktus

Yogaprogramm bei Herzrhythmusstörungen

Wirkungen:
- Beruhigung des Nervensystems
- Entspannung der Muskulatur im Brust- und Schulterbereich
- Vertiefte Ausatmung und Entschleunigung des Geistes
- Finden innerer Ruhe und eines gesunden Rhythmus
- Erkenntnisse über die Ursachen von Herzrhythmusstörungen
- Geistige Ausrichtung auf Lebensfreude und einen gesunden Rhythmus

1. HALTUNG: SHAVASANA/TOTENSTELLUNG

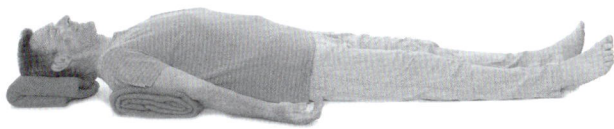

↓ Einatmen

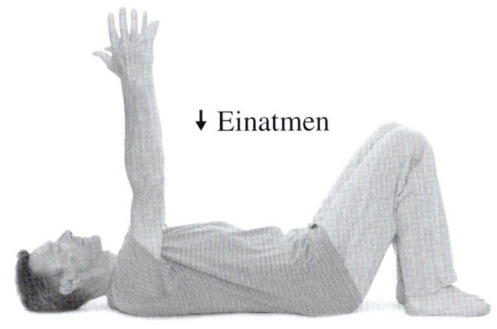

↑ Ausatmen

Hinweis:
Finden Sie einen Atemrhythmus, der Ihnen
angenehm ist.

Wirkung:
Dehnung im Brustraum und vertiefte Ausatmung zur
Beruhigung des Nervensystems.

Ausführung:
Kommen Sie in die Rückenlage und stellen Sie die
Füße hüftbreit auseinander auf. Legen Sie sich ein
Polster oder Wolldecken unter den oberen Rücken,
um den Brustbereich zu weiten.

Beim Einatmen:
Atmen Sie langsam ein, konzentrieren Sie sich dabei
auf den Brustraum und lassen Sie die Atmung bis ins
Becken hinunterfließen.

Beim Ausatmen:
Vertiefen und verlangsamen Sie die Ausatmung und
konzentrieren Sie sich dabei auf den Bauchraum.

Wiederholung: 2 Minuten

2. HALTUNG: DVIPADA PITHAM/SCHULTERBRÜCKE

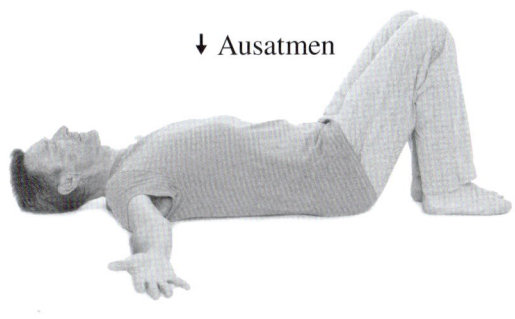

↓ Einatmen

↓ Ausatmen

Wirkung:
Dehnung des Brustraums und Vertiefung der Atmung.

Ausführung:
In der Rückenlage stellen Sie beide Füße hüftbreit
auseinander auf.

Beim Einatmen:
Heben Sie beide Arme senkrecht nach oben.

Beim Ausatmen:
Senken Sie beide Arme seitlich auf Schulterhöhe ab.

↓ Einatmen

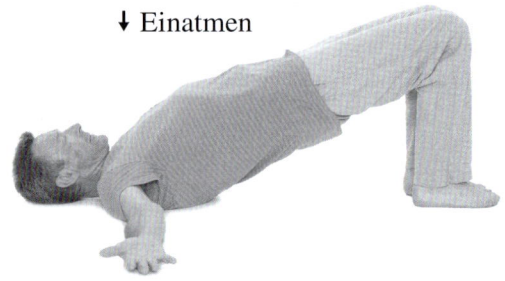

↓ Ausatmen

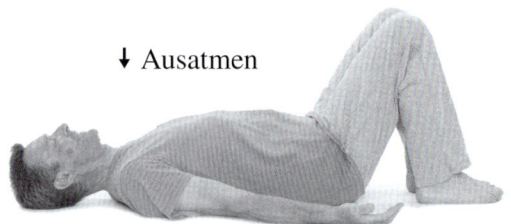

Beim Einatmen:
Heben Sie das Becken und weiten Sie den Brustraum.

Beim Ausatmen:
Legen Sie Rücken und Gesäß wieder auf dem Boden ab, während Sie beide Arme seitlich an den Körper anziehen.

Wiederholung: 6x

---

3. HALTUNG: CHAKRAVAKASANA/VIERFÜSSLERHALTUNG

↓ Einatmen

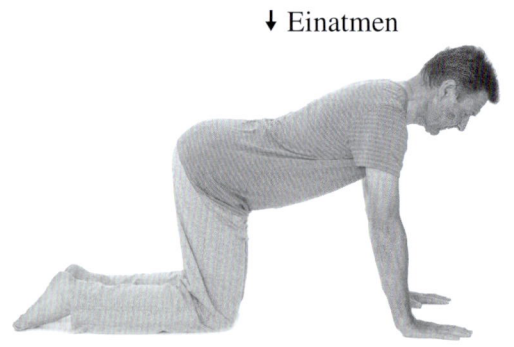

↓ Ausatmen

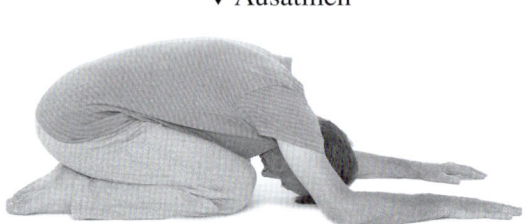

Wirkung:
Dehnung des Rückens und Vertiefung der Atmung.

Ausführung:
Kommen Sie in den Vierfüßlerstand und platzieren Sie die Hände dabei etwas vor den Schultergelenken.

Beim Einatmen:
Verlängern Sie die Wirbelsäule und weiten Sie den Brustkorb. Bleiben Sie einen Atemzug in der Stellung.

Beim Ausatmen:
Runden Sie den oberen Rücken und bringen Sie das Gesäß nach hinten auf die Fersen. Bleiben Sie einen Atemzug in dieser Vorbeuge.

Wiederholung: 8-10x

4. HALTUNG: EKAPADA USHTRASANA/ EINBEINIGE KAMELHALTUNG

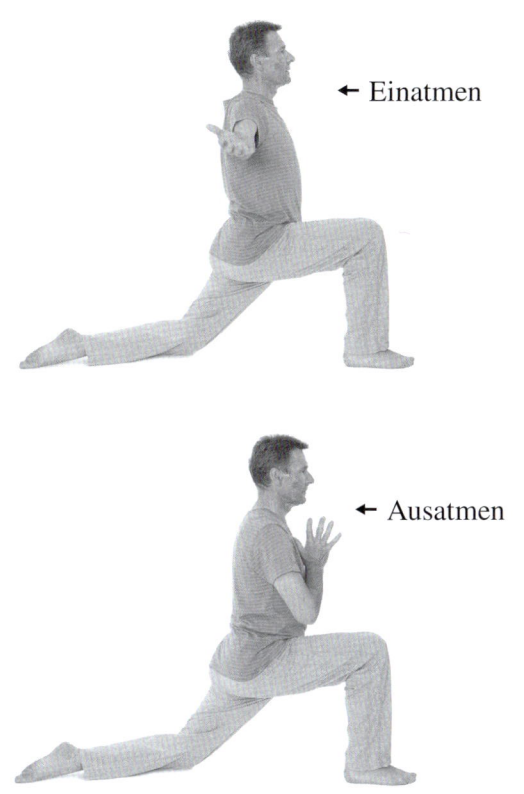

← Einatmen

← Ausatmen

Wirkung:
Dehnung der Brustmuskeln und Entspannung im Herzbereich.

Ausführung:
Kommen Sie in den Kniestand und stellen Sie den rechten Fuß mit einem Schritt nach vorne auf dem Boden ab. Knie und Fußknöchel sollten dabei in einer senkrechte Linie sein.

Beim Einatmen:
Heben Sie beide Arme seitlich hoch und öffnen Sie dabei die Handflächen nach oben, um die Schulterblätter optimal zu platzieren.

Beim Ausatmen:
Bringen Sie die Handflächen vor dem Brustbein zusammen.

Wiederholung: 8-10x jede Seite

5. HALTUNG: VARIANTE UTTANASANA/ VORWÄRTSBEUGE IM STEHEN

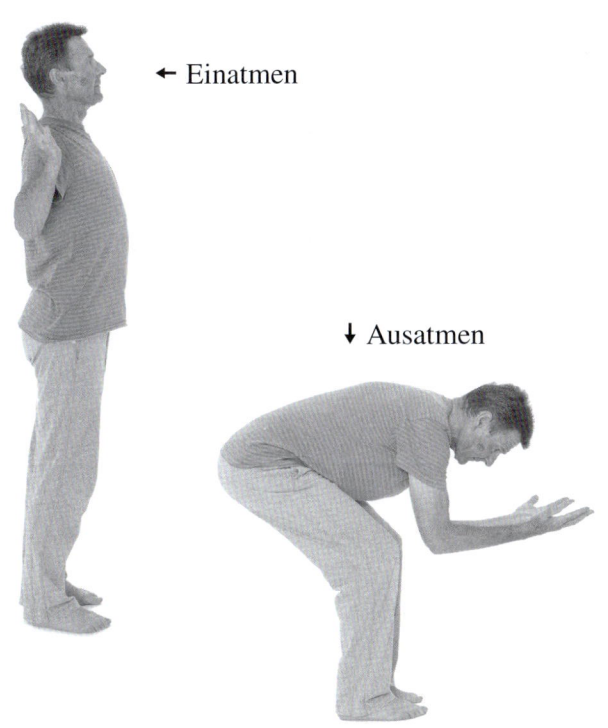

← Einatmen

↓ Ausatmen

Wirkung:
Dehnung der Muskeln im Brust- und Schulterbereich.

Ausführung:
Kommen Sie in die aufrechte Standhaltung und stellen Sie dabei die Füße hüftbreit auseinander.

Beim Einatmen:
Heben Sie beide Arme gebeugt an und weiten Sie den Brustkorb.

Beim Ausatmen:
Beugen Sie sich mit leicht angebeugten Knien nach vorne und drehen Sie dabei gleichzeitig die Arme so, dass die Handflächen nach oben zeigen.

Wiederholung: 6x und jeweils 4 Atemzüge in der zweiten Haltung bleiben

6. HALTUNG: VIRABHADRASANA/HELDENHALTUNG

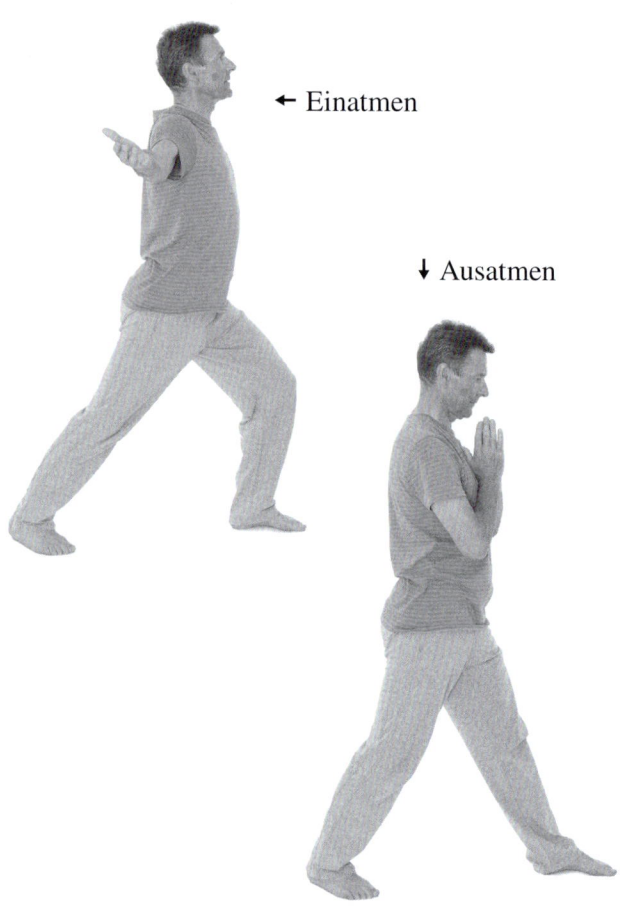

← Einatmen

↓ Ausatmen

Wirkung:
Weitung und Entspannung im Brustraum. Geistige Beruhigung.

Ausführung:
Aus dem aufrechten Stand drehen Sie das rechte Bein nach außen, sodass der rechte Fuß 45 Grad nach außen zeigt. Nun setzen Sie den linken Fuß mit einem großen Schritt nach vorne und beugen dann das linke Bein.

Beim Einatmen:
Heben sie die Arme seitlich ausgestreckt auf Schulterhöhe an und dehnen Sie dabei den Brustkorb, indem Sie das Brustbein anheben. Die Handflächen zeigen nach oben und die Schulterblätter lassen Sie entspannt nach unten sinken.

Beim Ausatmen:
Bringen Sie die Fingerkuppen aufs Brustbein, während Sie den Kopf senken und das linke Bein strecken.

Wiederholung: 8x jede Seite

7. HALTUNG: VARIANTE ARDHA MATSYENDRASANA/ HALBER DREHSITZ

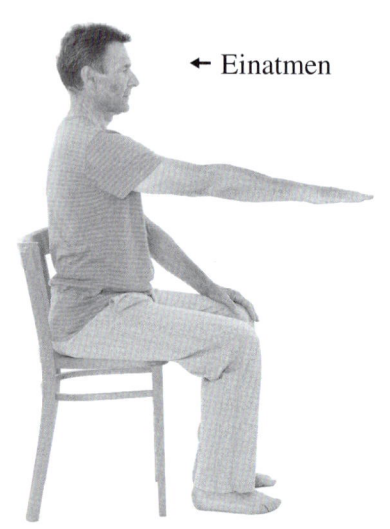

← Einatmen

Wirkung:
Mobilisierung der Brustwirbelsäule und Entspannung der Schultermuskeln. Beruhigung im Herzbereich.

Ausführung:
Setzen Sie sich auf einen Stuhl und richten Sie die Wirbelsäule auf. Legen Sie die Hände auf den Oberschenkel ab.

Beim Einatmen:
Heben Sie den rechten Arm auf Schulterhöhe.

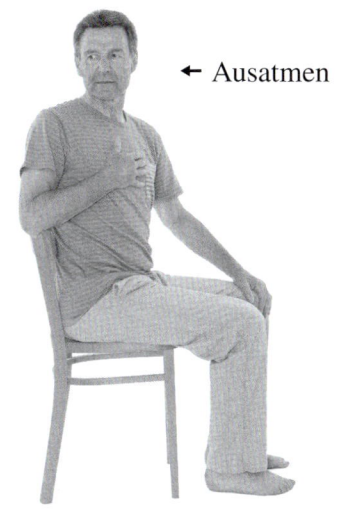

← Ausatmen

Beim Ausatmen:
Drehen Sie den Oberkörper nach rechts und bringen Sie dabei die rechte Hand aufs Brustbein.

Wiederholung: 8x jede Seite und jeweils 4 Atemzüge in der Drehung bleiben

---

8. HALTUNG: SITZHALTUNG AUF DEM STUHL

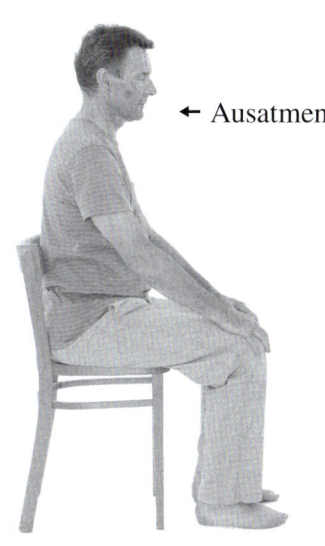

← Ausatmen

↑ Einatmen

Wirkung:
Beruhigung der Atmung und des Nervensystems. Entschleunigung und Finden eines gesunden Atemrhythmus.

Ausführung:
Bleiben Sie auf dem Stuhl sitzen und legen Sie beide Handflächen auf die Oberschenkel.

Beim Ausatmen:
Atmen Sie langsam und ganz bewusst aus, um einen passenden Atemrhythmus zu finden.

Beim Einatmen:
Atmen Sie möglichst sanft ein, um einen angenehmen Rhythmus zu finden.

Wiederholung: 2 Minuten

9. HALTUNG: VARIANTE VAJRASANA/DIAMANTSITZ

Wirkung:
Streckung der Brustwirbelsäule und Dehnung des oberen Rückens. Geistige Entspannung und verlängerte Ausatmung.

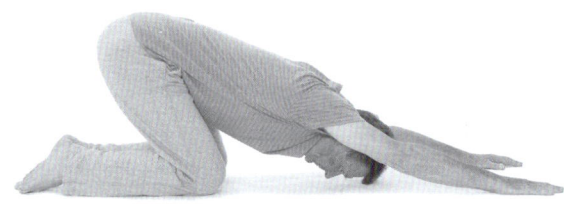

↓ Ausatmen

Ausführung:
Kommen Sie in den Kniestand. Falls die Kniescheiben in dieser Haltung schmerzen, legen Sie eine Wolldecke unter die Knie.

Beim Ausatmen:
Beugen Sie sich ein wenig nach vorne und legen Sie Kopf und Handflächen auf dem Boden ab. Bringen Sie das Gesäß dabei nicht auf die Fersen und bleiben Sie mit dem Becken so hoch, dass der obere Rücken optimal gestreckt und gedehnt wird. Lassen Sie in der Haltung mit jedem Ausatmen das Brustbein Richtung Boden sinken.

Wiederholung: 6-8 Atemzüge in der Haltung bleiben

10. HALTUNG: JATHARA PARIVRITTI/BAUCHDREHUNG

Wirkung:
Mobilisierung der Brustwirbelsäule und des Nackens. Lösen von Verspannungen in der Zwischenrippenmuskulatur.

↓ Einatmen

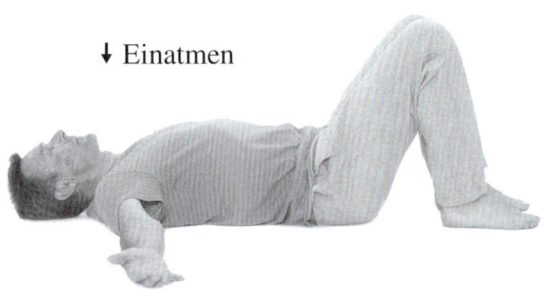

Ausführung:
Kommen Sie in die Rückenlage und stellen Sie die Füße hüftbreit auf. Die Arme sind seitlich ausgestreckt.

Beim Einatmen:
Bringen Sie die Achtsamkeit in den Brust- und Rippenbereich.

↓ Ausatmen

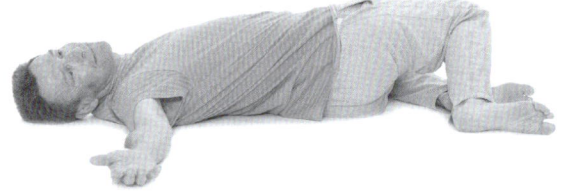

Beim Ausatmen:
Drehen Sie die Knie nach links und den Kopf gleichzeitig nach rechts, damit der obere Rücken in eine Drehung kommt.

Wiederholung: 8x jede Seite und jeweils 4 Atemzüge in der Drehung bleiben

11. HALTUNG: SHAVASANA/TOTENSTELLUNG

↓ Ausatmen

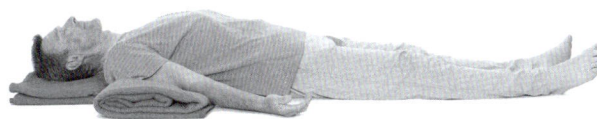

↑ Einatmen

Wirkung:
Entspannung im Brustbereich und Beruhigung des Geistes durch verlängerte Ausatmung. Ausgleich in den Energiebahnen des Herzens.

Ausführung:
In der Rückenlage strecken Sie beide Beine nach vorne aus und legen sich ein Polster oder eine gefaltete Decke unter den oberen Rücken. Um den Nacken zu entspannen, können Sie sich ebenfalls eine Decke unter den Kopf legen.

Beim Ausatmen:
Verlängern Sie bewusst und in kleinen Schritten die Ausatmung und lassen Sie alle Gedanken dabei los.

Beim Einatmen:
Atmen Sie bewusst ganz sanft, und ohne sich anzustrengen.

Wiederholung: 2 Minuten in dieser Atemübung bleiben

Reflexion:
Wie nehme ich meinen Rhythmus im Leben wahr?

Bhavana/Geistige Ausrichtung:
„Ich öffne mich für die Lebensfreude und finde den Rhythmus, der für mich stimmig ist."

Tinnitus

Tinnitus und Hörsturz sind heute fast immer Zeichen eines schon fortgeschrittenen Burn-out-Syndroms.

Ursachen aus psychosomatischer Sicht

Die Fähigkeit zur Selbsteinfühlung ist hier stark herabgesetzt, die eigenen Grenzen wurden überschritten und der innere Stress blieb unbeachtet. Die Erschöpfung ist „unüberspürbar" und die Reserven sind angekratzt. Tinnitus ist ein Warnsignal und eine Aufforderung, der inneren Stimme ernsthafter als bisher zuzuhören. Doch häufig hat man auch dann noch zu viel (und scheinbar zu Wichtiges) um die Ohren, sodass weder Zeit noch Raum bleiben, um der sehr zarten inneren Stimme Gehör zu schenken. Das Bedürfnis nach Stille wird hier überdeutlich. Gleichzeitig sind wir aufgefordert, Entscheidungen zu treffen. Das System ruft nach Authentizität, Potenziale liegen ungenutzt und wollen mutig gelebt werden.

Aufgaben

- Der inneren Stimme mehr Gehör schenken und ihr folgen
- In Einklang kommen mit der inneren Musik
- Die Botschaft erkennen und eine lebensverändernde Entscheidung treffen
- Das Lebenskonzept auf den Prüfstand stellen
- Neue Wege wollen erprobt werden, ein eigener Standpunkt will gefunden werden

Weitere Maßnahmen

- Tinnitustraining (bewusstes Eintauchen und Beobachten des Tons)
- Wichtige pflanzliche Heilmittel: Gingko, Mistel

Yoga bei Tinnitus

Wirkungen:
- Mobilisierung und Entspannung im Nacken-, Kiefer- und Schulterbereich
- Dehnung im Nacken- und Schulterbereich
- Stressreduktion durch vertiefte Ausatmung
- Anregung von verschiedenen Energiebahnen im Hals- und Ohrbereich
- Erkenntnisse zu den Ursachen von innerlichen Anspannungen
- Geistige Ausrichtung auf die Ruhe und das Wahrnehmen der inneren Stimme

1. HALTUNG: SHAVASANA/TOTENSTELLUNG

↓ Einatmen

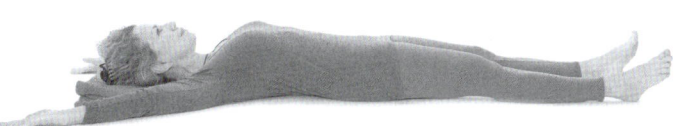

↓ Ausatmen

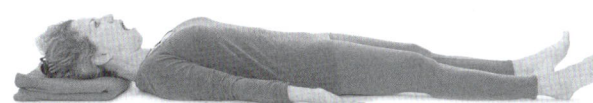

Wirkung:
Löst Spannungen im Kiefer- und Ohrbereich.

Ausführung:
Kommen Sie in die Rückenlage und stellen Sie die Füße hüftbreit auseinander auf.

Beim Einatmen:
Strecken Sie beide Arme v-förmig hinter den Kopf und atmen Sie durch die Nase ein.

Beim Ausatmen:
Öffnen Sie den Mund weit und atmen Sie durch den Mund aus.

Wiederholung: 10x

Hinweis:
Legen Sie sich eine gefaltete Decke unter den Hinterkopf, um den Nacken optimal zu strecken und zu entspannen.

2. HALTUNG: JATHARA PARIVRITTI/BAUCHDREHUNG

↓ Einatmen

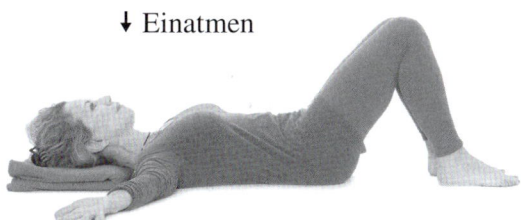

↓ Ausatmen

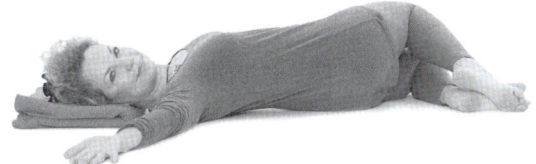

Wirkung:
Mobilisierung von Nacken und Schultern. Entspannung im Kiefer- und Ohrbereich durch Tönen.

Ausführung:
In der Rückenlage breiten Sie beide Arme seitlich aus.

Beim Einatmen:
Weiten Sie den Brustkorb und das Zwerchfell.

Beim Ausatmen:
Drehen Sie beide Knie nach links und den Kopf zur rechten Seite, während Sie ein M tönen.

Wiederholung: 8x jede Seite

3. HALTUNG: CHAKRAVAKASANA/VIERFÜSSLERHALTUNG

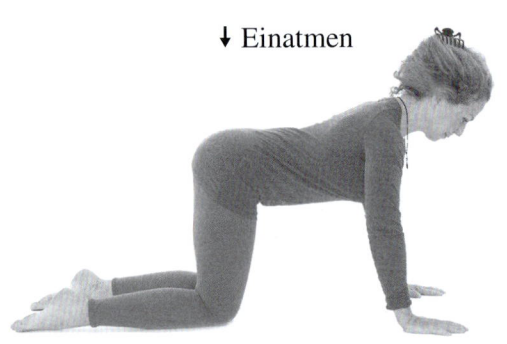

↓ Einatmen

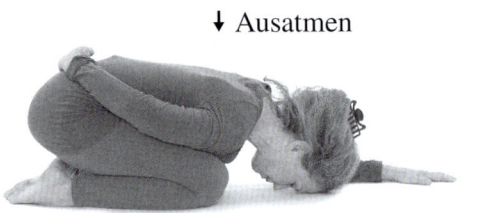

↓ Ausatmen

Wirkung:
Entspannung im Rücken- und Schulterbereich.

Ausführung:
Kommen Sie in die Vierfüßlerhaltung und platzieren Sie die Hände dabei ein wenig vor den Schultergelenken.

Beim Einatmen:
Strecken Sie die Wirbelsäule und weiten Sie den Brustkorb.

Beim Ausatmen:
Runden Sie den oberen Rücken und kommen mit dem Gesäß auf die Fersen, während Sie gleichzeitig den rechten Handrücken auf den unteren Rücken auflegen.

Wiederholung: 8x jede Seite

4. HALTUNG: VARIANTE ARDHA UTKATASANA/HALBE HOCKE

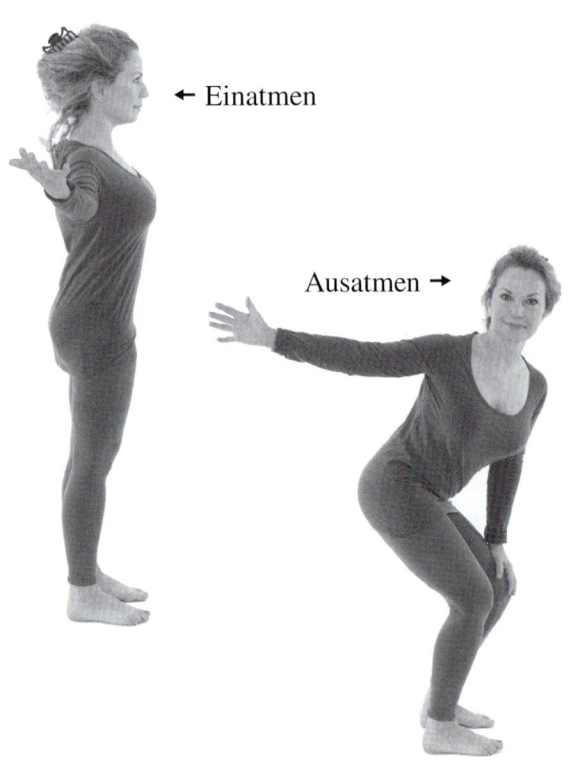

← Einatmen

Ausatmen →

Wirkung:
Mobilisation der Brustwirbelsäule und des Nackens.

Ausführung:
Kommen Sie in einen aufrechten Stand mit den Füßen hüftbreit auseinander aufgestellt.

Beim Einatmen:
Heben Sie beide Arme seitlich hoch und drehen Sie die Arme nach außen, sodass die Handflächen nach oben weisen.

Beim Ausatmen:
Beugen Sie sich mit leicht angebeugten Knien nach vorne in die halbe Hocke. Gleichzeitig drehen Sie Oberkörper, Kopf und den rechten Arm zur rechten Seite. Die linke Hand stützen Sie auf dem linken Oberschenkel ab.

Wiederholung: 8x jede Seite

5. HALTUNG: VIRABHADRASANA/HELDENHALTUNG

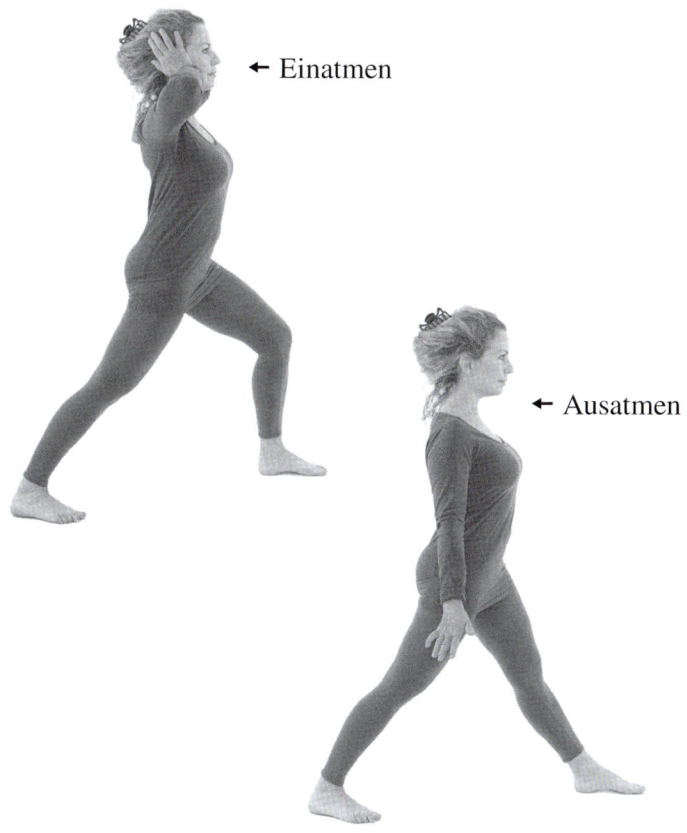

← Einatmen

← Ausatmen

Wirkung:
Entspannung der Schultermuskeln und Reduzierung von innerer Spannung.

Ausführung:
Aus dem aufrechten Stand drehen Sie das rechte Bein nach außen, sodass der rechte Fuß 45 Grad nach außen zeigt. Nun setzen Sie den linken Fuß mit einem großen Schritt nach vorne und beugen dann das linke Bein. Legen Sie die Handflächen auf die Ohren.

Beim Einatmen:
Weiten Sie den Brustkorb und die seitlichen Rippen. Heben Sie die Ellbogen nach oben an und geben Sie mit den Händen sanft Druck auf den Ohrenbereich.

Beim Ausatmen:
Tönen Sie ein A und lassen Sie dabei beide Arme und Schulterblätter ganz sanft nach unten sinken, um Spannungen im Schulterbereich zu lösen.

Wiederholung: 8-10x jede Seite

6. HALTUNG: VINYASA VIRABHADRASANA – UTTHITA TRIKONASANA/HELDENHALTUNG – STEHENDE DREIECKSHALTUNG

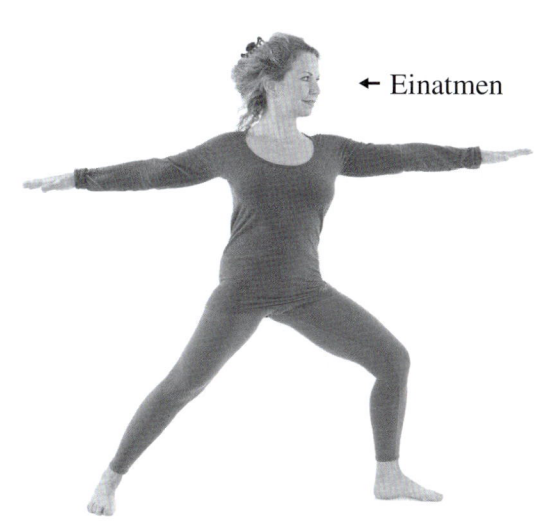

← Einatmen

Wirkung:
Dehnung der seitlichen Flanken- und Rippenmuskulatur. Mobilisierung der Brust- und Halswirbelsäule.

Ausführung:
Kommen Sie wieder in die Heldenhaltung, der linke Fuß steht dabei vorne und das linke Bein ist angebeugt. Der hintere rechte Fuß ist bei dieser Heldenvariante gerade ausgerichtet.

Beim Einatmen:
Heben Sie beide Arme seitlich auf Schulterhöhe an und weiten Sie dabei den Brustkorb und den seitlichen Rippenbereich.

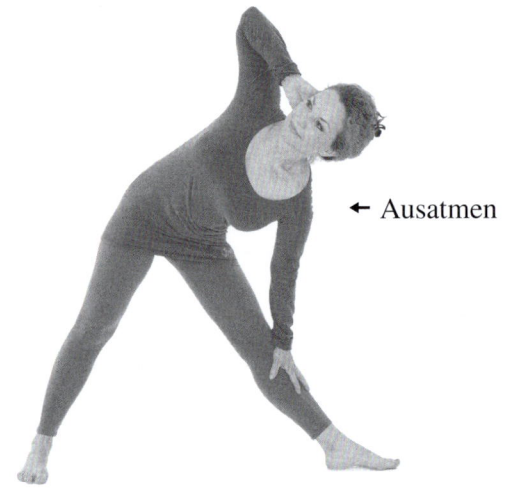

← Ausatmen

Beim Ausatmen:

Kommen Sie mit gestreckter Wirbelsäule in eine Vorwärtsbeuge und drehen Sie die Wirbelsäule dann zur rechten Seite. Legen Sie die rechte Hand auf das Ohr und drehen Sie den Kopf nach unten in Richtung linken Fuß. Strecken Sie dabei auch das linke Bein.

Wiederholung: 8x jede Seite und 4 Atemzüge in der Seitbeuge bleiben

7. HALTUNG: GARUDASANA/ADLERHALTUNG

↓ Einatmen

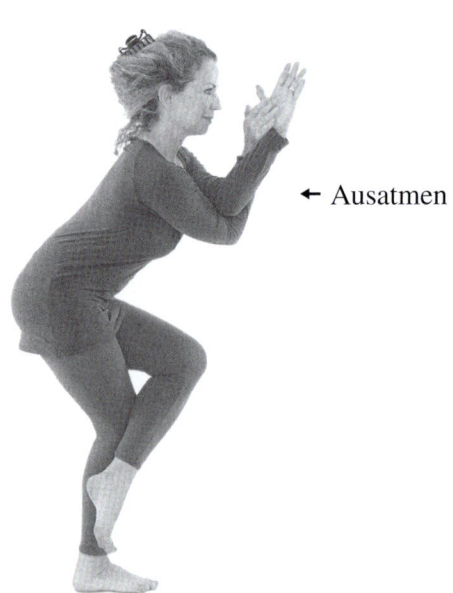

← Ausatmen

Wirkung:

Kräftigung der Fuß- und Beinmuskeln und Dehnung der Schultermuskulatur. Förderung des Gleichgewichts, das bei Tinnitus häufig beeinträchtigt ist.

Ausführung:

Stehen Sie auf dem rechten Fuß und kreuzen Sie das linke Bein über den rechten Unterschenkel. Kreuzen Sie gleichzeitig den linken Arm über den rechten Vorderarm.

Beim Einatmen:

Geben Sie etwas Druck mit den Armen und Beinen gegeneinander, um die Muskeln noch mehr zu dehnen und gleichzeitig zu kräftigen (exzentrische Kontraktion).

Beim Ausatmen:

Lösen Sie den Druck, um die Muskeln zu entspannen.

Wiederholung: Auf jeder Seite 6 Atemzüge bleiben

8. HALTUNG: VAJRASANA/DIAMANTSITZ

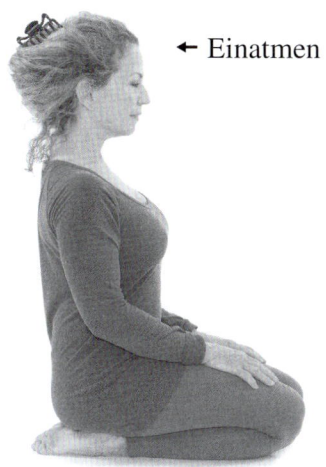

← Einatmen

↑ Ausatmen

Wirkung:
Entspannung durch Nachspüren und tiefe Ausatmung. Lösen von innerer Anspannung.

Ausführung:
Kommen Sie in den Kniestand und legen Sie das Gesäß auf den Fersen ab. Falls Ihnen diese Haltung schwerfällt, können Sie auch ein Sitzkissen verwenden, das Ihnen hilft in den Fersensitz zu kommen. Richten Sie Ihre Wirbelsäule auf.

Beim Einatmen:
Lassen Sie den Atem ganz natürlich einströmen.

Beim Ausatmen:
Spüren Sie in den Schultern und im Nacken nach und vertiefen Sie die Ausatmung, um innere Anspannung zu lösen.

Wiederholung: 6-8 Atemzüge in der Haltung bleiben

9. HALTUNG: VARIANTE ARDHA MATSYENDRASANA/ HALBER DREHSITZ

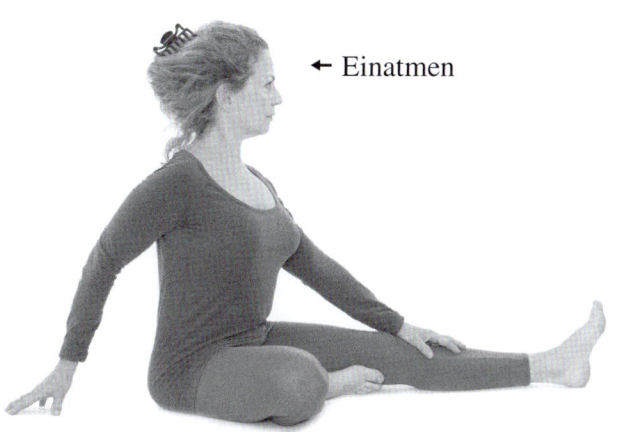

← Einatmen

Wirkung:
Mobilisierung der Brust- und Halswirbelsäule. Lösen von Nacken- und Schulterverspannungen.

Ausführung:
Kommen Sie in den aufrechten Sitz, strecken Sie das linke Bein nach vorne und beugen Sie das rechte an, sodass das rechte Knie nach außen zeigt. Für die optimale Wirbelsäulenaufrichtung ist es für viele besser, sich auf ein Sitzkissen zu setzen.

Beim Einatmen:
Setzen Sie die linke Hand am linken Schienbein und die rechte Hand seitlich neben der rechten Gesäßhälfte auf. Strecken Sie dabei die Wirbelsäule in die Länge.

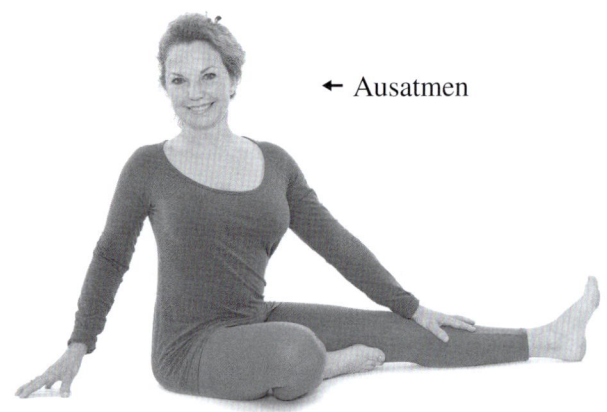

← Ausatmen

Beim Ausatmen:
Drehen Sie die Wirbelsäule und den Kopf zur rechten Seite. Das Becken bleibt stabil. Führen Sie die Drehbewegung möglichst nur im oberen Rücken aus. Den rechten Arm beugen Sie etwas an und setzen die Fingerkuppen auf, um die Drehung noch zu vertiefen.

Wiederholung: 8x jede Seite und 4 Atemzüge in der Drehung bleiben

10. HALTUNG: VARIANTE SIDDHASANA/ SITZHALTUNG DER VOLLENDETEN

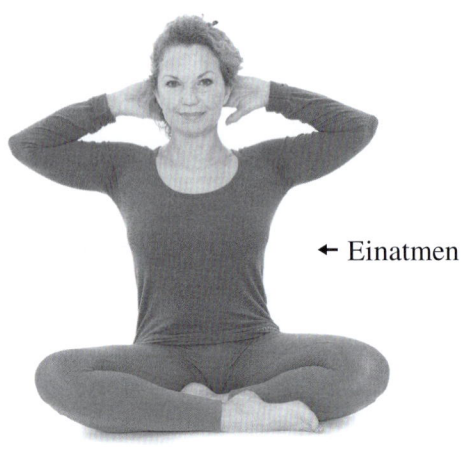

← Einatmen

Wirkung:
Streckung des Nackens und Lösen von Verspannungen im Kiefer- und Ohrbereich.

Ausführung:
Setzen Sie sich auf ein Sitzkissen. Bewegen Sie das rechte Knie nach außen und legen Sie die rechte Ferse nahe am Sitzkissen ab. Das linke Knie bewegen Sie ebenfalls nach außen und die linke Ferse platzieren Sie vor der rechten Ferse.

Beim Einatmen:
Bringen Sie die Mittelfinger am Hinterkopf an den Schädelansatz und ziehen Sie mit den Fingern ein wenig nach oben, um die Halswirbelsäule zu strecken. Gleichzeitig ziehen Sie beide Ellbogen nach außen, um den Brustkorb zu weiten.

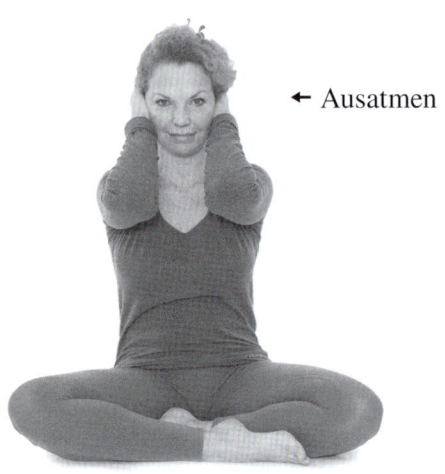

← Ausatmen

Beim Ausatmen:
Legen Sie die Handflächen auf die Ohren und geben Sie mit den Händen leichten Druck auf die Ohren, während Sie die Ellbogen vor dem Körper zusammenführen.

Wiederholung: 8-10x

11. HALTUNG: SIDDHASANA/ SITZHALTUNG DER VOLLENDETEN

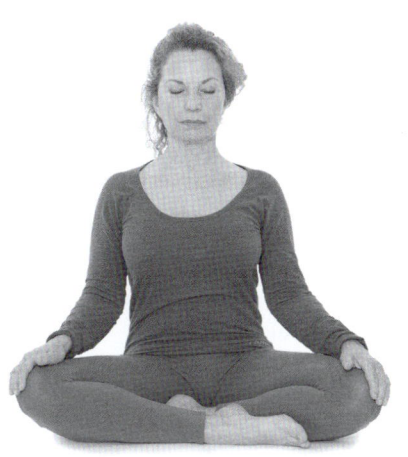

Wirkung:
Lösen von Druckschmerz und Anspannung in den Ohren durch Aktivierung der Energiebahnen.

Ausführung:
Bleiben Sie in der Sitzhaltung und lenken Sie Ihre Aufmerksamkeit zu den Empfindungen in den Ohren.

Wiederholung: 2-3 Minuten in dieser Übung bleiben und die Empfindungen in den Ohren wertfrei wahrnehmen

12. HALTUNG: SHAVASANA/TOTENSTELLUNG

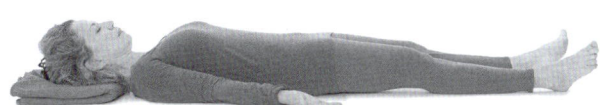

Ausführung:
Legen Sie sich auf den Rücken. Falls Ihnen dieses Stellung unangenehm ist, können Sie die Beine anbeugen und beide Füße auf dem Boden aufstellen.

Reflexion:
Was für Themen beschäftigen mich zurzeit und welche inneren Haltungen sind gerade wichtig für mich?

Bhavana/Geistige Ausrichtung:
„Ich öffne mich für die Ruhe und schenke meiner inneren Stimme Raum und Gehör.“

Migräne

Kopfschmerzen gehören seit jeher und in allen Kulturen zum Menschsein dazu. Sie sind zwar äußerst unangenehm, zugleich bergen sie aber die Chance der Klärung und Weiterentwicklung in sich.

Ursachen aus psychosomatischer Sicht

Wenn der Kopf schmerzt, ist dies grundsätzlich ein Warnsignal. Stress, Überlastung, aber auch falsche Ernährung oder Umweltgifte können der Grund sein. Meist sind es jedoch die Kopflastigkeit und das Grübeln, die die Hauptprobleme darstellen. Es ist wie eine Aufforderung, absichtslos das Hier und Jetzt zu genießen und den Gefühlen mit all dem, was jetzt gerade ist, Raum zu geben. Bei dem ratternden Uhrwerk in uns, das nicht zur Ruhe kommt, und der geistigen Rastlosigkeit geht es meist um das eigene Ego. Auch aufgestaute Spannungen, die sich durch runtergeschluckte Wut oder nicht authentisches Verhalten aufgestaut haben, können sich auf diese Weise entladen. Oder es liegt ein Konflikt zwischen Trieb, Intuition und Denken vor, der sich im Kopf aufstaut, denn erotische Träume und Sexualität wollen zugelassen und gelebt werden.

Aufgaben

- Ehrlich Nein sagen lernen und Grenzen setzen
- Üben, authentisch zu sein
- Eigene Bedürfnisse frühzeitig erkennen und sich damit durchsetzen
- Mitgefühl, Demut und Hingabe ans Leben als Gegengewicht zu selbstzentriertem Denken und Handeln kultivieren
- Sich über Romantik und Zärtlichkeit wieder der Sexualität nähern und sie in befriedigenderer Form leben

Weitere Maßnahmen

- Akupunktur
- Progressive Muskelentspannung nach Jacobson
- Sport in der Natur
- Ernährungsumstellung
- Darmsanierung
- Tantra
- Schläfenmassage mit Minzöl
- Wichtige pflanzliche Heilmittel: Pestwurzelextrakt, Weidenrinde, Gelsenium

Yogaprogramm bei Migräne

Wirkungen:
- Lösen von Nacken- und Schulterverspannungen
- Mobilisierung des Nackens, der Schultern und der Brustwirbelsäule
- Anregung und Ausgleich der Energiebahnen im Übergang des Schulter- Kopfbereichs
- Entspannung durch tiefe Ausatmung
- Beruhigung der Gedanken durch Mantras
- Erkenntnisse über das eigene Denken und die innere Befindlichkeit
- Geistige Ausrichtung auf die Erfüllung der inneren Bedürfnisse und den Einklang in Denken und Handeln

1. HALTUNG: SHAVASANA/TOTENSTELLUNG

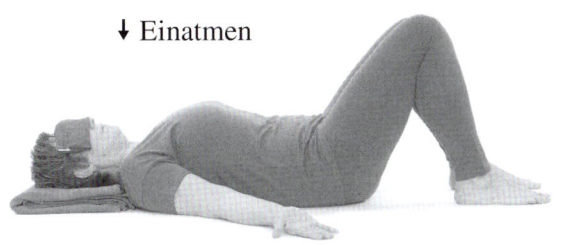

↓ Einatmen

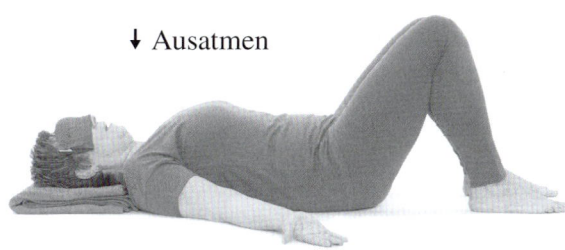

↓ Ausatmen

Wirkung:
Entspannung im Augen-, Kiefer- und Kopfbereich. Lösen von Nackenverspannungen.

Ausführung:
Kommen Sie in die Rückenlage und stellen die Füße hüftbreit auseinander auf. Legen Sie sich eine Decke unter den Kopf und ein Augenbeutel mit Pfefferminze oder Lavendel auf die Augen.

Beim Einatmen:
Ganz entspannt in den Brustkorb und den Bauchraum einatmen.

Beim Ausatmen:
Lassen Sie den Hinterkopf und die Schulterblätter ganz bewusst in den Boden sinken und verlängern Sie dabei die Ausatmung durch den geöffneten Mund.

Wiederholung: 1-2 Minuten in der Übung bleiben

2. HALTUNG: VARIANTE APANASANA/ HALTUNG DES APANA-WINDES

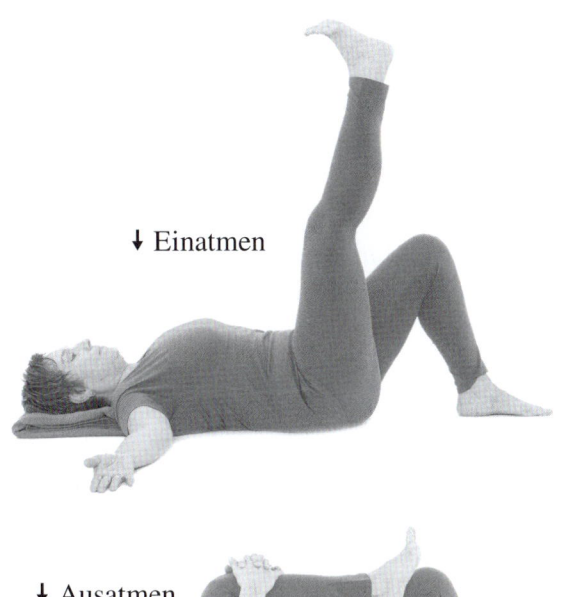

↓ Einatmen

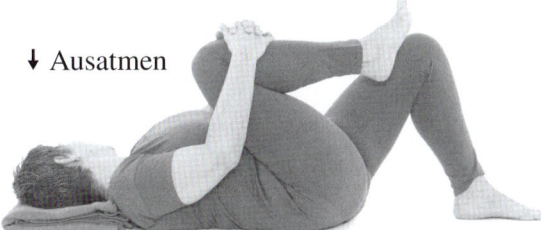

↓ Ausatmen

Wirkung:
Mobilisierung im Nacken- und Hüftbereich. Lösen von Nacken- und Rückenverspannungen.

Ausführung:
In der Rückenlage stellen Sie beide Füße hüftbreit auseinander auf.

Beim Einatmen:
Strecken Sie beide Arme auf Schulterhöhe seitlich aus und strecken Sie das rechte Bein gleichzeitig nach oben.

Beim Ausatmen:
Ziehen Sie das rechte gebeugte Knie mit beiden Händen zur Brust an, während Sie den Kopf gleichzeitig zur linken Seite drehen.

Wiederholung: 8x jede Seite

3. HALTUNG: VARIANTE JATHARA PARIVRITTI/ BAUCHDREHUNG

↓ Einatmen

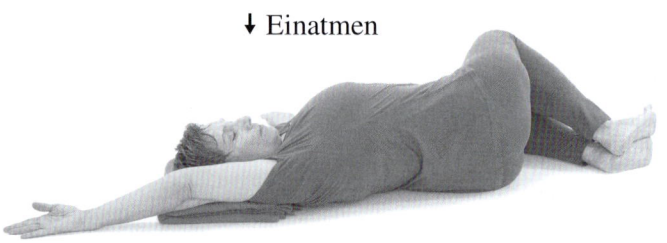

↓ Ausatmen

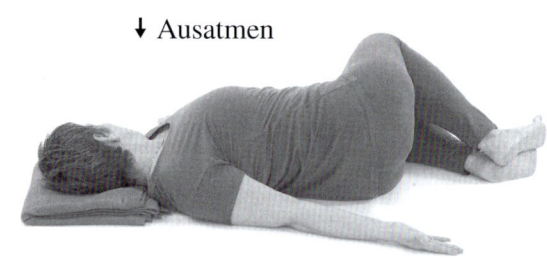

Wirkung:
Mobilisierung im Schultern-, Rippen- und Nackenbereich. Stimulierung von Energiebahnen der Galle und der Blase.

Ausführung:
In der Rückenlage bewegen Sie beide Knie zur linken Seite.

Beim Einatmen:
Führen Sie den rechten Arm seitlich am Boden entlang über den Kopf.

Beim Ausatmen:
Bringen Sie den rechten Arm wieder zum Körper zurück, während Sie gleichzeitig den Kopf nach links drehen.

Wiederholung: 8x jede Seite

4. HALTUNG: CHAKRAVAKSANA/VIERFÜSSLERHALTUNG

↓ Einatmen

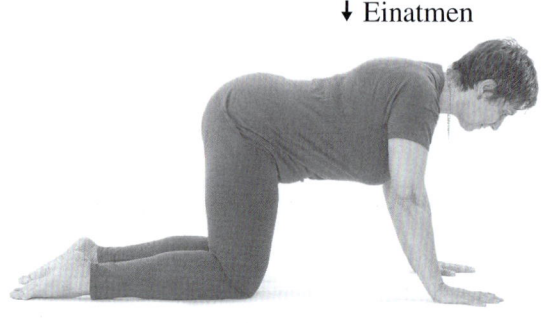

↓ Ausatmen

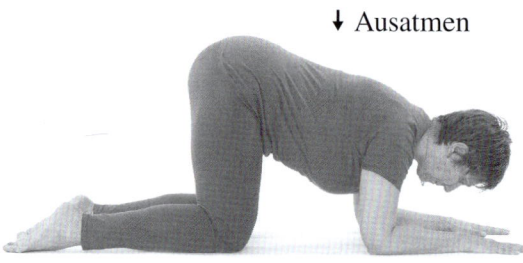

Wirkung:
Dehnung im Rücken- und Schulterbereich.

Ausführung:
Kommen Sie in die Vierfüßlerhaltung und platzieren Sie dabei beide Hände ein wenig vor den Schultergelenken.

Beim Einatmen:
Strecken Sie die Wirbelsäule und den Nacken.

Beim Ausatmen:
Bringen Sie das Gesäß ein wenig nach hinten und kommen Sie dabei auf die Unterarme. Dabei lassen Sie die Wirbelsäule und den Nacken in der Streckung.

Wiederholung: 8-10x

5. HALTUNG: VAJRASANA/DIAMANTSITZ

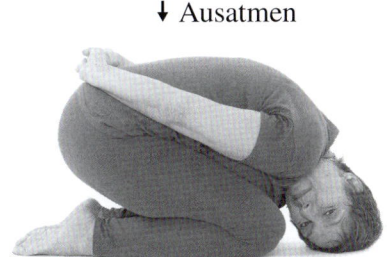

↓ Ausatmen

Wirkung:
Entspannung der Rücken- und Nackenmuskulatur und geistige Beruhigung.

Ausführung:
Vom Vierfüßlerstand bringen Sie das Gesäß auf die Fersen und legen beide Arme auf den Rücken. Den Kopf drehen Sie zu einer Seite.

Beim Ausatmen:
Entspannen Sie bewusst im Rücken- und Nackenbereich und versuchen Sie, die innere Ruhe in dieser Haltung zum verinnerlichen.

Wiederholung: 4-6 Atemzüge, dann den Kopf zur anderen Seite bewegen und ebenfalls 4-6 AZ bleiben

6. HALTUNG: VARIANTE TADASANA/AUFRECHTER STAND

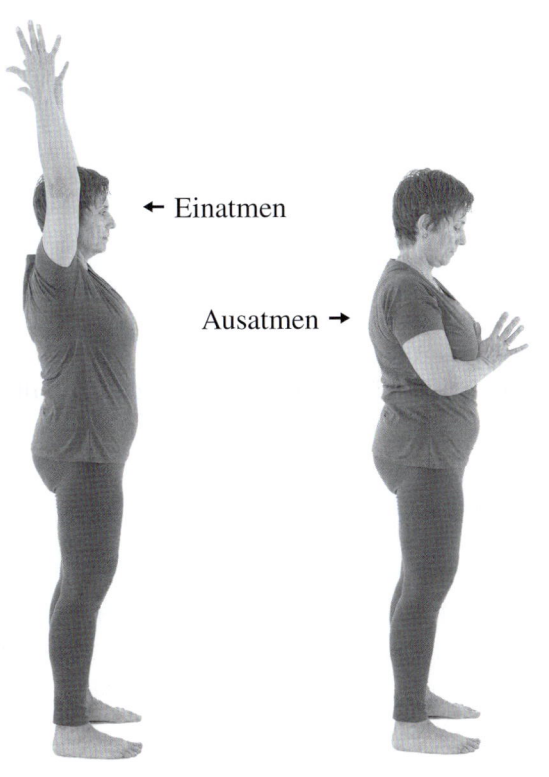

← Einatmen

Ausatmen →

Wirkung:
Mobilisierung im Nacken und Lösen von Nackenverspannungen.

Ausführung:
Kommen Sie in eine Standhaltung mit den Füßen hüftbreit auseinander aufgestellt.

Beim Einatmen:
Bringen Sie beide Arme seitlich über den Kopf und schauen Sie dabei nach oben. Achten Sie darauf, die Schulterblätter nach unten zu ziehen und den Bereich der oberen Schultermuskulatur entspannt zu halten.

Beim Ausatmen:
Senken Sie die Arme und den Kopf und bringen Sie beide Handflächen vor dem Brustbein zusammen.

Wiederholung: 8-10x

7. HALTUNG: VIRABHADRASANA/HELDENHALTUNG

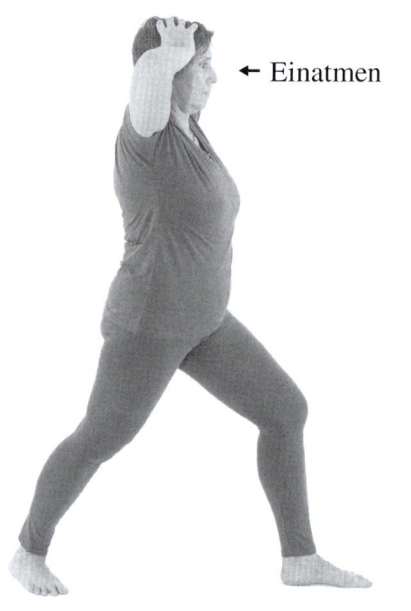

← Einatmen

Wirkung:
Entspannung in den Schläfen, der Stirn und dem ganzen Kopfbereich. Ausgleichend für die oberen Energiesysteme/Chakras.

Ausführung:
Aus dem aufrechten Stand drehen Sie das rechte Bein nach außen, sodass der rechte Fuß 45 Grad nach außen zeigt. Nun setzen Sie den linken Fuß mit einem großen Schritt nach vorne auf und beugen dann das linke Bein. Legen Sie dann die Handflächen auf die Schläfen und die beiden Ringfinger auf den obersten Scheitelpunkt (Kronenchakra).

Beim Einatmen:
Atmen Sie sanft durch die Nase.

Beim Ausatmen:
Tönen Sie sanft den Laut M, um den ganzen Kopf- und Nackenbereich zu entspannen.

Wiederholung: 6x jede Seite

8. HALTUNG: VARIANTE VAJRASANA/DIAMANTSITZ

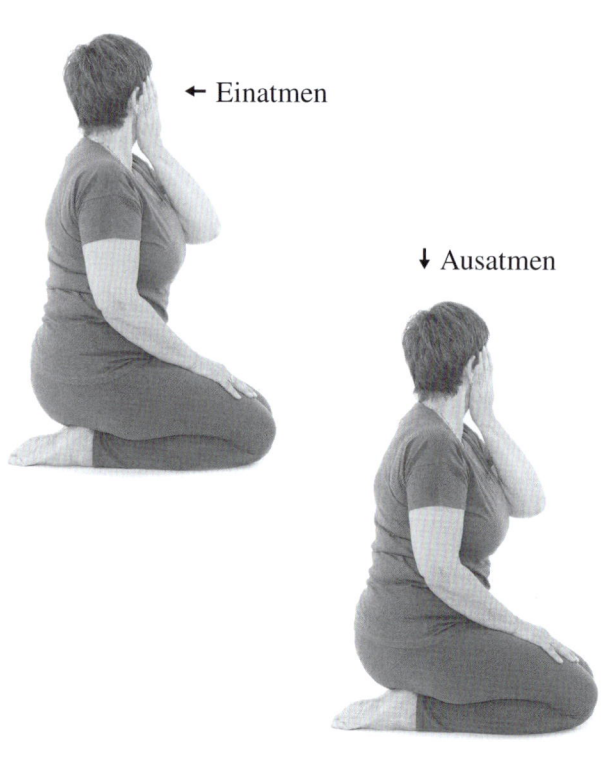

← Einatmen

↓ Ausatmen

Wirkung:
Mobilisierung der Halswirbel. Lösen von Spannungen in der Kaumuskulatur und im Nackenbereich.

Ausführung:
Kommen Sie in den Kniestand und setzen Sie sich auf die Fersen. Falls Ihnen das schwerfällt, können Sie sich auf ein Sitzkissen setzen. Drehen Sie den Kopf nach links und legen Sie die linke Hand auf die rechte Wange.

Beim Einatmen:
Geben Sie mit der linken Hand Druck gegen die rechte Wange und umgekehrt (Gegendruck).

Beim Ausatmen:
Lösen Sie den Druck und drehen Sie den Kopf etwas mehr nach links.

Wiederholung: 6x jede Seite

9. HALTUNG: PASHIMOTTANASANA/VORWÄRTSBEUGE IM SITZEN

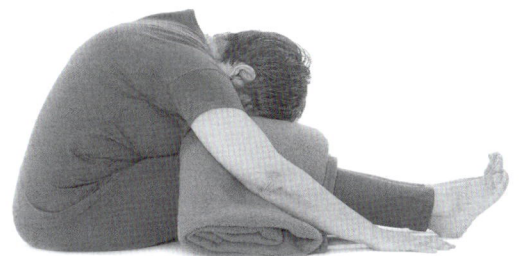

↓ Ausatmen

Wirkung:
Beruhigende Wirkung auf den Geist und Lösen von Verspannungen im Rücken.

Ausführung:
Kommen Sie in eine sitzende Haltung und strecken Sie beide Beine nach vorne aus. Legen Sie ein Polster oder gefaltete Decken auf die Schienbeine.

Beim Ausatmen:
Beugen Sie beide Knie an, beugen Sie sich nach vorne und legen Sie den Oberkörper auf dem Polster bzw. den Decken ab.

Wiederholung: 2 Minuten in dieser Stellung und darin mit geschlossenen Augen ausruhen

10. HALTUNG: SIDDHASANA/ SITZHALTUNG DER VOLLENDETEN

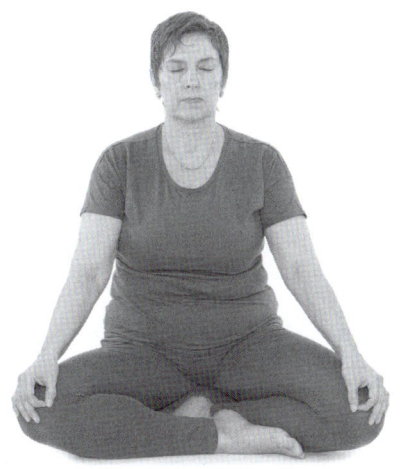

↓ Einatmen

↑ Ausatmen

Wirkung:
Beruhigung und Klärung des Geistes. Lösen von mentalen und körperlichen Spannungen.

Ausführung:
Kommen Sie in eine Sitzhaltung auf einem Sitzkissen und legen Sie die Hände auf die Oberschenkel. Richten Sie Ihre Wirbelsäule auf und schließen Sie die Augen.

Beim Einatmen:
Sanft und entspannt durch die Nase einatmen.

Beim Ausatmen:
Tönen Sie das Mantra SO HAM („Das bin ich") mit tiefer und leiser Stimme.

Wiederholung: 2 Minuten

11. HALTUNG: SHAVASANA/TOTENSTELLUNG

Wirkung:
Verlängerung der Ausatmung und Beruhigung des Nervensystems. Förderung der geistigen Leere durch Atempause.

Ausführung:
Kommen Sie in die Rückenlage und strecken Sie beide Beine nach vorne aus. Unter den Kopf können Sie eine gefaltete Decke legen, um den Nacken optimal zu strecken.

↓ Einatmen

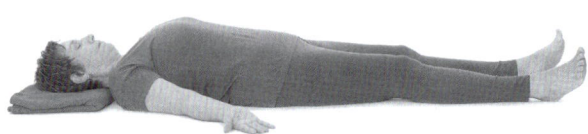

↑ Ausatmen

Beim Einatmen:
Lassen Sie den Atem ganz natürlich einströmen.

Beim Ausatmen:
Verlängern Sie schrittweise die Ausatmung und halten Sie nach jeder Ausatmung den Atem für 2-4 Sekunden an, um die geistige Stille zu fördern.

Wiederholung: 3-5 Minuten

Hinweis:
Bei hohem Blutdruck oder Herzbeschwerden halten Sie den Atem nach der Ausatmung nicht an, um keine Risiken einzugehen.

Reflexion:
Was hilft mir, das Grübeln und die Spannungen in mir zu reduzieren?

Bhavana/Geistige Ausrichtung:
„Ich erkenne meine Bedürfnisse und bringe Denken und Handeln in Einklang."

Schilddrüsenunterfunktion

Unter den Drüsen des menschlichen Körpers, die Hormone produzieren und damit verschiedene Stoffwechselvorgänge steuern, nimmt die Schilddrüse eine herausragende Stellung ein. Ihre Hormone regulieren vor allem die gleichbleibende Körpertemperatur, den Wasserhaushalt und den Sauerstoffverbrauch sowie die Funktionen des Gehirns. Über den Kohlenhydrat-, Fett- und Eiweiß-Stoffwechsel nehmen die Schilddrüsenhormone außerdem indirekt Einfluss auf das Wachstum und die körperliche Entwicklung. Schilddrüsenerkrankungen nehmen in rasantem Umfang zu. Etwa ein Drittel der Menschen in Deutschland sind inzwischen davon betroffen, wobei die Mehrheit dies nicht einmal bemerkt, da es sich um geringe Abweichungen handelt.[6]

Ursachen aus psychosomatischer Sicht

Vornehmlich dreht sich alles um die Frage: „Wann komme ich endlich dran?" Durch Alltag und Routine ist der Blick für die wirklich lebenswerten und lebensbereichernden Dinge verloren gegangen. Dem Leben fehlen Leidenschaft und „Süße" und es ist eher zu einer Addition von Kompromissen geworden. Frustration und Interessenlosigkeit werden immer bestimmender. Lebensenttäuschung und Hoffnungslosigkeit formen und festigen von Tag zu Tag mehr ein Bewusstseinsfeld, das das Leben immer mehr einschränkt. Die Wut über sich selbst nimmt zu. (Man bekommt einen dicken Hals!)

Aufgaben

- Rückzug und innehalten, um Inhalt zu finden
- Eigenen Bedürfnissen und Gefühlen Zeit und Raum geben
- Ja sagen zu den eigenen Gefühlen, Wünschen und Träumen
- Das Leben in Schwung bringen
- Mutige Entwicklungsschritte machen, indem Neues ausprobiert wird
- Neue Herausforderungen eingehen, damit Wachstum und Weiterentwicklung stattfinden können
- Notwendige Entscheidungen treffen, damit Veränderung möglich wird und sich das entfalten kann, was von Natur aus angelegt ist

6 Vgl. dazu www.schilddruesenunterfunktion.eu

Weitere Maßnahmen

- Wichtige planzliche Heilmittel: Braunalgen (Jod) bei Unterfunktion (Wolfstrappkraut bei Überfunktion)

Yogaprogramm bei Schilddrüsenunterfunktion

Wirkungen:

- Anregung des Stoffwechsels
- Mobilisierung und Kräftigung im Nackenbereich
- Stimulierung des Hals- und Nackenbereichs durch Tönen
- Kräftigung der Einatmung und Stimulierung des Energiesystems
- Energielenkung im Brust- und Halsbereich
- Erkenntnisse über die Lebenssituation
- Geistige Ausrichtung auf die eigenen Bedürfnisse und Entscheidungen für sinnvolles Wachstum im eigenen Leben

1. HALTUNG: URDHVA PRASRITA PADASANA/BEINE HEBEN

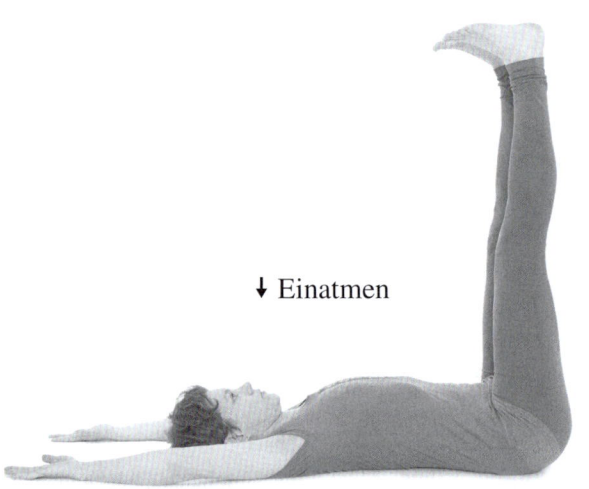

↓ Einatmen

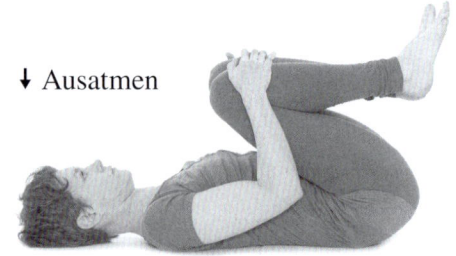

↓ Ausatmen

Wirkung:
Streckung der Wirbelsäule und Dehnung der Bein-rückseiten.

Ausführung:
Kommen Sie in die Rückenlage und stellen Sie beide Füße hüftbreit auseinander auf.

Beim Einatmen:
Strecken Sie beide Arme über den Kopf hinaus, während Sie beide Beine gleichzeitig nach oben strecken.

Beim Ausatmen:
Ziehen Sie mit beiden Händen die gebeugten Knie Richtung Brustkorb an.

Wiederholung: 8-10x

2. HALTUNG: VARIANTE DVIPADA PITHAM/ SCHULTERBRÜCKE

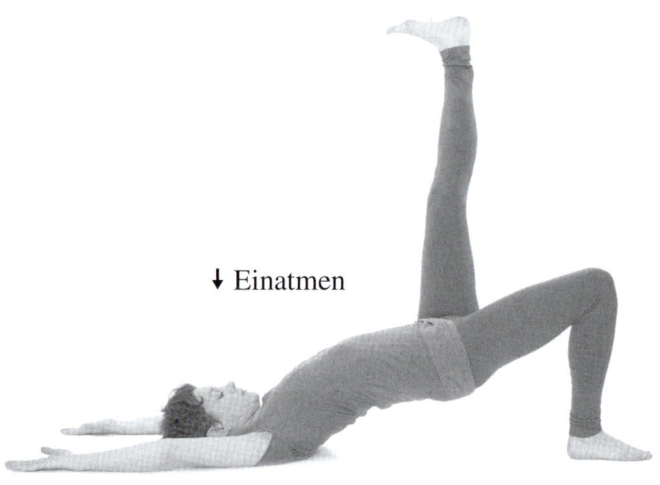

↓ Einatmen

Wirkung:
Kräftigung des Rückens und der Gesäß- und Bein-muskulatur. Anregung des Stoffwechsels.

Ausführung:
In der Rückenlage stellen Sie beide Füße hüftbreit auseinander nahe am Gesäß auf.

Beim Einatmen:
Heben Sie das Becken und strecken Sie beide Arme über den Kopf und gleichzeitig das linke Bein senk-recht nach oben.

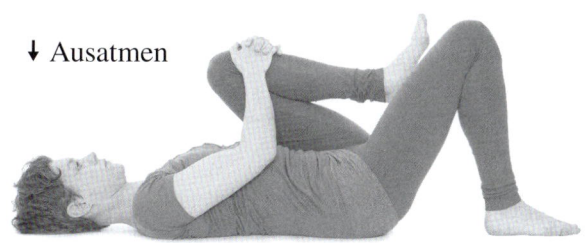

↓ Ausatmen

Beim Ausatmen:

Legen Sie den Rücken und das Becken wieder auf dem Boden ab und ziehen Sie das linke gebeugte Bein Richtung Brustkorb an.

Wiederholung: 8-10x jede Seite

Hinweis:

Bei Knieschmerzen ist diese Übung eventuell zu intensiv. Verzichten Sie in diesem Fall auf die senkrechte Beinstreckung und heben Sie das Becken nur leicht an.

3. HALTUNG: EKAPADA USTHTRASANA/ EINBEINIGE KAMELHALTUNG

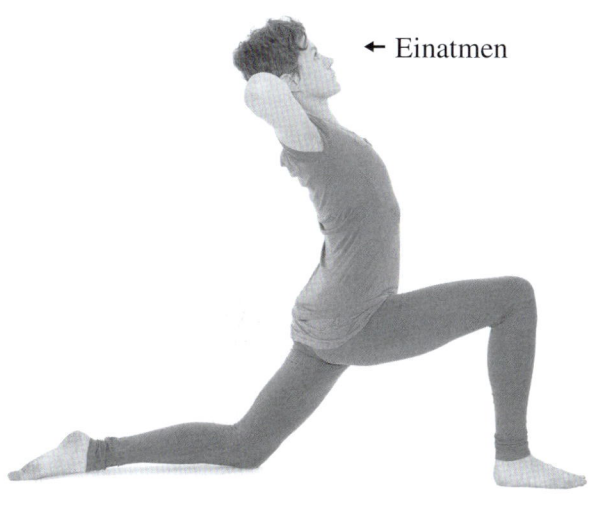

← Einatmen

Wirkung:

Weitung des Brustkorbs und Stimulierung der Energiezentren im Hals- und Brustbereich.

Ausführung:

Kommen Sie in den Kniestand und stellen Sie den rechten Fuß mit einem Schritt nach vorne auf den Boden. Knie und Fußknöchel sollten in einer senkrechten Linie sein.

Beim Einatmen:

Bringen Sie beide Hände an den Hinterkopf und verschränken Sie die Finger ineinander. Geben Sie leichten Druck auf den Hinterkopf, um den Nacken zu strecken und gleichzeitig zu kräftigen.

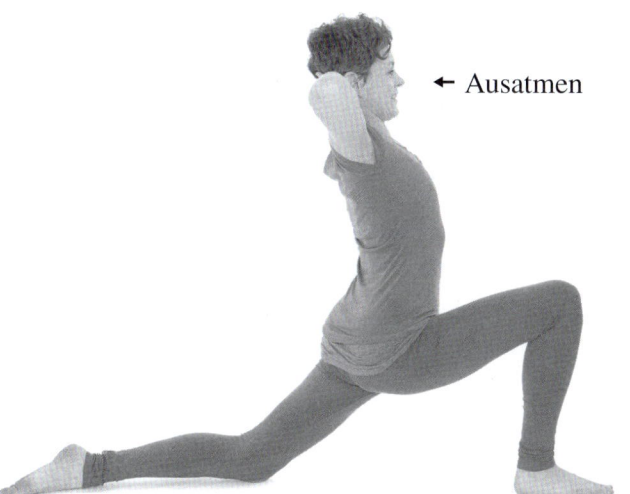

← Ausatmen

Beim Ausatmen:

Lösen Sie den Druck und kommen Sie mit dem Körpergewicht etwas nach vorne, um Brustkorb und Leiste mehr zu dehnen.

Wiederholung: 6 Atemzüge auf jeder Seite bleiben

4. HALTUNG: VARIANTE TADASANA/AUFRECHTER STAND

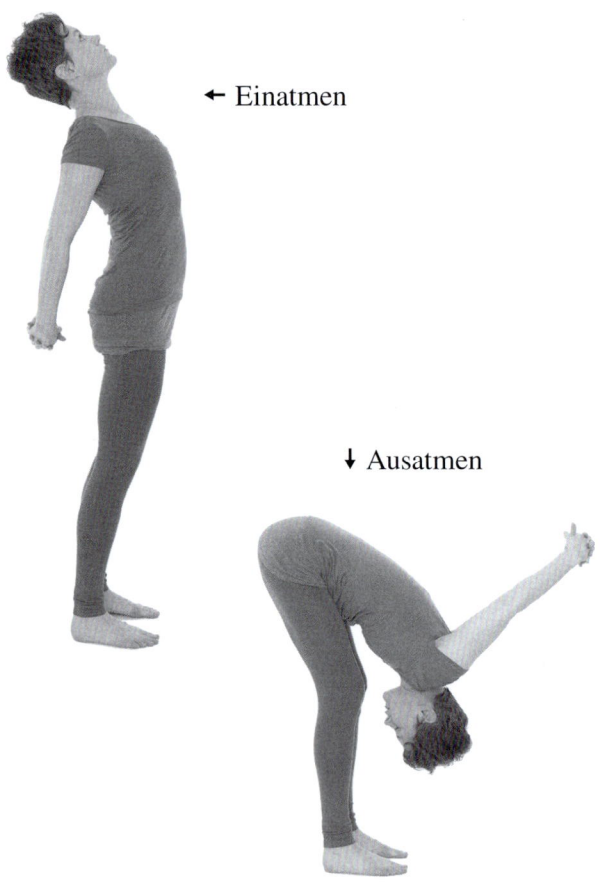

← Einatmen

↓ Ausatmen

Wirkung:
Weitung des Brustkorbs und Anregung im Hals- und Brustbereich. Dehnung der Schulterblätter.

Ausführung:
Kommen Sie in den aufrechten Stand mit den Füßen hüftbreit auseinander.

Beim Einatmen:
Bringen Sie beide Hände hinter den Rücken und verschränken Sie die Finger ineinander, gleichzeitig beugen Sie sich aus dem Brustkorb nach hinten in eine Rückbeuge. Achten Sie darauf, im Becken möglichst aufgerichtet zu bleiben, um den unteren Rücken nicht zu überlasten.

Beim Ausatmen:
Kommen Sie in eine Vorwärtsbeuge und ziehen Sie dabei beide Arme nach vorne und oben, um die Schultermuskeln zu dehnen.

Wiederholung: 8x und dann 4 Atemzüge in der ersten Stellung bleiben

5. HALTUNG: VIRABHADHRASANA/HELDENHALTUNG

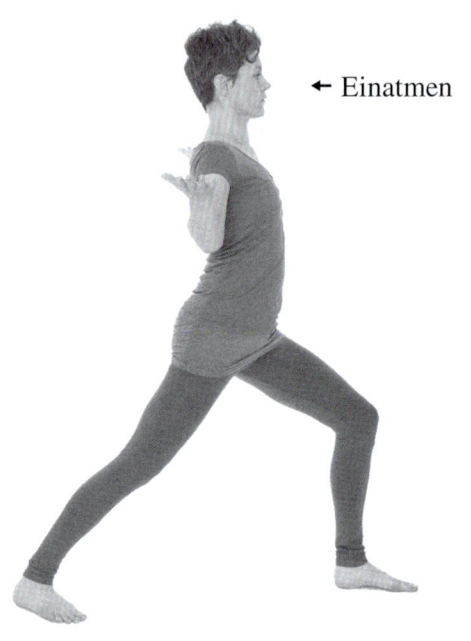

← Einatmen

Wirkung:
Kräftigung der Einatmung. Stimulierung der Energiebahnen im Rippen- und Halsbereich.

Ausführung:
Aus dem aufrechten Stand drehen Sie das rechte Bein nach außen, sodass der rechte Fuß 45 Grad nach außen zeigt. Nun setzen Sie den linken Fuß mit einem großen Schritt nach vorne und beugen dann das linke Bein.

Beim Einatmen:
Heben Sie beide Arme seitlich ausgestreckt auf Schulterhöhe an und dehnen Sie dabei den Brustkorb, indem Sie das Brustbein anheben. Die Handflächen zeigen nach oben und die Schulterblätter lassen Sie entspannt nach unten sinken.

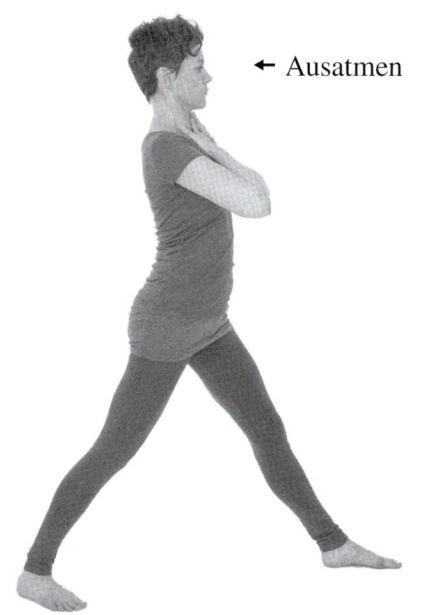

← Ausatmen

Beim Ausatmen:
Tönen Sie den Vokal E mit hoher Stimme und legen Sie dabei beide Handflächen auf den Hals auf, während Sie das linke Bein wieder strecken.

Wiederholung: 8x jede Seite

6. HALTUNG: UTTHITA TRIKONASANA/ STEHENDE DREIECKSHALTUNG

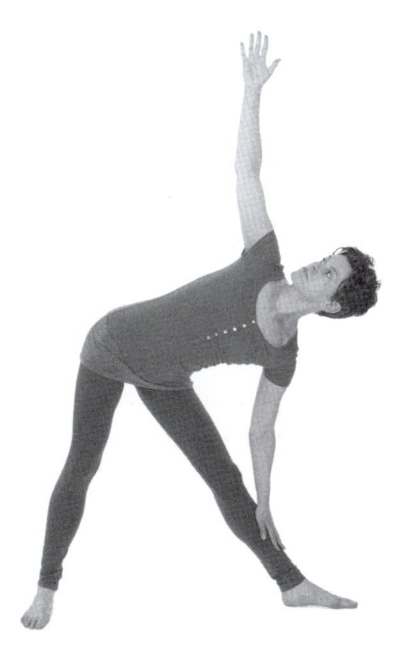

Wirkung:
Mobilisation der Hals- und Brustwirbelsäule. Kräftigung und Dehnung des Nackens und der Schultermuskulatur.

Ausführung:
Aus dem aufrechten Stand drehen Sie das linke Bein nach außen und setzen den linken Fuß mit einem Schritt zur Seite auf dem Boden ab. Strecken Sie dann beide Beine und bringen Sie die Arme auf Schulterhöhe.

Beim Ausatmen:
Kommen Sie mit gestreckter Wirbelsäule in eine Vorwärtsbeuge und drehen Sie die Wirbelsäule dann zur rechten Seite. Ihre rechte Hand und den Kopf bewegen Sie senkrecht nach oben. Die linke Hand legen Sie auf das linke Schienbein.

Beim Einatmen:
Drehen Sie den Kopf nach unten und schauen Sie auf den linken Fuß.

Wiederholung: 6x jede Seite und dann 4 Atemzüge in der zweiten Haltung bleiben

7. HALTUNG: BHAGIRATHASANA/BAUM

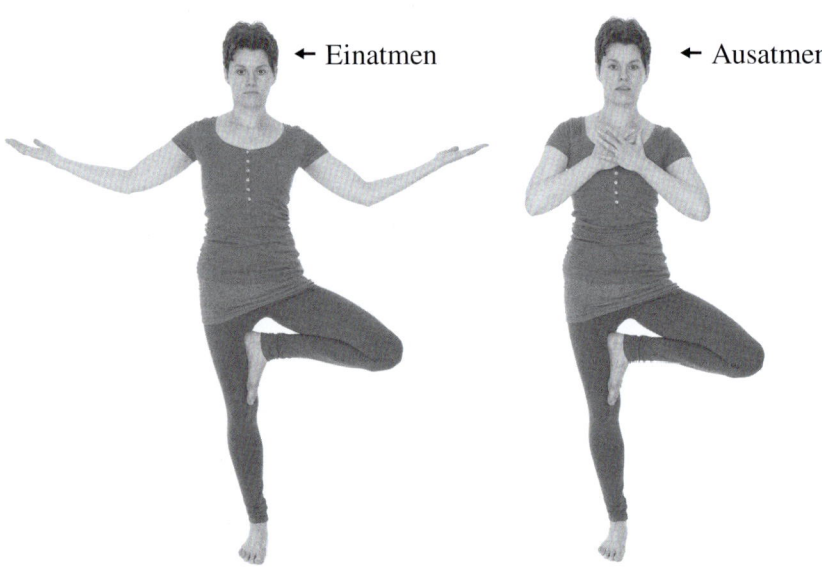

← Einatmen ← Ausatmen

Wirkung:
Gleichgewichtsfördernd und Stimulierung der Energiebahnen im Herzbereich.

Ausführung:
In der aufrechten Standhaltung verlagern Sie das Gewicht auf das rechte Bein.

Beim Einatmen:
Heben Sie den linken Fuß und platzieren Sie die Fußsohle auf der Innenseite des rechten Oberschenkels. Heben Sie beide Arme seitlich an und drehen Sie die Arme dabei nach außen, sodass die Handflächen nach oben zeigen.

Beim Ausatmen:
Tönen Sie den Vokal A und legen Sie die Hände gleichzeitig auf das Brustbein.

Wiederholung: 8x jede Seite

8. HALTUNG: CHAKRAVAKASANA/VIERFÜSSLERHALTUNG

↓ Einatmen

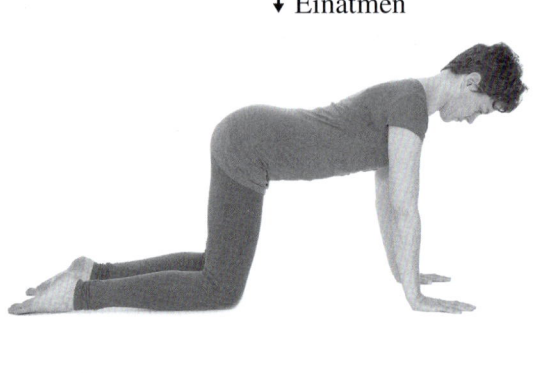

↓ Ausatmen

Wirkung:
Dehnung der Rückenmuskulatur und Ausgleich im Rücken.

Ausführung:
Kommen Sie in den Vierfüßlerstand und platzieren Sie die Hände etwas vor den Schultergelenken.

Beim Einatmen:
Strecken Sie die Wirbelsäule und weiten Sie den Brustkorb.

Beim Ausatmen:
Runden Sie den oberen Rücken und bringen Sie das Gesäß auf die Fersen.

Wiederholung: 8-10x

9. HALTUNG: EKAPADA RAJAKAPOTASANA/TAUBE

Wirkung:
Dehnung der Hüftbeuger und der tiefliegenden Gesäßmuskeln, die über den Ischiasnerv laufen. Weitung des Brustraums.

Ausführung:
Bringen Sie das rechte Knie vom Vierfüßlerstand aus nach vorne und strecken Sie das linke Bein nach hinten aus. Bringen Sie dabei das rechte Knie nach rechts außen. Die Hände sind auf dem Boden.

Beim Einatmen:
Strecken Sie beide Arme und heben Sie das Brustbein, um die Brustwirbelsäule zu mobilisieren. Achten Sie dabei darauf, die Schulterblätter nach unten zu ziehen, indem Sie den unteren Bereich des Trapeziusmuskels anspannen und den oberen entspannen.

Wiederholung: Auf jeder Seite 6 Atemzüge in der Haltung bleiben

Hinweis:
Bei Kniebeschwerden kann diese Übung schmerzhaft sein. Bringen Sie dann das vordere Knie näher zur Mittellinie und reduzieren Sie die Auswärtsdrehung des Oberschenkels im Hüftgelenk. Bei der Streckung der Wirbelsäule vermeiden Sie eine übermäßige Stauchung im unteren Rücken, indem Sie das Schambein etwas hochziehen.

Einatmen →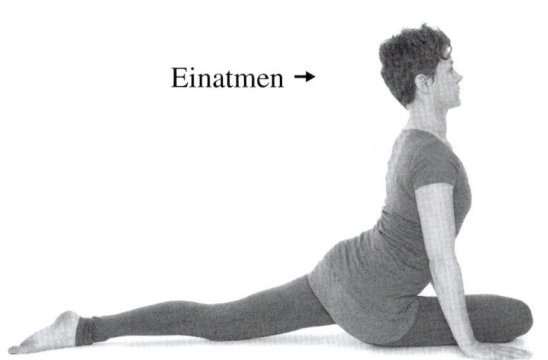

10. HALTUNG: VIPARITA KARANI/HALBER SCHULTERSTAND

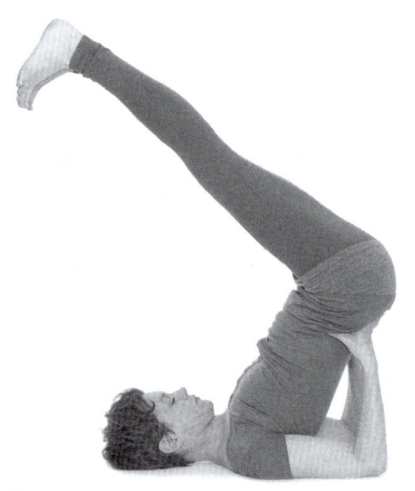

Wirkung:
Anregung des Blutrückflusses in den Beinen. Beruhigung des Geistes.

Ausführung:
Kommen Sie in die Rückenlage und stellen Sie beide Füße hüftbreit nahe am Gesäß auf. Beim Ausatmen heben Sie beide Beine und das Becken an und stützen mit den Händen das Becken ab. Bringen Sie die Füße über dem Kopf nach vorne, sodass Sie den halben Schulterstand ausführen. Den ganzen Schulterstand sollten Sie nur mit Wolldecken unter den Schultern ausführen, weil sonst der Nacken überbelastet werden kann.

Wiederholung: 8-10 Atemzüge in der Haltung bleiben

Hinweis:
Falls Sie Beschwerden im unteren Rücken haben, können Sie diese Übung anpassen, indem Sie sich ein Kissen unter das Gesäß legen und die Beine einfach senkrecht nach oben strecken.

11. HALTUNG: VARIANTE MATSYASANA/FISCHHALTUNG

↓ Einatmen

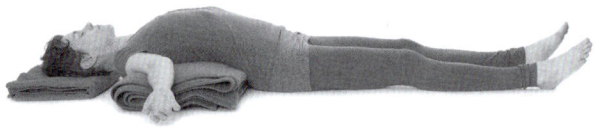

↑ Ausatmen

Wirkung:
Dehnung des Hals- und Brustbereichs. Stimulierung der Energiebahnen im Hals- und Brustbereich. Verbesserung der Einatmung.

Ausführung:
Kommen Sie in die Rückenlage und legen Sie ein Polster oder mehrere Decken unter den oberen Rücken, um den Brustkorb und Halsbereich optimal zu weiten.

Beim Einatmen:
Fokussieren Sie den Hals- und Brustbereich und verlängern Sie die Einatmung schrittweise. Nach jeder Einatmung halten Sie den Atem kurz an.

Beim Ausatmen:
Achten Sie darauf, dass die Ausatmung entspannt bleibt.

Wiederholung: 6-8 Atemzüge in der Haltung bleiben

12. HALTUNG: SIDDHASANA/ SITZHALTUNG DER VOLLENDETEN

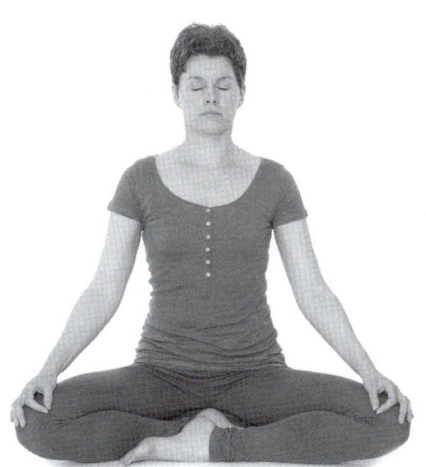

Wirkung:
Stimulierung der Energiebahnen im Halsbereich.

Ausführung:
Setzen Sie sich auf ein Sitzkissen. Die rechte Ferse liegt nahe am Kissen. Die linke Ferse ist vor dem rechten Fuß platziert. Beide Beine sind nach außen rotiert. Wechseln Sie ab und zu bei den Sitzhaltungen die Beinhaltung, um keine muskulären Ungleichgewichte zu fördern. Bringen Sie die Aufmerksamkeit in den Halsbereich und beobachten Sie den Energiefluss in diesem Bereich.

Wiederholung: 2-3 Minuten in der Haltung bleiben

Reflexion:
Wie empfinde ich meine derzeitige Lebenssituation?

Bhavana/Geistige Ausrichtung:
„Ich öffne mich für meine Bedürfnisse und treffe Entscheidungen, die meinem Leben Sinn und Wachstum schenken."

Wechseljahrbeschwerden

Beschwerden in der Phase des Wechsels in die zweite Lebenshälfte gehören bei Frauen wie auch bei Männern zum Rhythmus eines Menschenlebens. Bei Frauen ist dies bekannt, bei Männern sind die Beschwerden subtiler und oft auf den ersten Blick schwerer zuzuordnen. Die psychosomatischen Ursachen sind bei beiden Geschlechtern jedoch die gleichen.

Ursachen aus psychosomatischer Sicht

Es geht um Umkehr und Einkehr. Die Symptome zeigen den Widerstand gegen den Fluss des Lebens und die damit verbundenen notwendigen Veränderungen. Oft zeigen sich nun Versäumnisängste und auch Schmerz angesichts unserer Bilanz der ersten Lebenshälfte mit all den ungelebten Träumen und noch offenen Themen. Dazu kommt eine Ahnung von Hilflosigkeit angesichts des nahenden Alters und Verfalls. Die Ängste zeigen sich in Schweißausbrüchen und Hitzewallungen, die nicht nur unangenehm sind, sondern auch den Körper, vor allem die Schleimhäute, austrocknen. Je stärker der Widerstand, desto heftiger die Symptome. Geht es in die tiefere Körperlichkeit, können Wucherungen oder Myome dies zum Ausdruck bringen. Neigung zu Depressionen holen in den Augenblick zurück und fordern das Ankommen im Hier und Jetzt heraus.

Aufgaben

- Die Hitze von der körperlichen Ebene auf die Bewusstseinsebene bringen
- Im übertragenen Sinne Feuer und Flamme sein für anstehende neue Themen
- Schwanger sein mit neuen Ideen und Träumen
- Warmherzigkeit zu leben kann die Hitze nach außen ableiten
- Seelische Reifung über Herausforderungen möglich machen,
- Sich mit dem „Stirb-und-werde-Prinzip" (Pluto), also dem Tod, auseinandersetzen, Hospizarbeit leisten, Bücher über den Tod (z. B. das Tibetische Totenbuch) lesen
- Erkennen, dass das Glück nicht in äußeren Dingen, sondern nur in der inneren Mitte zu finden ist
- Fragen stellen wie: „Wie fühle ich mich bei dem, was ich tue? Passt es zu mir? Bin ich authentisch?"

Weitere Maßnahmen

- Akupunktur
- Sport
- Meditation
- Malen von Mandalas
- Wichtige pflanzliche Heilmittel: Traubensilberkerze, Rhabarber, Rotklee, Yamwurzel

Yogaprogramm bei Wechseljahrbeschwerden

Wirkungen:

- Dehnung im Rücken-, Hüft- und Schulterbereich
- Verlängerung der Ausatmung und Beruhigung des Nervensystems
- Kühlende und entspannende Wirkung auf Körper und Geist
- Stimulierung der Kreislaufenergiebahnen
- Erkenntnisse über Gefühle der Veränderung und mehr Offenheit für Neues

1. HALTUNG: VARIANTE URDHVA PRASRITA PADASANA/ BEINE HEBEN

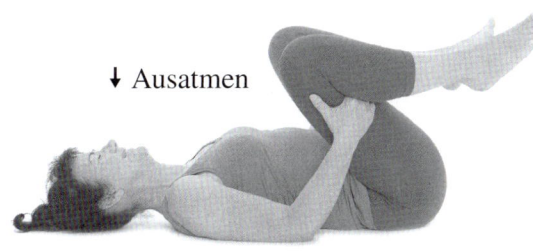

↓ Ausatmen

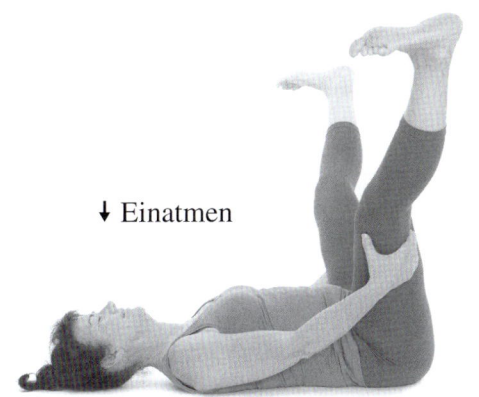

↓ Einatmen

Wirkung:
Mobilisation des Beckens und der Hüften und Dehnung der Adduktoren.

Ausführung:
Kommen Sie in die Rückenlage und fassen Sie mit beiden Händen die Rückseiten der Oberschenkel. Spreizen Sie die gebeugten Beine und heben Sie die Füße vom Boden ab.

Beim Ausatmen:
Ziehen Sie die gebeugten Knie an den Körper heran und achten Sie dabei darauf, die Schulterblätter am Boden zu lassen.

Beim Einatmen:
Strecken Sie die gespreizten Beine nach oben und bringen Sie die Hände dabei an die Außenseite der Beine.

Wiederholung: 8-10x

2. HALTUNG: VARIANTE JATHARA PARIVRITTI/ BAUCHDREHUNG

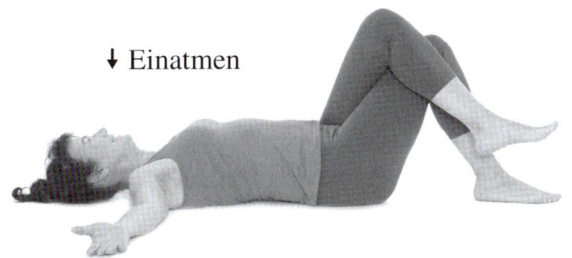

↓ Einatmen

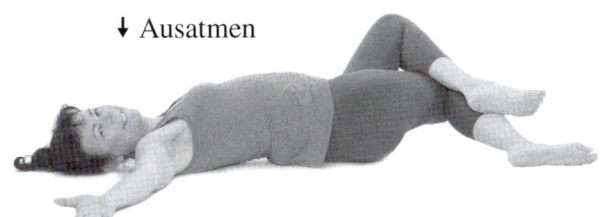

↓ Ausatmen

Wirkung:
Dehnung der Hüftabduktorenmuskeln und Mobilisation des Beckens.

Ausführung:
In der Rückenlage schlagen Sie das gebeugte linke Bein über das rechte Bein und strecken die Arme seitlich auf Schulterhöhe aus.

Beim Einatmen:
Drücken Sie die Beinaußenseiten gegeneinander und weiten Sie mit der Einatmung den Brustkorb. Dabei kräftigen und dehnen Sie die äußere Gesäß- und Oberschenkelmuskulatur.

Beim Ausatmen:
Bewegen Sie beide Beine zur linken Seite, während Sie den Kopf zur rechten Seite drehen.

Wiederholung: 8-10x

3. HALTUNG: VARIANTE VAJRASANA/DIAMANTSITZ

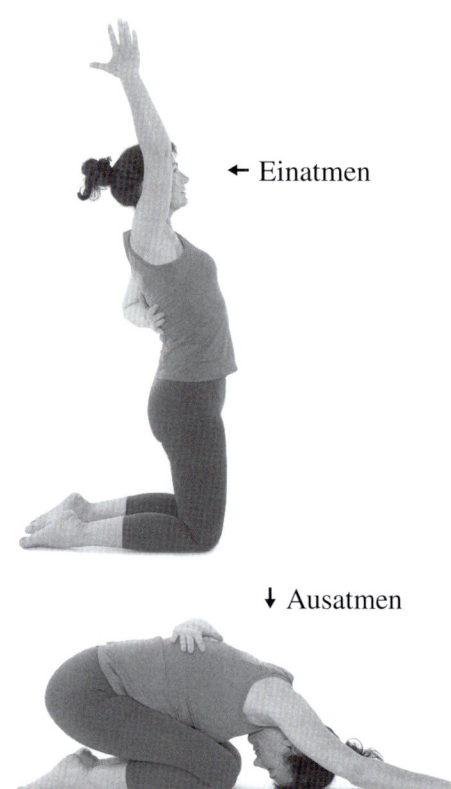

← Einatmen

↓ Ausatmen

Wirkung:
Dehnung des Rückens und des Schulterblattbereichs.

Ausführung:
Kommen Sie in den Kniestand und bringen Sie die linke Hand auf das rechte Schulterblatt.

Beim Einatmen:
Strecken Sie den rechten Arm über den Kopf hinaus und führen Sie eine leichte Rückbeuge aus, um den Brustkorb zu dehnen und die Brustwirbelsäule zu mobilisieren.

Beim Ausatmen:
Kommen Sie in eine Vorwärtsbeuge und legen Sie den Kopf auf dem Boden ab.

Wiederholung: 8-10x jede Seite

4. HALTUNG: VARIANTE VAJRASANA/DIAMANTSITZ

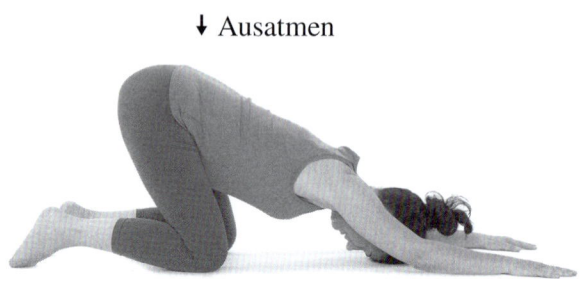

↓ Ausatmen

↑ Einatmen

Wirkung:
Beruhigung des Nervensystems und Streckung der Brustwirbelsäule.

Ausführung:
Kommen Sie in den Vierfüßlerstand und laufen Sie mit den Händen so nach vorne, dass die ganze Wirbelsäule gestreckt wird. Becken und Gesäß bleiben in der Luft.

Beim Ausatmen:
Verlängern Sie stufenweise die Ausatmung und senken Sie das Brustbein Richtung Boden, um die Brustwirbelsäule in die Länge zu bringen.

Beim Einatmen:
Atmen Sie in den Brustkorb, in den Bauch und Beckenbereich.

Wiederholung: 6-8 Atemzüge in der Haltung bleiben

5. HALTUNG: VARIANTE ARDHA UTTANASANA/ HALBE VORWÄRTSBEUGE

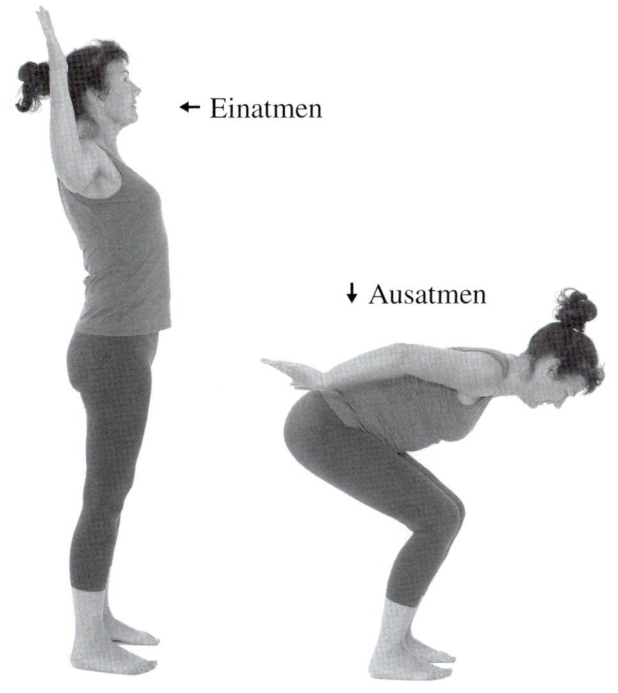

← Einatmen

↓ Ausatmen

Wirkung:
Mobilisierung der Schultergelenke und Schulterblätter.

Ausführung:
Kommen Sie in den aufrechten Stand mit den Füßen hüftbreit auseinander.

Beim Einatmen:
Heben Sie beide Arme seitlich über den Kopf nach oben. Die Ellbogen zeigen waagrecht nach außen.

Beim Ausatmen:
Kommen Sie in die halbe Hocke und beugen Sie die Knie. Gleichzeitig bewegen Sie die Unterarme nach unten, sodass die Handflächen nach oben zeigen.

Wiederholung: 8-10x

6. HALTUNG: UTTANASANA/VORBEUGE IM STEHEN

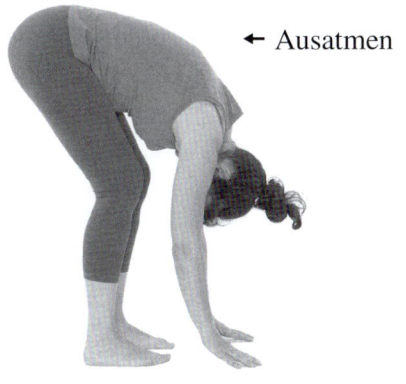

← Ausatmen

Wirkung:
Dehnung des unteren Rückens und Anregung des Nierenbereichs. Beruhigung des Nervensystems durch langsame Ausatmung.

Ausführung:
Kommen Sie in den aufrechten Stand mit den Füßen hüftbreit auseinander.

Beim Ausatmen:
Beugen Sie leicht die Knie und kommen Sie in die Vorbeuge. Die Hände legen Sie auf den Boden ab. Falls Sie das nicht schaffen, beugen Sie die Knie einfach etwas mehr.

Wiederholung: 6 Atemzüge in der Stellung bleiben und dabei die Ausatmung verlängern

7. HALTUNG: VARIANTE PARSHVA UTTANASANA/ VORBEUGE ÜBER EIN BEIN

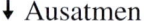

↓ Ausatmen

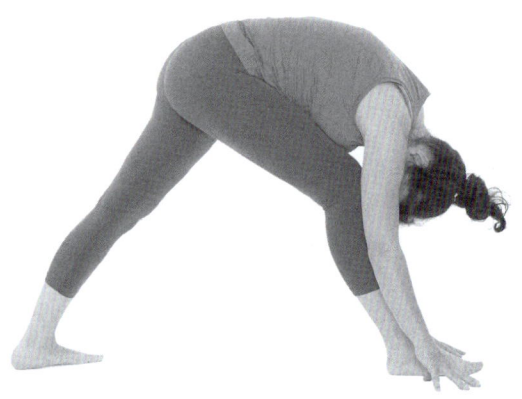

Wirkung:
Asymmetrische Dehnung der Rückenstrecker und der Muskulatur in den Beinrückseiten. Loslassen von innerer Anspannung durch langsames Ausatmen und Dehnen.

Ausführung:
Im aufrechten Stand drehen Sie das linke Bein nach außen, sodass der linke Fuß 45 Grad nach außen zeigt. Nun setzen Sie den linken Fuß mit einem großen Schritt nach hinten auf.

Beim Ausatmen:
Beugen Sie sich mit gestreckter Wirbelsäule nach vorne und unten. Mit jedem vertieftem Ausatmen gehen Sie tiefer in die Vorbeuge.

Wiederholung: 6 Atemzüge in der Stellung bleiben und mit jeder Ausatmung etwas tiefer in die Dehnung gehen

8. HALTUNG: VAJRASANA/DIAMANTSITZ

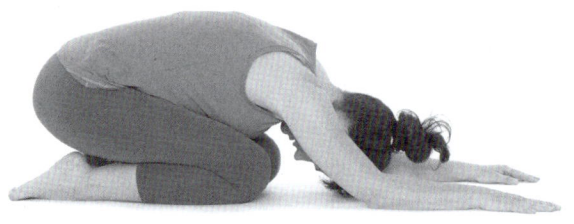

Wirkung:
Dehnung des unteren Rückens und Beruhigung des Geistes.

Ausführung:
Kommen Sie in den Kniestand. Falls die Knie in dieser Haltung druckempfindlich sind, legen Sie sich eine Decke unter die Kniescheiben. Kommen Sie mit der Ausatmung in eine sanfte Vorbeuge und stützen Sie sich auf den Unterarmen ab. Den Kopf legen Sie nicht ganz am Boden ab, um den Kreislauf nicht zu überlasten und den Atem dabei ganz natürlich fließen lassen.

Wiederholung: 6-8 Atemzüge in der Haltung bleiben

9. HALTUNG: VIPARITA KARANI/HALBER SCHULTERSTAND

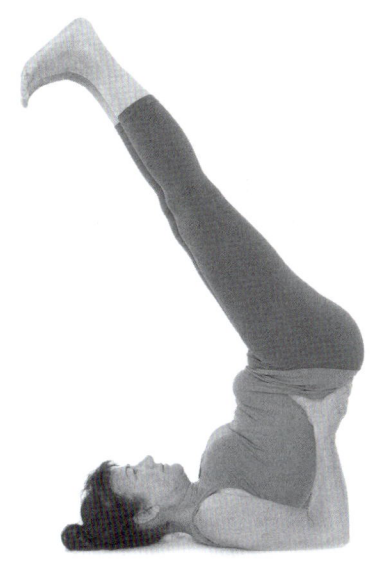

Wirkung:
Fördert den venösen Rücklauf in den Beinen und regt den Lymphfluss an. Kräftigt die Rumpfmuskulatur und hilft, den Geist zu beruhigen.

Ausführung:
Kommen Sie in die Rückenlage und stellen Sie die Füße nahe am Gesäß hüftbreit auseinander auf. Heben Sie in der Ausatmung die Füße und das Becken in die Luft und fassen Sie mit beiden Händen das Becken, um eine stabile Haltung zu finden. Die Beine senken Sie etwas Richtung Kopf, um in den halben Schulterstand zu kommen. Vermeiden Sie, die Beine ganz senkrecht nach oben zu strecken und den ganzen Schulterstand auszuführen. Ohne Deckenunterstützung unter den Schultern ist diese Haltung schädlich, weil dabei der Nacken gestaucht wird.

Wiederholung: 6-8 Atemzüge im halben Schulterstand bleiben

Hinweis:
Falls Sie Rückenschmerzen haben, können Sie ein Kissen unter das Kreuzbein legen und beide Beine senkrecht nach oben strecken, während Sie beide Arme seitlich auf Schulterhöhe ausstrecken.

10. HALTUNG: APANASANA/HALTUNG DES APANA-WINDES

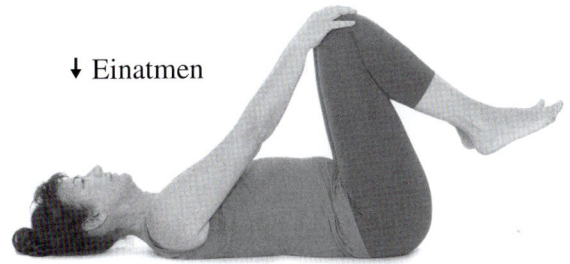

↓ Einatmen

Wirkung:
Dehnt den unteren Rücken und mobilisiert die Nackenwirbelsäule.

Ausführung:
Gehen Sie in die Rückenlage und stellen Sie die Füße hüftbreit und nahe am Gesäß auf.

Beim Einatmen:
Heben Sie die Füße vom Boden ab und fassen Sie mit beiden Händen die Knie. Die Arme sind dabei gestreckt.

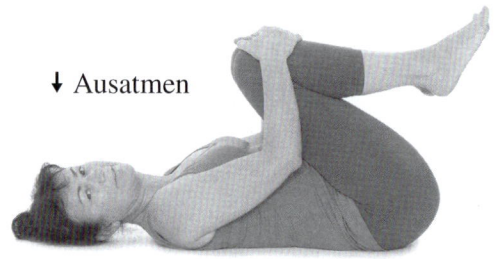

↓ Ausatmen

Beim Ausatmen:
Ziehen Sie beide Knie Richtung Kopf an, während Sie den Kopf gleichzeitig abwechselnd zu einer Seite bewegen.

Wiederholung: 8-10x

11. HALTUNG: SHAVASANA MIT SITALI PRANAYAMA/ TOTENSTELLUNG MIT KÜHLENDEM ATEM

Wirkung:
Kühlende, entspannende und beruhigende Wirkung auf Körper und Geist.

↓ Einatmen

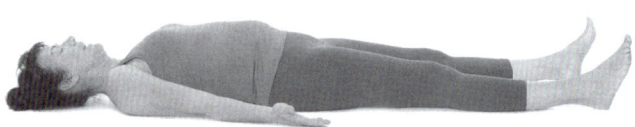

Ausführung:
In der Rückenlage legen Sie die Arme neben den Körper und strecken beide Beine nach vorne aus.

Beim Einatmen:
Öffnen Sie den Mund und atmen Sie durch die längs gerollte Zunge ein. Falls es nicht möglich ist die Zunge zu rollen, ist das meist genetisch bedingt. Dann öffnen Sie einfach den Mund und saugen die Luft ein.

↓ Ausatmen

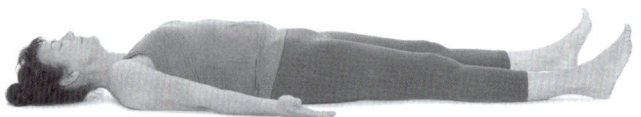

Beim Ausatmen:
Schließen Sie den Mund und atmen Sie durch beide Nasenlöcher aus, während Sie die Zungenspitze an den Gaumen legen.

Wiederholung: 2-3 Minuten in der Haltung bleiben

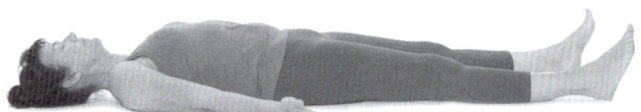

Hinweis:
Bei Rückenschmerzen können Sie die Füße nahe am Gesäß aufstellen, um den unteren Rücken zu entlasten.

Reflexion:
Welche Gefühle und Veränderungen beschäftigen mich zurzeit?

Bhavana/Geistige Ausrichtung:
„Ich akzeptiere die Veränderungen in meinem Leben und öffne mich für neue Möglichkeiten."

Angst und Panikattacken

Immer größere Informationsfluten, ein Zuviel von allem und eine Lebensgeschwindigkeit, die immer mehr zunimmt, lösen bei immer mehr Menschen zu Recht Ängste aus.

Ursachen aus psychosomatischer Sicht

Angst nährt sich aus der Vergangenheit und lebt von Vorstellungen über die Zukunft. Gedanken sind oft der Anfang von Angstgefühlen, wie Angst vor Kontrollverlust oder Machtverlust, Angst vor dem Tod bzw. vor dem Leben. Angst kann das Leben blockieren und einengen, gleichzeitig aber auch schützen. Daher ist es wichtig, sich auf die Angst einzulassen und sie ganz zu durchspüren, ohne vor ihr davonzulaufen. Die vielen Facetten der Angst können sehr hilfreich sein, wenn es gelingt, sie zu beobachten und ihre Botschaften daraus zu lesen.

Aufgaben

- Einlassen auf die Angst; das Gefühl bewusst erleben und versuchen, die eigene Lebendigkeit darin zu erspüren. Dadurch verlieren Ängste mehr und mehr von ihrem Schrecken, und die Enge weitet sich.
- Absichtslos aus dem Augenblick heraus leben; üben im Hier und Jetzt mit allen Wahrnehmungsorganen präsent zu sein
- Neuen inneren Halt finden durch Innehalten und Spüren
- Loslassen der Gedanken üben; neue Erfahrungen legen sich leicht über alte Erfahrungen, die dadurch in den Hintergrund treten.
- Konfrontation mit der Endlichkeit, Aussöhnung mit dem Tod als Schlüssel zum Leben und Einstieg in ein neues Vertrauen

Weitere Maßnahmen

- Körperübungen und Sport, um wieder Vertrauen in den Körper zu entwickeln
- Meditation
- Wichtige pflanzliche Heilmittel: Johanniskraut, Bilsenkraut, Passionsblume

Yogaprogramm bei Angst und Panikattacken

Wirkungen:
- Entspannung im Schulter- und Nackenbereich
- Kräftigung in den Füßen und Beinen (Erdung)
- Verlängerte Ausatmung und Beruhigung des Nervensystems
- Beruhigende Wirkung auf den Geist durch passende Mantras
- Loslassen der Gedanken und Gefühle
- Geistige Ausrichtung und Öffnung für das Vertrauen

1. HALTUNG: SIDDHASANA/SITZHALTUNG DER VOLLENDETEN

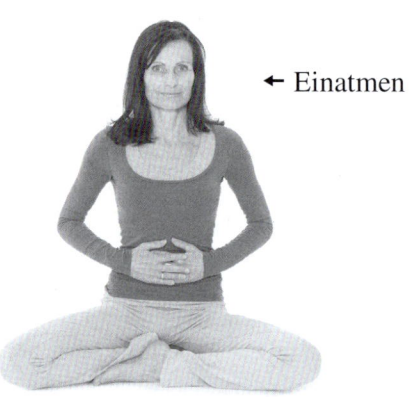

← Einatmen

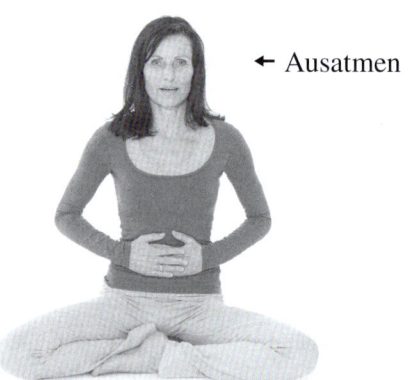

← Ausatmen

Wirkung:
Beruhigung des Geistes.

Ausführung:
Setzen Sie sich auf ein Sitzkissen. Die rechte Ferse ist nahe am Kissen aufgelegt. Die linke Ferse ist vor dem rechten Fuß platziert. Beide Beine sind nach außen rotiert. Legen Sie beide Handflächen auf den Bauchnabel.

Beim Einatmen:
Den Atem ganz natürlich einströmen lassen.

Beim Ausatmen:
Tönen Sie das Mantra SO HAM mit tiefer Stimme, um sich zu beruhigen. (Das Mantra SO HAM bedeutet „Das bin ich".)

Wiederholung: 8-10 x

2. HALTUNG: CHAKRAVAKASANA/VIERFÜSSLERHALTUNG

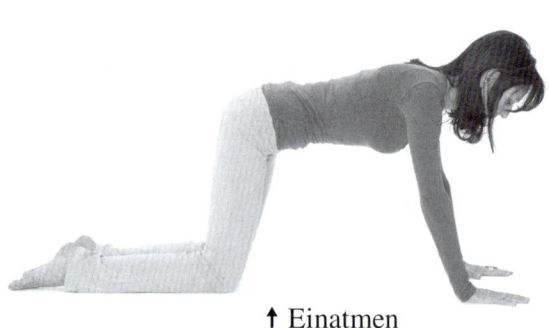

↑ Einatmen

↓ Ausatmen

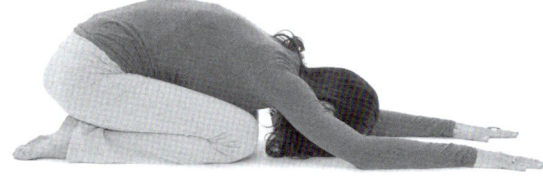

Wirkung:
Dehnung des unteren Rückens und Verlängerung der Ausatmung.

Ausführung:
Kommen Sie in den Vierfüßlerstand. Hüften und Knie bilden eine senkrechte Linie. Die Handgelenke platzieren Sie ein wenig vor den Schultergelenken.

Beim Einatmen:
Verlängern Sie die Wirbelsäule und weiten Sie den Brustkorb.

Beim Ausatmen:
Runden Sie den unteren Rücken und kommen Sie mit dem Gesäß, wenn möglich, auf die Fersen. Bei jeder Wiederholung können Sie die Ausatmung bewusst noch etwas länger werden lassen.

Wiederholung: 8-10x

3. HALTUNG: VARIANTE ARDHA UTTANASANA/ HALBE VORWÄRTSBEUGE

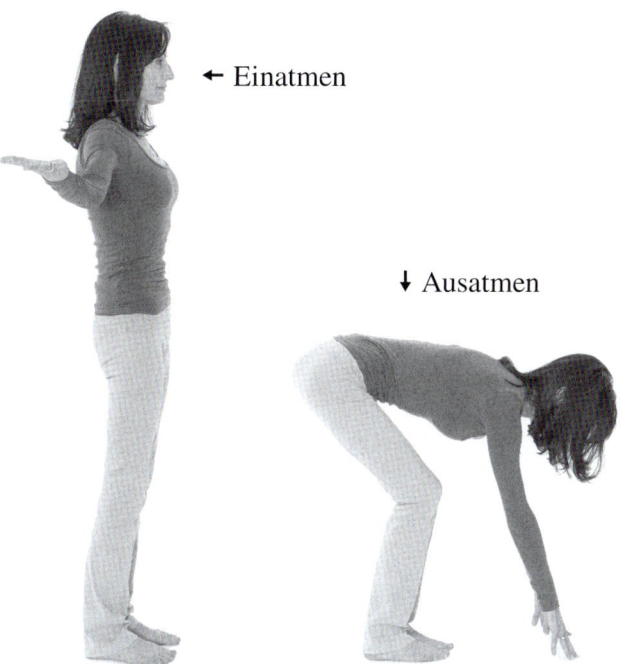

← Einatmen

↓ Ausatmen

Wirkung:
Verlängerung der Ausatmung und Beruhigung des Geistes durch tiefes Tönen.

Ausführung:
Kommen Sie in eine Standhaltung mit den Füßen hüftbreit auseinander.

Beim Einatmen:
Heben Sie die Arme seitlich auf Schulterhöhe an.

Beim Ausatmen:
Kommen Sie mit einem U-Ton in eine halbe Vorwärtsbeuge und beugen Sie dabei die Knie.

Wiederholung: 8-10x

4. HALTUNG: UTTHITA TRIKONASANA/ STEHENDE DREIECKSHALTUNG

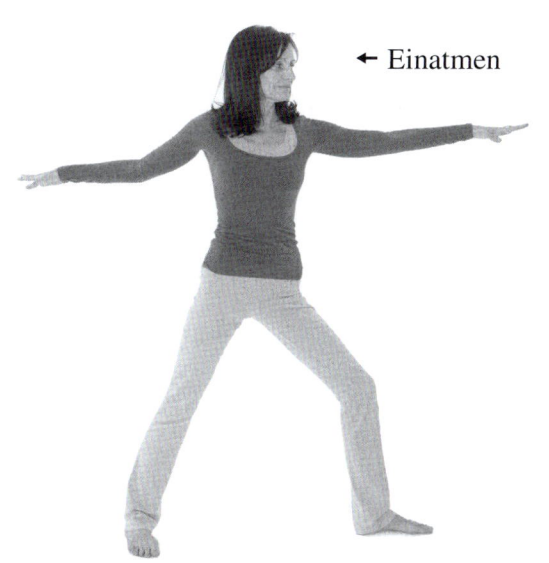

← Einatmen

Wirkung:
Dehnung der Brustmuskeln und der seitlichen Rippenmuskulatur. Mobilisierung der Brustwirbelsäule und Kräftigung des Nackens.

Ausführung:
Aus dem aufrechten Stand setzen Sie den linken Fuß mit einem großen Schritt zur linken Seite nach vorne auf und beugen dann das linke Bein.

Beim Einatmen:
Heben Sie beide Arme seitlich auf Schulterhöhe an und dehnen Sie dabei den Brustkorb, indem Sie das Brustbein anheben. Die Handflächen zeigen nach unten und die Schulterblätter ziehen Sie ebenfalls nach unten, während Sie gleichzeitig das Brustbein heben.

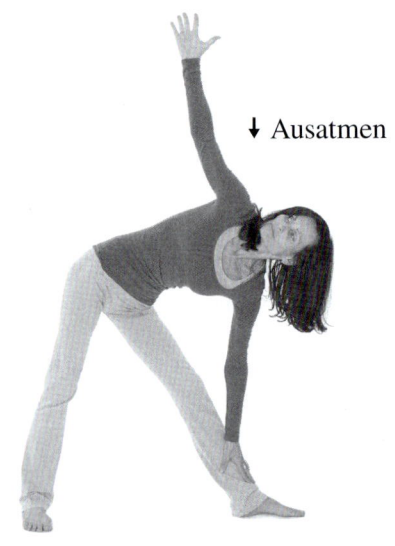

↓ Ausatmen

Beim Ausatmen:
Kommen Sie mit gestreckter Wirbelsäule in eine Vorwärtsbeuge und drehen Sie die Wirbelsäule dann zur rechten Seite, während Sie den rechten Arm und Kopf nach rechts oben drehen. Die linke Hand legen Sie auf das linke Schienbein auf.

Wiederholung: 8-10x jede Seite

5. HALTUNG: VARIANTE BHAGIRATASANA/BAUMHALTUNG

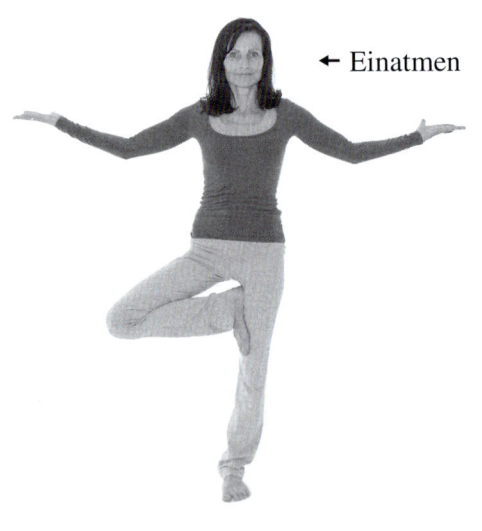

← Einatmen

Wirkung:
Stärkt die Fuß-, Hüft- und Beinmuskulatur. Erdet und zentriert den Geist.

Ausführung:
In der aufrechten Standhaltung verlagern Sie das Körpergewicht auf den linken Fuß.

Beim Einatmen:
Heben Sie den rechten Fuß und platzieren Sie die Fußsohle auf der Innenseite des linken Oberschenkels. Heben Sie die Arme seitlich auf Schulterhöhe an und drehen Sie die Handinnenfläche nach oben. Strecken Sie die ganze Wirbelsäule. Fixieren Sie Ihren Blick auf einen Punkt, um die Konzentration zu halten. Indem Sie die Füße bewusst spüren, können Sie sich geistig erden.

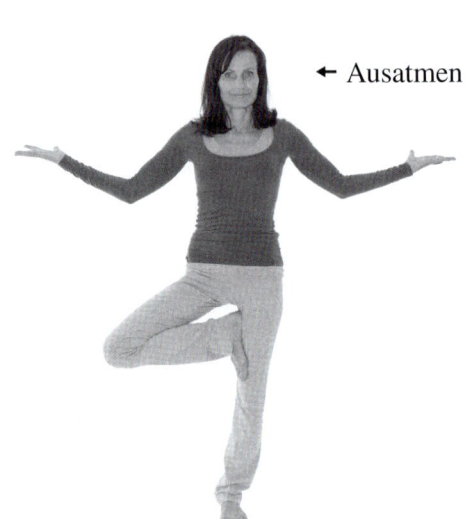

← Ausatmen

Beim Ausatmen:
Entspannen Sie bewusst die Schulterblätter und lassen Sie die Arme und Ellbogen ein wenig sinken.

Wiederholung: 6 Atemzüge auf jeder Seite bleiben

Hinweis:
Fällt Ihnen diese Stellung und das Halten des Gleichgewichts schwer, können Sie das Gesäß und den Rücken an einer Wand abstützen oder sich mit einer Hand an einer Stuhllehne festhalten.

6. HALTUNG: UTTANASANA/VORBEUGE IM STEHEN

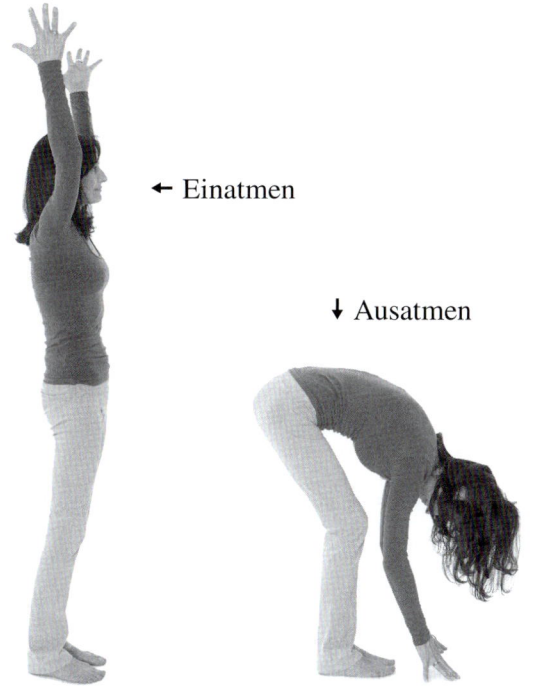

← Einatmen

↓ Ausatmen

Wirkung:
Ausgleich für die Beine und Lösen von körperlicher Anspannung.

Ausführung:
Kommen Sie in den aufrechten Stand mit den Füßen hüftbreit auseinander.

Beim Einatmen:
Heben Sie die gestreckten Arme über den Kopf.

Beim Ausatmen:
Kommen Sie in die Vorwärtsbeuge und beugen Sie dabei beide Knie ein wenig.

Wiederholung: 8x und am Schluss ein paar Atemzüge in der Vorbeuge bleiben

7. HALTUNG: ADHO MUKHA SHVANASNA/HUNDEHALTUNG

↓ Ausatmen

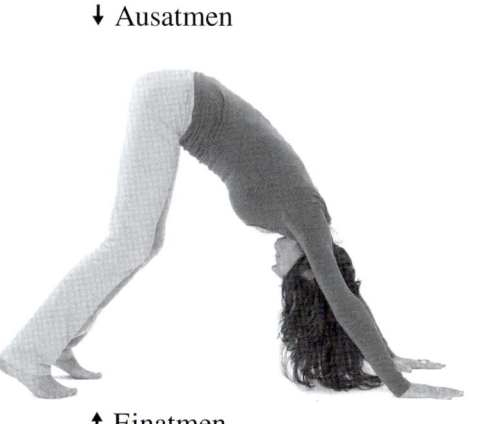

↑ Einatmen

Wirkung:
Dehnung der Beinrückseiten und des Rückens. Beruhigung des Geistes durch langsame Ausatmung.

Ausführung:
Kommen Sie in den Vierfüßlerstand. Die Hände sind etwas vor den Schultergelenken platziert.

Beim Ausatmen:
Heben Sie die Knie und bewegen Sie das Gesäß nach oben, während Sie die Knie leicht anbeugen und die Wirbelsäule strecken. Verlängern Sie bewusst die Ausatmung und ziehen Sie dabei die Bauchdecke leicht nach innen, um den unteren Rücken noch mehr zu strecken.

Beim Einatmen:
Weiten Sie den Brustkorb und die Rippen und strecken Sie die Brustwirbelsäule etwas mehr in die Länge.

Wiederholung: 6 Atemzüge in der Haltung bleiben und dabei die verlängerte Ausatmung betonen

8. HALTUNG: VARIANTE SIDDHASANA/ SITZHALTUNG DER VOLLENDETEN

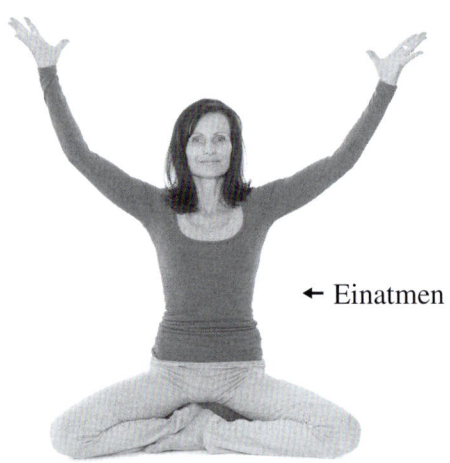

← Einatmen

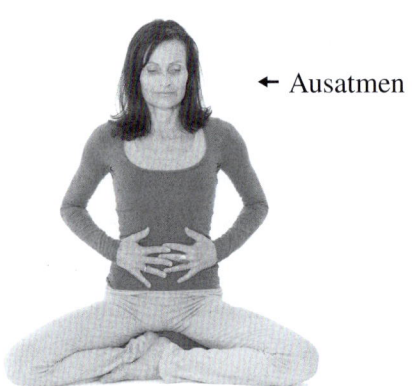

← Ausatmen

Wirkung:
Verlängerung der Ausatmung und Beruhigung des Geistes durch das Mantra OM.

Ausführung:
Setzen Sie sich auf ein Sitzkissen in eine bequeme Haltung mit gespreizten Beinen. Achten Sie darauf, dass die Knie unterhalb der Hüften platziert sind. Falls dies nicht möglich ist, erhöhen Sie die Sitzauflage mit einer Decke oder setzen sich auf einen Stuhl.

Beim Einatmen:
Heben Sie die gestreckten Arme seitlich über den Kopf.

Beim Ausatmen:
Senken Sie die Arme, während Sie mit tiefer Stimme OM tönen und die Hände auf den Bauchbereich legen.

Wiederholung: 10x

9. HALTUNG: SIDDHASANA/ SITZHALTUNG DER VOLLENDETEN

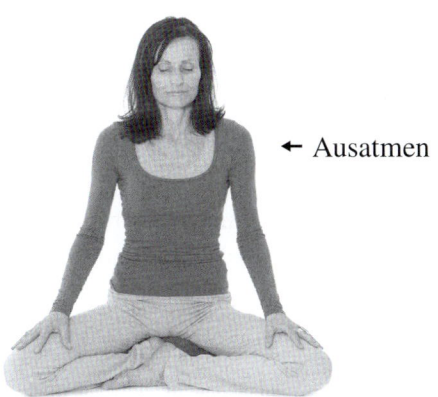

← Ausatmen

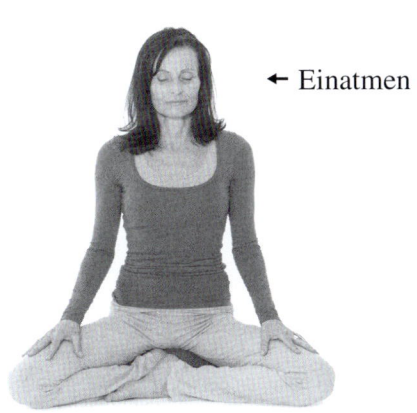

← Einatmen

Wirkung:
Vertiefung der Ausatmung und Lösen von innerer Anspannung.

Ausführung:
Bleiben Sie in der Sitzhaltung und legen Sie die Hände auf den Oberschenkel ab, während Sie gleichzeitig die Augen schließen.

Beim Ausatmen:
Verlängern Sie die Ausatmung bewusst stufenweise und richten Sie dabei Ihre Aufmerksamkeit auf den Bauchnabelbereich.

Beim Einatmen:
Lassen Sie die Einatmung ganz entspannt fließen, ohne sie zu verlängern.

Wiederholung: 2-3 Minuten

Reflexion:
Bin ich bereit, meine Ängste und Gedanken jetzt loszulassen?

Bhavana/Geistige Ausrichtung:
„Ich öffne mich für das Vertrauen in das Göttliche in mir und löse mich von Ängsten."

Schlafstörungen

Schlafstörungen kennt jeder. Sie sind eines der ersten Signale, derer sich der Körper bedient, um auf ein potenzielles Ungleichgewicht aufmerksam zu machen.

Ursachen aus psychosomatischer Sicht

Meist ist das Leben aus der Balance geraten. Anforderungen sind zu hoch, als das unser System noch in der Lage wäre, sie zu meistern. Daraus ergeben sich Sorgen und Angst vor Hingabe. Der Kopf kann plötzlich kaum mehr loslassen, da die Angst, die Kontrolle zu verlieren, einen Teil der inneren Haltung durchstrahlt. In der Tiefe stellen wir ein mangelndes Vertrauen in den Prozess des Lebens fest. Oft drehen sich auch zu viele Gedanken um das „Ich". Zu viel Lebensenergie bzw. Aktivität steckt im Kopf und dreht sich um Dinge, die nicht losgelassen werden können. Es fehlt der Blick für das Wesentliche. Man wird mit dem Tag nicht mehr fertig, und der Tag hat auch kaum mehr erfüllende Momente bzw. kein wirkliches Ende.

Aufgaben

- Hingabe und Loslassen
- Den Tag auf der Bewusstseinsebene abschließen
- Den Übergang von der aktiven, männlichen Tagenergie in die passive, annehmende, weibliche Nachtenergie bewusst zulassen und erleben

Weitere Maßnahmen

- Gute-Nacht-Rituale wie Tagebuchschreiben, Gebet, Meditation oder einen Spaziergang vor dem Schlafen
- Drei Stunden vor dem Schlafengehen nichts mehr essen
- Bei offenem Fenster schlafen
- Wichtige pflanzliche Heilmittel: Lavendel, Hopfen, Melisse, Baldrian

Yogaprogramm bei Schlafstörungen

Wirkungen:

- Zurückziehen der Sinne und Verringerung der Gedanken
- Verlängerte Ausatmung und Beruhigung des Nervensystems
- Lösen von körperlichen Verspannungen im Rücken und im Schulterbereich
- Gedankenleere und tiefe Entspannung im körperlichen und geistigen Bereich
- Verbindung mit der inneren Ruhe
- Erkenntnisse über Gedanken und Muster, die uns überfordern
- Geistige Ausrichtung auf Gelassenheit und Mäßigung

1. HALTUNG: CHAKRAVAKASANA/VIERÜSSLERHALTUNG

↓ Einatmen

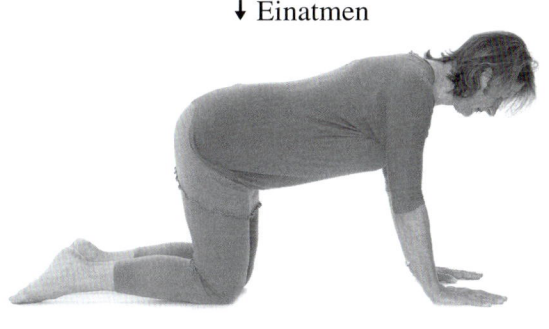

↓ Ausatmen

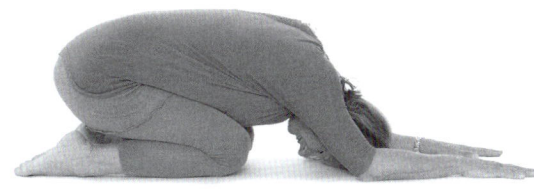

Wirkung:
Dehnung des unteren Rückens.

Ausführung:
Kommen Sie in den Vierfüßlerstand. Hüften und Knie bilden eine senkrechte Linie. Platzieren Sie die Handgelenke ein wenig vor den Schultergelenken.

Beim Einatmen:
Verlängern Sie die Wirbelsäule und weiten Sie dabei den Brustkorb.

Beim Ausatmen:
Runden Sie den unteren Rücken und bewegen Sie das Gesäß Richtung Fersen.

Wiederholung: 8-10x

2. HALTUNG: URDHVA PRASRITA PADASANA/ AUFWÄRTS GESTRECKTE BEINE

↓ Einatmen

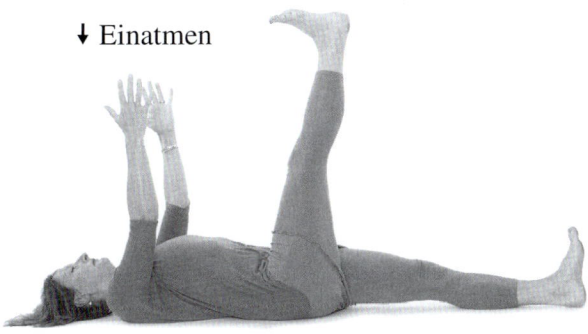

↓ Ausatmen

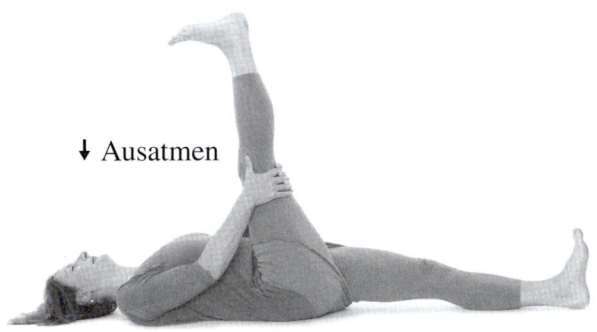

Wirkung:
Dehnung der Beinrückseiten und des unteren Rückens.

Ausführung:
Kommen Sie in die Rückenlage und strecken Sie beide Beine nach vorne aus.

Beim Einatmen:
Heben Sie beide Arme senkrecht nach oben, während Sie gleichzeitig das rechte Bein nach oben strecken.

Beim Ausatmen:
Ziehen Sie mit beiden Händen das gestreckte rechte Bein zum Körper heran. Falls es Ihnen nicht möglich ist, das Bein zu strecken, können Sie das rechte Knie etwas beugen.

Wiederholung: 8x jede Seite

3. HALTUNG: VARIANTE URDHVA PRASRITA PADASANA/ GESTRECKTE BEINE

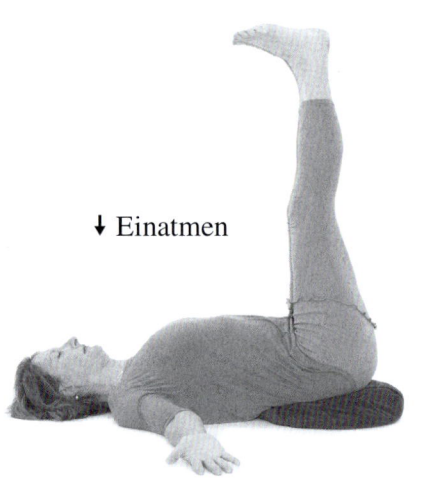

↓ Einatmen

↑ Ausatmen

Wirkung:
Rückfluss des Blutes in den Beinen (Venenentlastung). Kräftigung der Bauch- und Rückenmuskulatur.

Ausführung:
In der Rückenlage strecken Sie die Beine senkrecht nach oben, während Sie die Arme auf Schulterhöhe seitlich ausstrecken.

Beim Einatmen:
Weiten Sie den Brustkorb, den Bauch- und Beckenbereich und atmen Sie entspannt ein.

Beim Ausatmen:
Bewusst langsam ausatmen und den unteren Rücken bewusst in den Boden sinken lassen.

Wiederholung: 6-8 Atemzüge in der Haltung bleiben

Hinweis:
Falls Ihnen diese Haltung schwerfällt oder Sie Rückenschmerzen haben, können Sie ein Sitzkissen oder eine Decke unter das Gesäß legen und die Beine leicht anbeugen.

4. HALTUNG: ARDHA APANASANA/HALTUNG DES APANA-WINDES

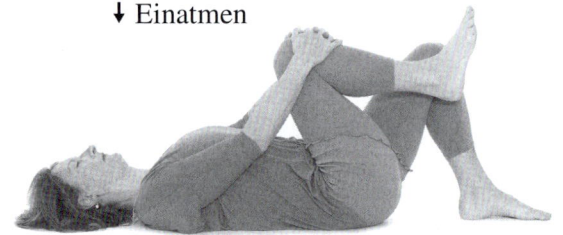

↓ Einatmen

Wirkung:
Verlängerung der Ausatmung und geistige Sammlung.

Ausführung:
In der Rückenlage stellen Sie beide Füße nahe beim Gesäß und hüftbreit auf und ziehen mit beiden Händen das rechte Knie Richtung Brust an.

Beim Einatmen:
Verlängern Sie die Wirbelsäule.

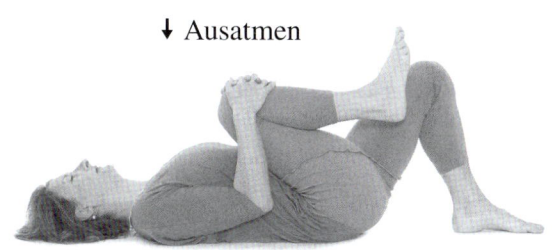

↓ Ausatmen

Beim Ausatmen:
Atmen Sie zuerst 2 Sekunden aus, bevor Sie dann das Knie zur Brust anziehen. Wiederholen Sie das 6x und atmen Sie dann jeweils 4 Sekunden aus, bevor Sie das Knie zur Brust anziehen. Auch hier 6x wiederholen.

Wiederholung: 2-6x

Hinweis:
Falls es Ihnen noch nicht möglich ist, so lange auszuatmen, bleiben Sie bei der ersten Variante oder atmen Sie einfach entspannt und bewusst aus.

5. HALTUNG: APANASANA/HALTUNG DES APANA-WINDES

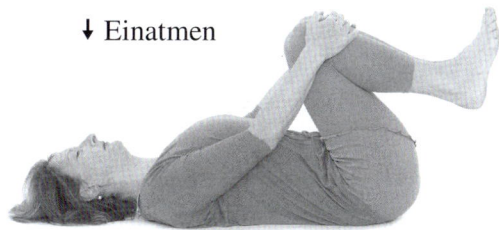

↓ Einatmen

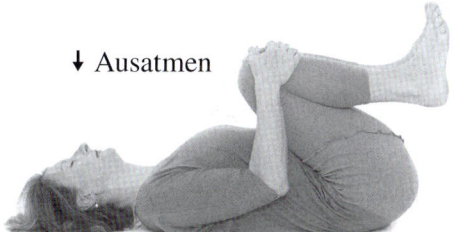

↓ Ausatmen

Wirkung:
Verlängerung der Ausatmung und geistige Konzentration.

Ausführung:
In der Rückenlage fassen Sie mit beiden Händen die Knie und ziehen Sie ausatmend Richtung Brust an.

Beim Einatmen:
Ganz entspannt von der Brust hinunter in den Beckenbereich atmen.

Beim Ausatmen:
Verlängern Sie jedes Mal die Ausatmung um eine Sekunde. Um geistig aufmerksam zu bleiben, zählen Sie mental gleichzeitig die Sekundenanzahl mit bis zu einer Länge der Ausatmung, die für Sie noch angenehm ist.

Wiederholung: 2-3 Minuten

6. HALTUNG: VARIANTE SHAVASANA/TOTENSTELLUNG

↓ Einatmen

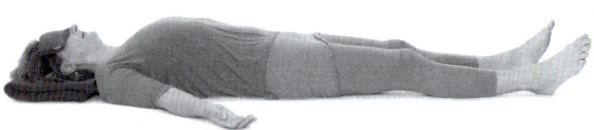

↑ Ausatmen

Wirkung:
Tiefe Entspannung und geistige Beruhigung bis zur Gedankenleere. Beruhigung des Nervensystems.

Ausführung:
In der Rückenlage strecken Sie beide Beine nach vorne aus, während Sie beide Arme neben den Körper legen. Legen Sie ein Lavendelkissen auf die Augen, um die Beruhigung des Geistes zu fördern.

Beim Einatmen:
Sanft und tief in den Bauch- und Beckenbereich atmen.

Beim Ausatmen:
Mental das Mantra OM rezitieren und nach dem Rezitieren eine kurze Pause in der Atemleere machen.

Wiederholung: 5-7 Minuten

Hinweis:
Falls Ihnen diese Haltung im unteren Rücken unangenehm ist, können Sie auch die Füße aufstellen.

7. HALTUNG: SHAVASANA/TOTENSTELLUNG

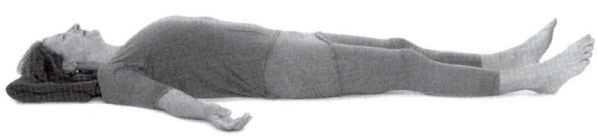

↓ Einatmen

↑ Ausatmen

Wirkung:
Lösen von Verspannungen im Nacken und Schulter-bereich. Verlängerung der Ausatmung und Beruhi-gung des Nervensystems.

Ausführung:
Bleiben Sie in der gleichen Entspannungshaltung.

Beim Einatmen:
Entspannt in den Bauch- und Beckenbereich atmen.

Beim Ausatmen:
Sehr langsam ausatmen und dabei den Nacken und die Schulterblätter entspannt in den Boden sinken lassen.

Wiederholung: 3-5 Minuten

Reflexion:
Gibt es Gedanken und Verhaltensmuster, mit denen ich mich im Alltag überfordere?

Bhavana/Geistige Ausrichtung:
„Ich öffne mich für die Gelassenheit und die Erkennt-nis, dass weniger oft mehr ist."

Depression

Ursachen aus psychosomatischer Sicht

Unterdrückte Wut, die gegen sich selbst gerichtet ist, Autoaggression, Schuldgefühle, Mangel an Sinn, Inhalt und Visionen sind ein paar der Themen, die hier berührt werden. Oft ist man in Denkschleifen des Grübelns verfangen, macht sich zu viele Gedanken und ist geradezu gefangen im eigenen Ego. Man dreht sich nur noch um sich selbst (siehe auch Burn-out). Es fehlt der Gefühlsbezug zum Leben, das in seiner Lebendigkeit gar nicht mehr wahrgenommen werden kann. Oft geht dies einher mit der Angst davor, die Initiative zu ergreifen und Verantwortung zu übernehmen. Man hängt in Trauer oder Selbstmitleid fest bis hin zur Regression auf kindliche Ebenen, wo man andere für sich sorgen lässt.

Aufgaben

- Sich vom Alltagsstress zurückziehen, um sich auf wesentliche Inhalte zu konzentrieren
- Beschäftigung mit der eigenen Sterblichkeit und durch die Auseinandersetzung mit dem Tod zum Leben zurückfinden
- Über das Wahrnehmen des Hier und Jetzt mit all dem, was die Sinnesorgane mitzuteilen haben, Stück für Stück wieder in die Lebendigkeit des Lebens eintauchen
- Langsam und bewusst essen und alle Tätigkeiten beobachten
- Zeuge und Beobachter sein und dabei erspüren, was das Herz wieder zum Lachen bringt
- Alte Muster aufgeben und Neues und Ungewöhnliches ausprobieren

Weitere Maßnahmen

- Wichtige pflanzliche Heilmittel: Johanniskraut, Kava-Kava, Melisse, Lavendel

Yogaprogramm bei Depression

Wirkungen:

- Anregung des Kreislaufs und Stimulierung der verschiedenen Energiebahnen
- Aktivierung des Lungenmeridians, der bei Depressionen und Trauer häufig blockiert ist
- Dehnung der Brustmuskeln und Kräftigung im Schulterbereich
- Streckung und Mobilisierung der Brustwirbelsäule
- Vertiefte Einatmung und vermehrte Sauerstoffaufnahme
- Kräftigung der Fuß-, Bein-, Rücken- und Schultermuskulatur
- Erkenntnisse über Ursachen von Depressionen
- Geistige Ausrichtung auf Vergebung und Sinnfindung im Leben

1. HALTUNG: VINYASA VAJRASANA – CHAKRAVAKASANA / DIAMANTSITZ – VIERFÜSSLERHALTUNG

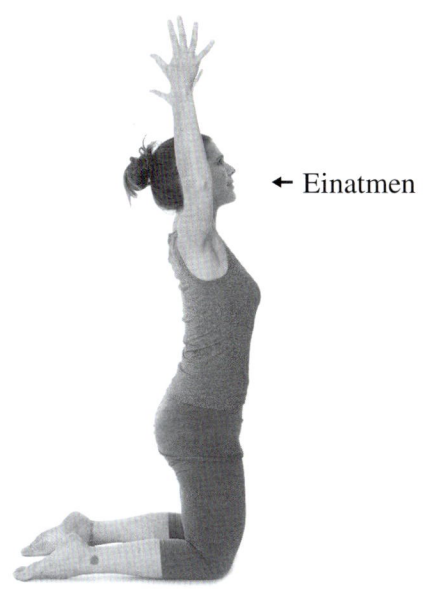

← Einatmen

Wirkung:
Kreislaufanregend und Aufwärmung der Rückenmuskulatur.

Ausführung:
Kommen Sie in den Kniestand.

Beim Einatmen:
Strecken Sie die Arme über den Kopf hinaus.

Beim Ausatmen:
Kommen Sie in die Vorbeuge, während Sie das Mantra OM tönen.

Beim Einatmen:
Heben Sie den Kopf und den Rumpf und kommen Sie in die Vierfüßlerhaltung.

Wiederholung: 6x

↓ Ausatmen

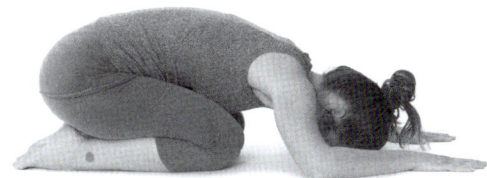

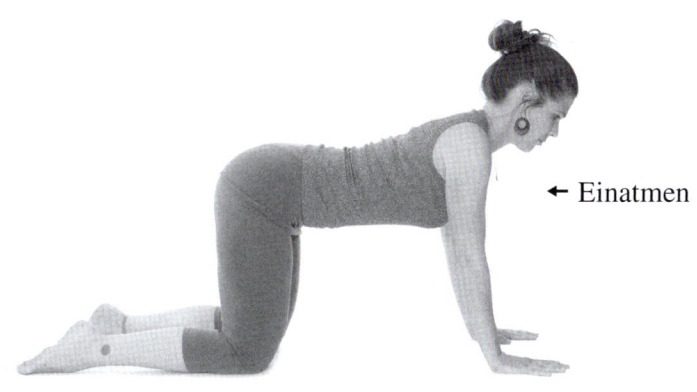

← Einatmen

2. HALTUNG: EKAPADA USHTRASANA/ EINBEINIGE KAMELHALTUNG

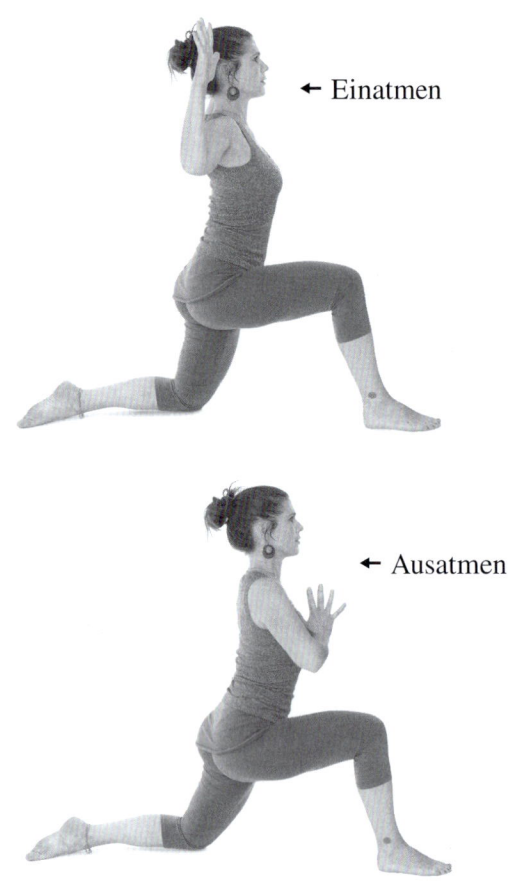

← Einatmen

← Ausatmen

Wirkung:
Dehnung der Brustmuskeln und Aktivierung des Lungenmeridians. Verbesserte Aufrichtung der Wirbelsäule.

Ausführung:
Kommen Sie in den Kniestand. Bringen Sie den rechten Fuß mit einem Schritt nach vorne, sodass das rechte Schienbein senkrecht steht.

Beim Einatmen:
Heben Sie beide Arme gebeugt seitlich an und dehnen Sie die Brustmuskulatur.

Beim Ausatmen:
Bringen Sie beide Handflächen vor dem Brustbein zusammen (Anjali-Mudra) und dehnen Sie die linke Leiste.

Wiederholung: 8x jede Seite

3. HALTUNG: UTTANASANA/VORBEUGE IM STEHEN

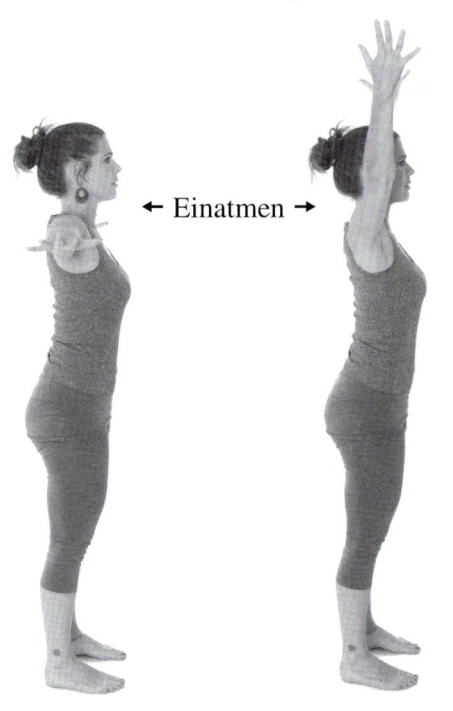

← Einatmen →

Wirkung:
Verbesserte Einatmung und Sauerstoffaufnahme. Aktivierung des Lungenmeridians und Mobilisierung der Brustwirbelsäule.

Ausführung:
Kommen Sie in die aufrechte Standhaltung mit den Füßen hüftbreit auseinander und bringen Sie die Handflächen vor dem Brustbein zusammen.

Beim Einatmen:
Strecken Sie die Arme seitlich auf Schulterhöhe aus und halten Sie den Atem kurz an. Strecken Sie die Arme dann v-förmig über den Kopf hinaus und atmen Sie weiter ein, so lange Sie können, ohne sich dabei zu überfordern.

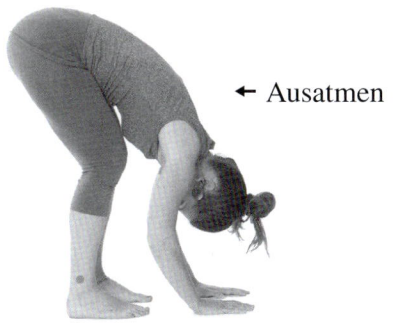

← Ausatmen

Beim Ausatmen:
Kommen Sie in eine Vorwärtsbeuge und beugen Sie dabei die Knie leicht.

Wiederholung: 6x

---

4. HALTUNG: VINYASA VIRABHADRASANA – PARSHVA UTTANASANA/HELDENHALTUNG – VORBEUGE ÜBER EIN BEIN

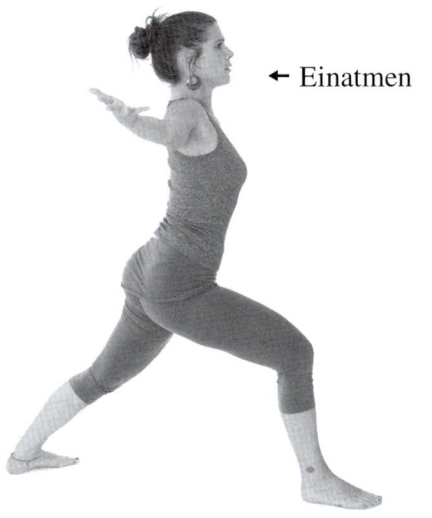

← Einatmen

Wirkung:
Dehnung des Brustraums und Kräftigung der Beinmuskulatur und der Rückenstrecker.

Ausführung:
Aus dem aufrechten Stand drehen Sie das linke Bein nach außen, sodass der linke Fuß 45 Grad nach außen zeigt. Nun setzen Sie den rechten Fuß mit einem großen Schritt nach vorne auf. Richten Sie beide Leisten nach vorne aus. Die Arme sind neben dem Körper.

Beim Einatmen:
Bringen Sie die Arme seitlich nach oben, während Sie das rechte Knie beugen.

↓ Ausatmen

Beim Ausatmen:
Kommen Sie in eine Vorwärtsbeuge und strecken Sie, wenn möglich, dabei das rechte Bein.

Beim Einatmen:
Heben Sie das gestreckte Bein und heben Sie gleichzeitig den Kopf und Oberkörper an.

Wiederholung: 6x

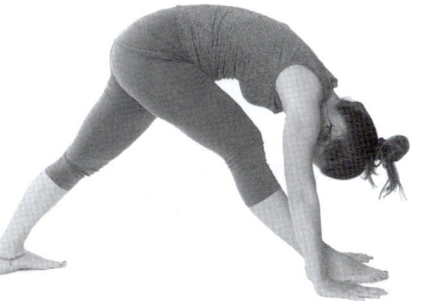

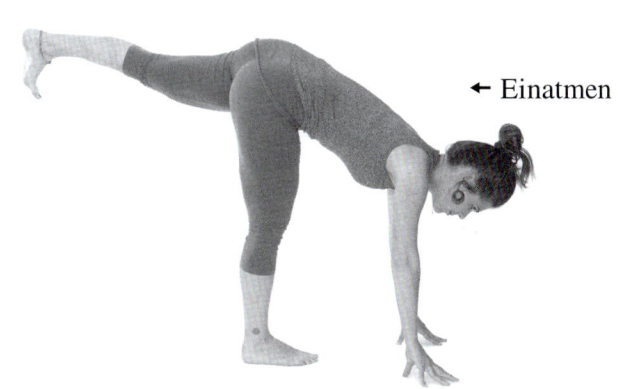

← Einatmen

5. HALTUNG: VARIANTE VIRABHADRASANA/ HELDENHALTUNG

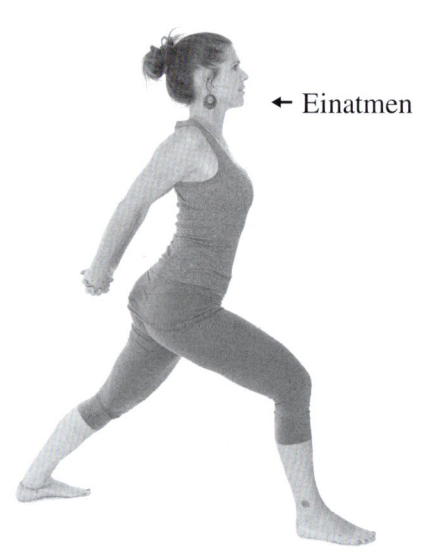

← Einatmen

Wirkung:
Dehnung des Brustraums und Mobilisierung der Brustwirbelsäule.

Ausführung:
Bringen Sie wieder den rechten Fuß mit einem Schritt nach vorne, während der linke Fuß 45 Grad nach außen gedreht ist und das rechte Bein gebeugt wird.

Beim Einatmen:
Verschränken Sie die Finger hinter dem Rücken ineinander und strecken Sie dabei beide Arme. Achten Sie darauf, dass Sie die Schulterblätter nach unten und nicht zu fest zusammenziehen, was ansonsten den oberen Rücken und die Atmung blockieren kann.

Wiederholung: 6 Atemzüge jede Seite

6. HALTUNG: PARSHVA KONASANA/ SEITLICHE WINKELHALTUNG

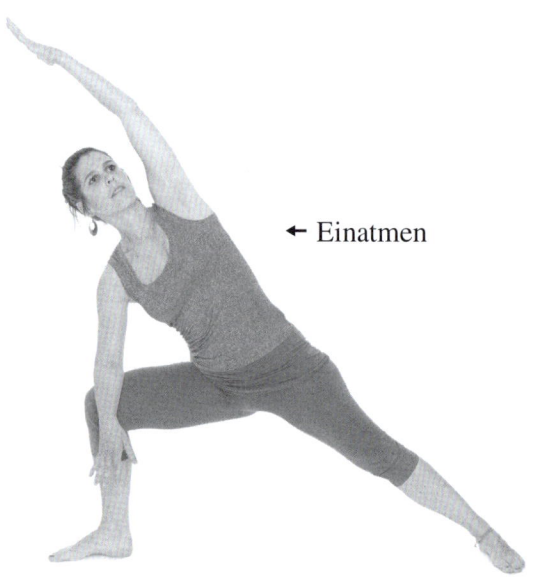

← Einatmen

Wirkung:
Dehnung der seitlichen Bauch- und Rumpfmuskulatur. Aktivierung verschiedener Energiebahnen wie die des Herzens und des Kreislaufs.

Ausführung:
Kommen Sie in eine Standhaltung mit weit auseinandergegrätschten Beinen. Der rechte Fuß ist 90 Grad nach außen gedreht. Das rechte Knie ist gebeugt. Kommen Sie in eine Seitwärtsbeuge und stützen Sie die rechte Hand auf dem rechten Oberschenkel ab. Drehen Sie den Kopf nach unten, sodass Sie den rechten Fuß sehen können.

Beim Einatmen:
Bewegen Sie den linken Arm über den Kopf hinaus und dehnen Sie die linke Rumpfseite.

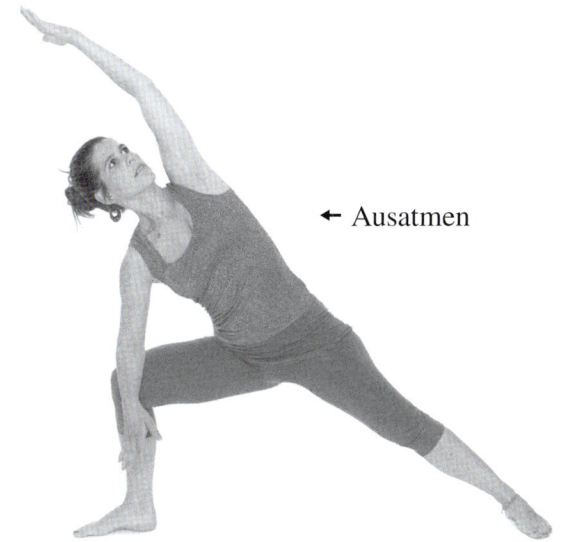

← Ausatmen

Beim Ausatmen:
Drehen Sie die linke Rippenseite noch mehr nach oben, um die Dehnung im Rumpfbereich zu optimieren.

Wiederholung: Auf jeder Seite 6-8x, Atemzüge in der Stellung dynamisch

---

7. HALTUNG: UTTANASANA/VORBEUGE IM STEHEN

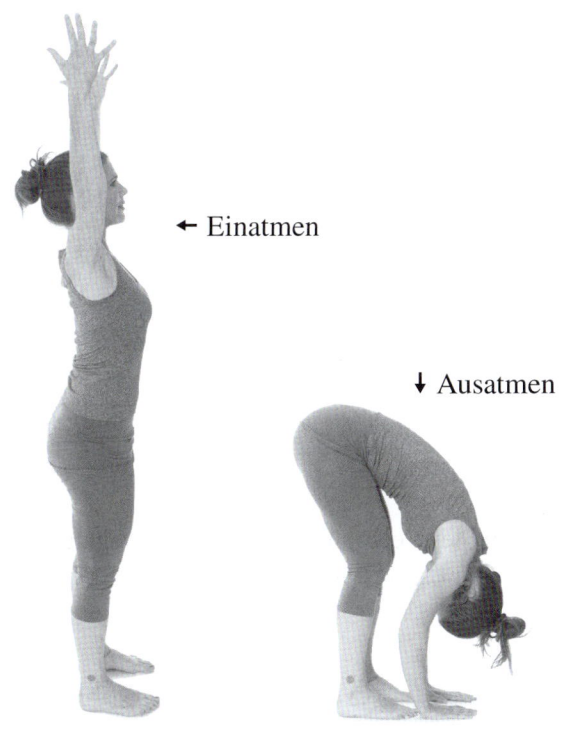

← Einatmen

↓ Ausatmen

Wirkung:
Dehnung des unteren Rückens und Ausgleichsübung für die Beinmuskulatur.

Ausführung:
In der Standhaltung die Füße hüftbreit auseinander aufstellen.

Beim Einatmen:
Beide Arme seitlich über den Kopf führen.

Beim Ausatmen:
Kommen Sie mit gestrecktem Rücken langsam in die Vorbeuge, während Sie beide Knie beugen.

Wiederholung: 8-10x

8. HALTUNG: EKAPADA RAJAKAPOTASANA/TAUBE

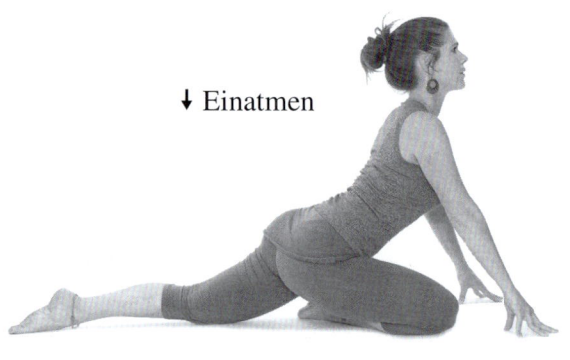

↓ Einatmen

↑ Ausatmen

Wirkung:
Dehnung der tiefliegenden Gesäß- und Brustmuskulatur. Kräftigung der Rückenstreckermuskeln sowie Mobilisierung der Brustwirbelsäule.

Ausführung:
Knien Sie auf dem rechten Knie und strecken Sie das linke Bein nach hinten aus.
Bringen Sie das rechte Knie nach rechts außen. Beide Handflächen sind auf dem Boden aufgestützt.

Beim Einatmen:
Heben Sie das Brustbein und machen Sie eine Rückbeuge, um den Brustkorb möglichst zu weiten.

Beim Ausatmen:
Lassen Sie die Schulterblätter senken.

Wiederholung: Auf jeder Seite 6 Atemzüge in der Stellung bleiben

Hinweis:
Achten Sie darauf, den Nacken und den unteren Rücken in der Länge zu halten und nicht zu stauchen.

9. HALTUNG: JANU SHIRSHASANA/ SITZHALTUNG MIT KOPF ZUM KNIE

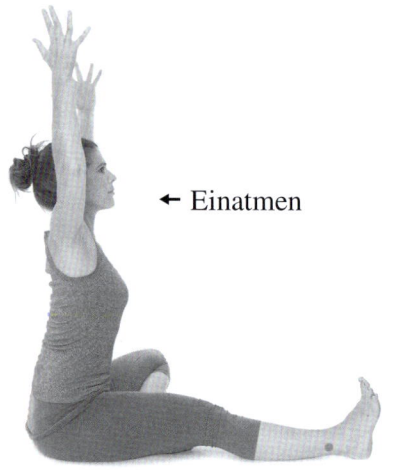

← Einatmen

Wirkung:
Dehnung und Ausgleich für den unteren Rücken.

Ausführung:
Sitzen Sie aufrecht und strecken Sie das linke Bein aus. Das rechte Bein ist gebeugt, die Ferse an der Innenseite des linken Oberschenkels angelegt.

Beim Einatmen:
Heben Sie beide Arme gestreckt über den Kopf und verlängern Sie die Wirbelsäule.

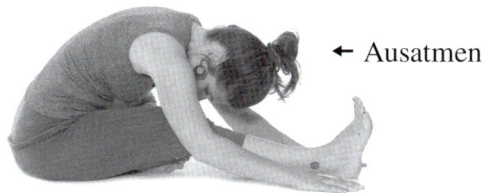

← Ausatmen

Beim Ausatmen:
Beugen Sie sich nach vorne und legen Sie die Handflächen, wenn möglich, auf den Boden.

Wiederholung: 8x jede Seite

---

10. HALTUNG: VARIANTE SIDDHASANA/ SITZHALTUNG DER VOLLENDETEN

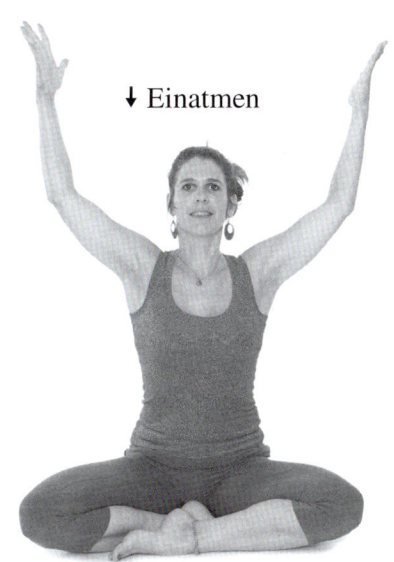

↓ Einatmen

Wirkung:
Aktivierung des Herzchakras und Verlängerung der Ausatmung. Zentrierung des Geistes und Verbindung mit dem höchsten Bewusstsein.

Ausführung:
Setzen Sie sich auf ein Kissen. Die rechte Ferse ist nahe am Kissen platziert. Der linke Fuß liegt vor dem rechten. Richten Sie das Becken und die Wirbelsäule auf.

Beim Einatmen:
Heben Sie beide Arme gestreckt seitlich nach oben.

Beim Ausatmen:
Rezitieren Sie 3x das Mantra OM und legen Sie am Ende die Fingerspitzen auf das Brustbein.

Wiederholung: 8x

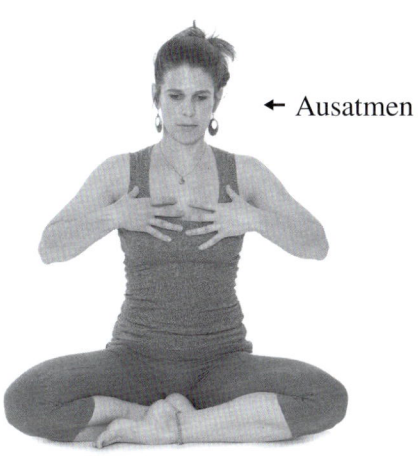

← Ausatmen

11. HALTUNG: SIDDHASANA/ SITZHALTUNG DER VOLLENDETEN

↓ Einatmen

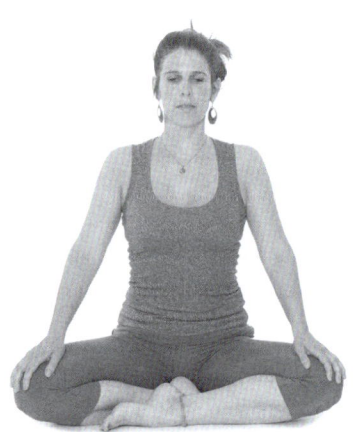

↑ Ausatmen

Wirkung:
Verlängerung der Einatmung und erhöhte Sauerstoffaufnahme. Anregung des Sympathikus und Stärkung der Lungenkapazität.

Ausführung:
Bleiben Sie in der Sitzhaltung auf einem Kissen. Falls Ihnen die Haltung schwerfällt, können Sie sich auch auf einen Stuhl setzen.

Beim Einatmen:
Beginnen Sie damit, dass Sie 6 Sekunden lang einatmen, und steigern Sie sich dann bei jeder Einatmung, bis Sie an Ihre Grenze kommen. Respektieren Sie dabei Ihre Grenzen.

Beim Ausatmen:
Entspannt und tief ausatmen, ohne zu zählen.

Wiederholung: 3-5 Minuten

Reflexion:
Gibt es Gefühle wie Trauer und Wut, die ich festhalte?

Bhavana/Geistige Ausrichtung:
„Ich öffne mich für Aussöhnung und Vergebung und entdecke den Sinn des Lebens:"

Burnout

Stadien und Ursachen aus psychosomatischer Sicht

Die Entstehung eines Burnouts erfolgt schleichend. Meist beginnt es mit dem Bedürfnis, sich beweisen zu müssen: Hohe Ansprüche an sich selbst, der Drang zum Perfektionismus, ein hohes Tempo und keine Zeit für Erholung kennzeichnen den Beginn des Burnout. Im nächsten Stadium steigert sich das Bedürfnis danach, Verantwortung zu übernehmen: Der Glaube, sich selbst um alles kümmern zu müssen, Ängste vor Versagen, ein schlechtes Gewissen und Sicherheitsdenken dominieren das Feld. Im dritten Stadium tritt eine verringerte Selbstwahrnehmung auf. Die Selbsteinfühlung und die Wahrnehmung eigener wichtiger Bedürfnisse sind zunehmend vernebelt. Erste Erschöpfungszustände treten auf, weil Grenzen nicht erkannt werden. Vergesslichkeit und Unachtsamkeit (Unfälle) werden häufiger.

Im vierten Stadium ist eine zunehmende Konfliktvermeidung zu beobachten: Es können kaum noch klare Entscheidungen getroffen werden. Mutlosigkeit beim Vertreten eigener Positionen, Scheu vor Auseinandersetzungen und Unzufriedenheit breiten sich aus. Ersatzbefriedigung mit Süßigkeiten oder Alkohol nehmen zu und erste gesundheitliche Auffälligkeiten und Krankheitssymptome stellen sich ein. Im nächsten Stadium gehen zunehmend soziale Bindungen verloren, da sich alles nur noch um das eigene Ich zu drehen beginnt und man häufig nur noch die eigenen Vorteile im Auge hat. Dies führt zu noch größerer Isolation, einem hohen Kontrollbedürfnis, Bitterkeit, Zynismus, emotionaler Verflachung und der weiteren Flucht in Süchte (wie Nikotin, Alkohol, Fernsehen). Die Verdrängung von Konflikten und Bedürfnissen, zunehmende Heimlichkeiten, Desorientierung und Umdeutung von Werten führen dazu, dass das Gespür für die Relativität von Ereignissen verloren geht. Wichtiges ist von Unwichtigem nicht mehr zu trennen.

In der sechsten Phase kommt es zu einer verstärkten Verleugnung auftretender Probleme. Die subtilen Vernachlässigungen der persönlichen Bedürfnisse verstärken sich und der Zynismus steigert sich eher noch. Die siebte Phase ist von zunehmendem Rückzug geprägt, Gefühle von Hoffnungslosigkeit und Orientierungslosigkeit nehmen überhand. Dem folgt eine achte Phase der Persönlichkeitsveränderungen mit tiefer Selbstverneinung, die eine zunehmende innere Leere und dadurch verursachte schwere Phobien und Panikattacken auslösen kann. Die Betroffenen fühlen sich nutzlos, ausgezehrt, erledigt – kurz: einfach fertig. An diesem Punkt ist einem alles egal. Die Verzweiflung und die Erschöpfung haben das Ruder vollends übernommen und sind oft die einzigen noch wahrnehmbaren Gefühle. Die Initiative und Motivation sind am Nullpunkt angekommen, die Depression ist manifest geworden. Ein starkes Symptom ist hier der Wunsch nach Dauerschlaf, erste Suizidgedanken tauchen auf.

Aufgaben

- Selbstwahrnehmung trainieren
- Herausfinden, was man wirklich will, was sich gut anfühlt, was das Herz wirklich zum Lachen bringt und wo man sich in Mustern und Programmen verfängt, die einen von sich selbst trennen
- Radikaler Ausstieg aus dem gewohnten Programm
- Kurse über Selbsteinfühlung

Weitere Maßnahmen

- Meditation
- Natürliche Vitamine
- Wichtige pflanzliche Heilmittel: Braunalgen Kapseln, Rosenwurzextrakte, Ginseng, Astragalus-Wurzel, Ling Zhi Pilze

Yogaprogramm bei Burnout

Wirkungen:

- Entspannung von Nacken- und Schultermuskulatur
- Lösen von Erschöpfung und Müdigkeit und neue Energie auf allen Ebenen
- Aktivierung der Energiebahnen von Herz, Kreislauf, Lunge und Nieren
- Verlängerte Ausatmung und vermehrte Ausscheidung von Säure
- Verlängerte Einatmung und vermehrte Sauerstoffaufnahme
- Entspannung der verschiedenen Zwerchfelle in Becken, Bauch und Hals und Entspannung im Kiefer
- Erkenntnis über die wahren Bedürfnisse und Ziele in unserem Leben
- Geistige Ausrichtung auf die Stimme des Herzens

1. HALTUNG: SHAVASANA/TOTENSTELLUNG

↓ Einatmen

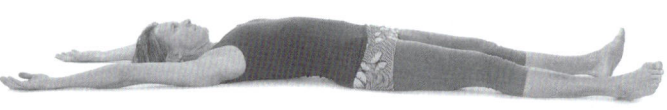

↓ Ausatmen

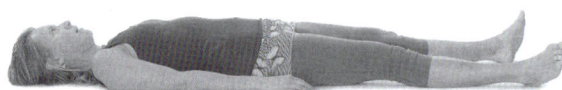

Wirkung:
Entspannung des Kiefers und Verlängerung der Ausatmung, was auch die Müdigkeit löst.

Ausführung:
Kommen Sie in die Rückenlage und strecken Sie beide Beine nach vorne aus. Falls das unbequem ist, können Sie die Füße nahe am Gesäß aufstellen. Die Arme liegen seitlich neben dem Körper.

Beim Einatmen:
Bringen Sie beide Arme gestreckt über den Kopf hinaus.

Beim Ausatmen:
Bringen Sie die Arme zurück, während Sie den Mund weit öffnen und den Laut HA tönen, was den Kiefer entspannt.

Wiederholung: 8-10x

2. HALTUNG: ARDHA APANASANA/ HALTUNG DES APANA-WINDES

↓ Einatmen

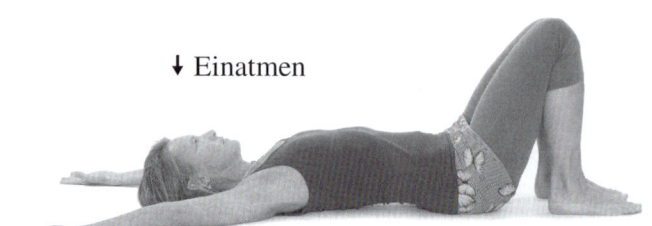

↓ Ausatmen

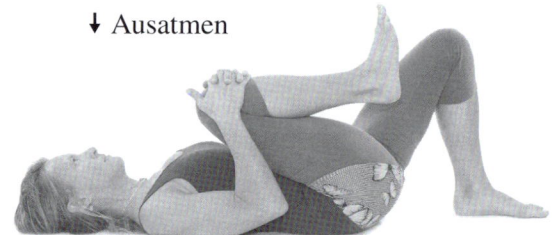

Wirkung:
Entspannung des unteren Rückens und des Gesäßbereichs.

Ausführung:
In der Rückenlage stellen Sie beide Füße nahe am Gesäß auf.

Beim Einatmen:
Bringen Sie die Arme v-förmig seitlich nach oben.

Beim Ausatmen:
Ziehen Sie mit beiden Händen das rechte Knie Richtung Brustkorb an.

Wiederholung: 8-10x jede Seite

3. HALTUNG: DVIPADA PITHAM/SCHULTERBRÜCKE

↓ Einatmen

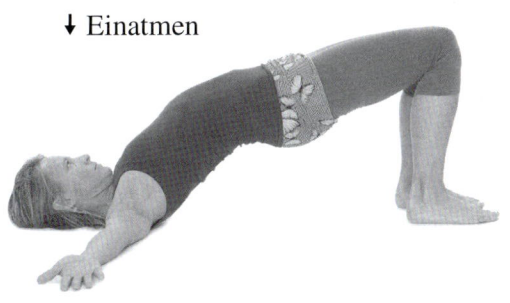

↓ Ausatmen

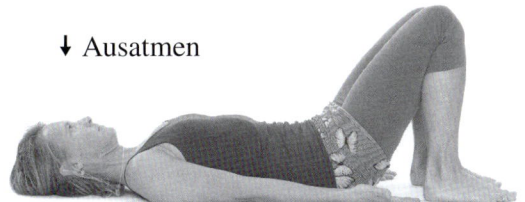

Wirkung:
Dehnung der Brustmuskeln und Aktivierung der Einatmung sowie der Energiebahnen im Lungenbereich.

Ausführung:
Bleiben Sie in der Rückenlage mit den Füßen hüftbreit und nahe am Gesäß aufgestellt.

Beim Einatmen:
Heben Sie das Gesäß vom Boden ab und strecken Sie dabei die Arme seitlich aus. Konzentrieren Sie sich dabei auf das Weiten des Brustkorbes.

Beim Ausatmen:
Legen Sie den Rücken und das Gesäß wieder auf dem Boden ab und bringen Sie die Arme seitlich neben den Körper.

Wiederholung: 8-10x

4. HALTUNG: BHUJANGASANA/KOBRA

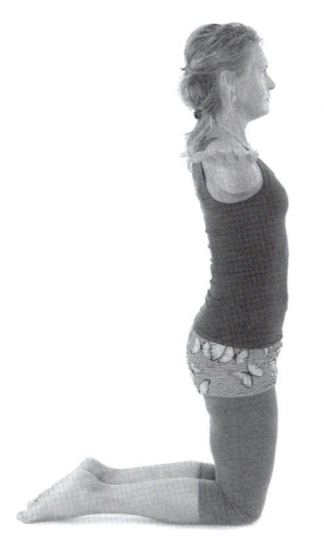

← Einatmen

Wirkung:
Aktivierung des Kreislaufs und Kräftigung der tief liegenden Rückenstrecker.

Ausführung:
Kommen Sie in den Kniestand.

Beim Einatmen:
Bringen Sie die Arme seitlich auf Schulterhöhe.

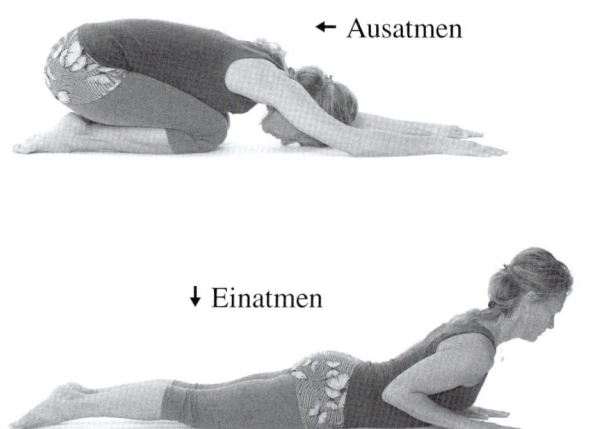

← Ausatmen

↓ Einatmen

Beim Ausatmen:
Kommen Sie in eine Vorwärtsbeuge und bringen Sie das Gesäß auf die Fersen.

Beim Einatmen:
Heben Sie den Rumpf mit der Kraft des Rückens an und stützen Sie sich nur leicht mit den Händen ab. Vermeiden Sie es, den unteren Rücken zu stauchen, indem Sie die Bauchmuskeln aktivieren und die Leisten lang machen.

Wiederholung: 6x

5. HALTUNG: VIRABHADRASANA/HELDENHALTUNG

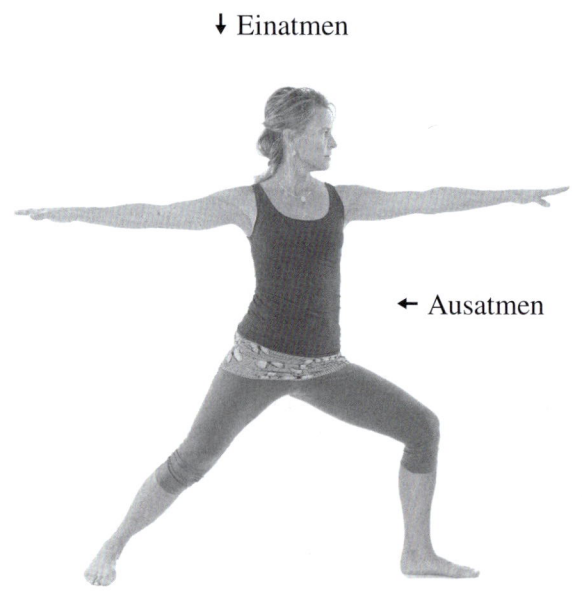

↓ Einatmen

← Ausatmen

Wirkung:
Verlängerung der Atmung und Energetisierung. Dehnung der Brust- und Rippenmuskeln.

Ausführung:
Kommen Sie in die Standhaltung. Machen Sie mit dem linken Bein einen großen Schritt nach vorne. Der rechte hintere Fuß ist 90 Grad nach außen rotiert.

Beim Einatmen:
Beugen Sie das linke Knie, bis es in einer senkrechten Linie zum Fußknöchel steht, und heben Sie beide Arme seitlich auf Schulterhöhe. Spreizen Sie die Finger und schauen Sie zur linken Hand. Verlängern Sie die Einatmung bis zu dem Punkt, an dem es Ihnen noch angenehm ist.

Beim Ausatmen:
Lassen Sie die Schulterblätter entspannt nach unten sinken und verlängern Sie die Ausatmung ganz bewusst.

Wiederholung: Auf jeder Seite 6 Atemzüge in der Stellung bleiben

6. HALTUNG: VARIANTE ARDHA UTKATASANA/HALBE HOCKE

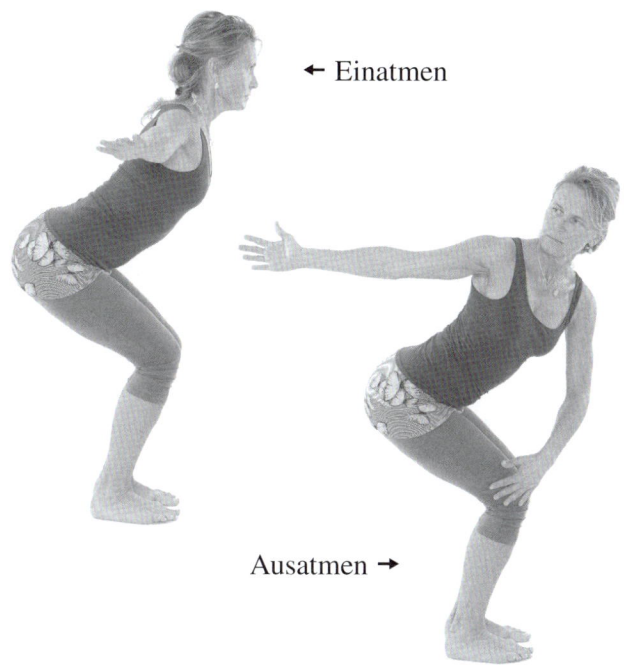

← Einatmen

Ausatmen →

Wirkung:
Mobilisierung von Brustwirbelsäule und Nacken. Kräftigung für Füße, Rücken und Beine.

Ausführung:
Kommen Sie wieder in die Standhaltung mit den Füßen hüftbreit auseinander.

Beim Einatmen:
Kommen Sie in die halbe Hocke und strecken Sie dabei die Arme seitlich aus.

Beim Ausatmen:
Drehen Sie den Oberkörper, den Kopf und den rechten Arm zur rechten Seite.

Wiederholung: 8x jede Seite

7. HALTUNG: VARIANTE PRASRITA PADOTTANASANA/ VORBEUGE MIT GEGRÄTSCHTEN BEINEN

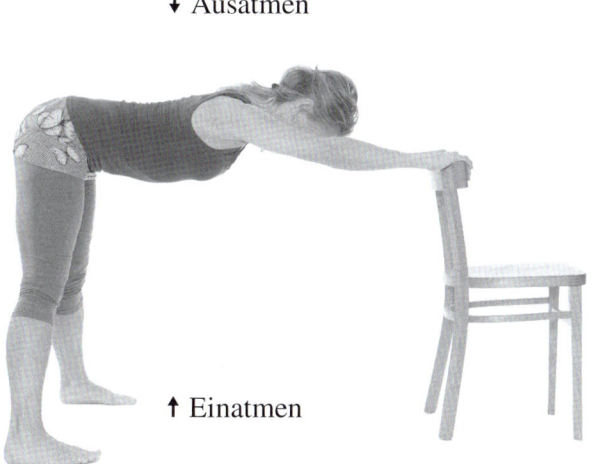

↓ Ausatmen

↑ Einatmen

Wirkung:
Dehnung und Kräftigung der Rückenstrecker. Verlängerung der Einatmung und Streckung der Wirbelsäule.

Ausführung:
Stehen Sie aufrecht mit den Beinen weit auseinander gegrätscht. Die Hände legen Sie auf eine Stuhllehne oder an eine Wand.

Beim Ausatmen:
Kommen Sie in die halbe Vorwärtsbeuge und legen Sie die Hände auf die Stuhllehne. Falls die Beinmuskeln sehr verkürzt sind, können Sie als Anpassung die Knie leicht beugen.

Beim Einatmen:
Halten Sie nach dem Einatmen den Atem jeweils einige Sekunden an. Bei Herzbeschwerden und Bluthochdruck den Atem nicht anhalten.

Wiederholung: 8 Atemzüge in der Haltung bleiben

8. HALTUNG: VARIANTE ADHO MUKHA SHVANASNA/ HUNDEHALTUNG

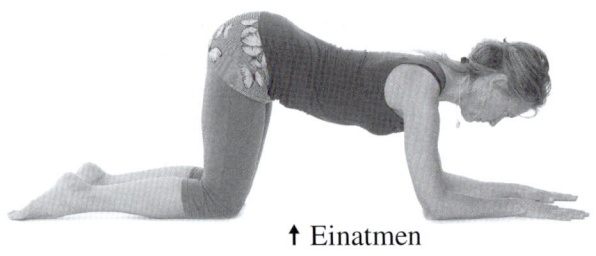

↑ Einatmen

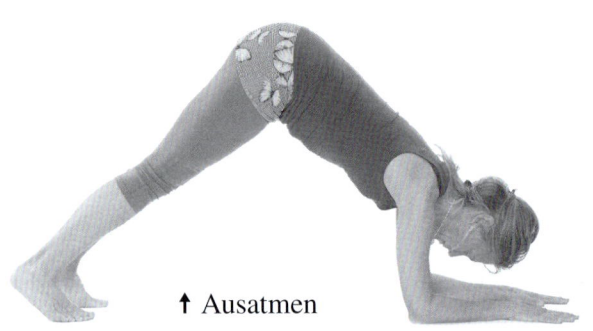

↑ Ausatmen

Wirkung:
Kräftigung im Arm- und Schulterbereich und Dehnung im Rücken.

Ausführung:
Kommen Sie in den Vierfüßlerstand.

Beim Einatmen:
Senken Sie den Rumpf etwas und kommen Sie mit den Unterarmen auf den Boden.

Beim Ausatmen:
Bewegen Sie das Gesäß nach oben und kippen Sie das Becken nach vorne. Die Fersen sind vom Boden abgehoben, um die Streckung des Rückens zu optimieren.

Wiederholung: 8-10x

9. HALTUNG: PASHIMOTTANASANA/ RÜCKENDEHNUNGSHALTUNG

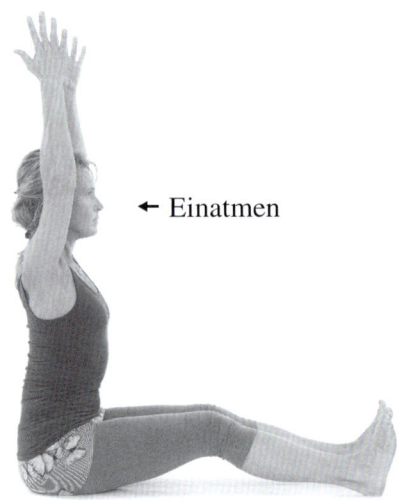

← Einatmen

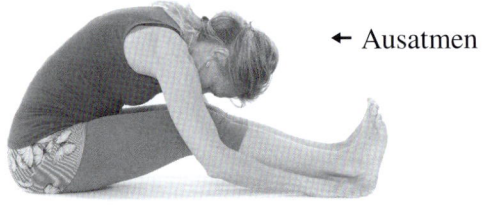

← Ausatmen

Wirkung:
Dehnung und Entspannung im unteren Rücken.

Ausführung:
Kommen Sie in den aufrechten Sitz und strecken Sie beide Beine nach vorne aus. Falls es Ihnen Mühe macht, das Becken aufzurichten, setzen Sie sich auf ein Sitzkissen und beugen die Knie leicht.

Beim Einatmen:
Strecken Sie beide Arme über den Kopf hinaus.

Beim Ausatmen:
Kommen Sie in eine Vorwärtsbeuge mit leicht gebeugten Knien. Falls Sie sehr beweglich sind, können Sie die Beine auch ganz ausstrecken.

Wiederholung: 8x und dann 6 Atemzüge in der zweiten Haltung verweilen

10. HALTUNG: SHAVASANA/TOTENSTELLUNG

↓ Einatmen

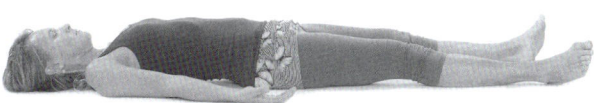

↑ Ausatmen

Wirkung:
Lösen von Blockaden in den verschiedenen Zwerchfellen. Löst Müdigkeit und schenkt neue Energie.

Ausführung:
Kommen Sie in die Rückenlage und strecken Sie die Beine nach vorne aus.

Beim Einatmen:
Atmen Sie vom Brustkorb zum Bauch und bis in den Beckenboden. Mit jeder neuen Einatmung verlängern Sie den Atem ganz sanft und achtsam.

Beim Ausatmen:
Atmen Sie vom Beckenboden, Bauch und dann vom Brustkorb in die umgekehrte Richtung aus. Bei jeder Ausatmung den Atem etwas verlängern.

Wiederholung: 3-5 Minuten

Reflexion:
Was sind meine inneren Bedürfnisse und meine Herzenswünsche?

Bhavana /Geistige Ausrichtung:
„Ich öffne mich für die innere Stimme des Herzens und folge ihr in meinen Handlungen."

„Mögen diese Yogaprogramme Ihre Heilung und Gesundheit fördern."

Index der Asanas

Anmerkung: In diesem Buch finden Sie viele Varianten der klassischen Haltungen.

Sachregister

Literaturangaben

Gabriel Cousens, Individuelle Ernährung mit Ayurveda, Hans Nietsch Verlag, 1997

Imogen Dalmann und Martin Soder, Heilquelle Yoga, Viveka, 2013

Ingfried Hobert, Heilgeheimnisse aus Tibet, Via Nova, 2014

Ingfried Hobert, Körperbewusstsein und Zellintelligenz, Crotona, 2011

Ingfried Hobert, Die Medizin der Aborigines, Oesch Verlag, 2007

Ingfried Hobert, Die Praxis der Traditionellen Tibetischen Medizin, O. W. Barth, 2010

Ingfried Hobert, Zurück zur Mitte, O. W. Barth, 2008

Remo Rittiner, Finde den Meister in Dir (CD), Via Nova, 2012

Remo Rittiner, Yoga für Nacken und Schultern (DVD), Via Nova, 2012

Remo Rittiner, Heilquelle Yoga (DVD), Via Nova, 2008

Remo Rittiner, Das große Yogatherapiebuch, Via Nova, 2009

Remo Rittiner, Yoga Meditation (CD), Via Nova, 2008

Remo Rittiner, Vertraue dem Meister in Dir, Windpferd Verlag, 2013

Kontaktadressen

Dr. med. Ingfried Hobert
Praxis für Ganzheitsmedizin
TCM – Tibetische Medizin – Naturheilverfahren
An der Friedenseiche 5
D-31515 Steinhude am Meer
Tel. 05033/9503-0 Fax. 05033/9503-33
mobil: 0172-5174317
praxis@drhobert.de
www.drhobert.de
www.ethnomed-akademie.de

Remo Rittiner
Ayur Yoga
Remo Rittiner
Chlosstrasse 24
CH-8873 Amden
www.ayuryoga.ch
info@ayuryoga.ch
Tel. 0041 76 565 98 26

Schweiz

Silvia Anklin Crittin
SHAKTI Ayurveda & Yoga Kompetenzzentrum
Kniestrasse 10
CH-8640 Rapperswil
yoga@ay-shakti.ch
076 583 06 12
www.ay-shakti.ch

Theres Guggenbühl
Anjali-Yoga & Dance Inspiration
CH-Zürich
info@anjali-yoga-dance.ch
+41 77 413 29 09
www.anjali-yoga-dance.ch

Gabriele Wilcke
esprit Raum für bewusste Bewegung
Badenerstrasse 15
CH-5442 Fislisbach
gaby@yogaby.ch
+41 79 746 14 89
www.yogaby.ch

Ruth Deflorin
dipl. Ayur-Yogalehrerin und Yogatherapeutin
Flachsacherstrasse 5
CH-5242 Lupfig
deflorin.ruth@bluewin.ch
+41 79 255 27 93
www.ruth-ayuryoga.ch

Jacqueline Spahn
dipl. Yogalehrerin und Yogatherapeutin
CH-Luzern/Winterthur/Zürich
jspahn@gmx.ch
+41 (0)77 447 99 06

Christine Sladek
Höldeliweg 23CH-4460 Gelterkinden
info@alaya-yoga-tanz.ch
+41 61 981 57 70
www.alaya-yoga-tanz.ch

Verena Sommer
dipl. Yogalehrerin und Yogatherapeutin
CH-Tessin
info@deayoga.ch
+41 79 549 55 62
www.deayoga.ch

Cécile Roth
CH-Embrach
+41 79 396 37 73
www.yoga-chai.ch

Ruth Peier
Yoga for Wellness
Guyer-Zellerstrasse 6
CH-8620 Wetzikon
info@yogaforwellness.ch
+41 43 497 00 33

Karin BAECHLE
Ayuryoga
Dipl. Yoga Lehrerin/-Therapeutin
Kanalstrasse 32
CH-5210 Windisch
info@karin-ayuryoga.ch
+41 76 390 2477
www.karin-ayuryoga.ch

Vivianne Kammermann
Pranadance Studio
dipl. Yogalehrerin und Yogatherapeutin
General-Wille-Str. 61
CH-Meilen
vivianne@pranadance.ch
+41 (0)76 567 55 57
www.pranadance.ch

Ivana Stutz
Yoga-Jaya, Raum für Körper,
Atem + Geist
CH-Zürcher Oberland
+41 44 939 17 87
www.yogajaya.ch

Andrea Gabriel
CH-Zürich
andreja.gabriel@gmail.com

Kathrin Görög
CH-8907 Wettswil a.A.
kgorog@bluewin.ch
+41 76 567 25 77

Zeynep Yerdelen Fanti
Ayur Yoga Therapeutin.
Fatiostrasse 35
CH-4056 Basel
zyerdelen@hispeed.ch
+41 (0)79 475 36 31

Birgit Duden
dipl. Yogatherapeutin
CH-St. Gallen
birgit.duden@bluewin.ch
+41 76 740 36 62

Margot Teysseire
Yoga.art
Massage & Wellness
Litternaring 123930 Visp
margot.teysseire@bluewin.ch
+41 79 628 92 83
www.yogaart.ch

Anna Mischol
Schiltweid 12
CH-6363 Fürigen
+41 79 765 67 85
www.annayoga.ch

Susanna Stalder
Praxis
Ekkehardstr. 9
CH-8006 Zürich
info@praxis-stalder
+41 43 538 40 17
www.praxis-stalder.ch

Gabi Hottinger
Dipl. Ayuryoga-Lehrerin und Yogatherapeutin
Loorenstr. 25 d
CH-8910 Affoltern a.A.
gabi.hottinger@datazug.ch
+ 41 44 760 37 94
www.yogastudio-looren.ch

Cony Fähndrich
CH-Luzern
+41 78 623 50 48
www.yogaraum-luzern.ch

Yvonne Frey
CH-5600 Lenzburg
+41 79 476 02 61
www.yoga-pilates-lenzburg.ch

Alexandra Huber
Sonnacker 55
CH-8905 Arni
komm@naturgeist.ch
+41 79 756 35 02
www.naturgeist.ch

Sandra Roth
CH-Zürich
+41 76 451 40 77
www.yogaplus.ch

Claudia Weller
CH-Wädenswil
clawell@web.de

Mark Oliver Bank
CH-Villeret/CH-Luzern
Info@yogaschule-atlas.ch
+41 76 501 89 79
www.yogaschule-atlas.ch
www.yogatherapie-luzern.ch

Barmettler Irene
Buddha Yoga Sadhana
Schiltistrasse 5
CH-6443 Morschach
buddhayogasadhana@gmail.com
+41 79 474 00 59

Anita Faes
Yogamoment
Brahmsstrasse 26
CH-8003 Zürich
info@yogamoment.ch
+41 44 401 21 72
www.yogamoment.ch

Kis Barmettler
dipl. Yogalehrerin und Shiatsutherapeutin
CH-6403 Küssnacht am Rigi
kis@barmettlerag.ch

Christine Barmettler
dipl. Yogalehrerin und Yogatherapeutin
CH-6403 Küssnacht am Rigi
cbarmettler@hotmail.ch
+41 79 424 53 73

Gesine Ufkes
Yogatherapie
CH-Zürich
g-sign@gmx.net

Renata Kaufmann-Häfliger
yogaVita
Dorfstrasse 8
CH-6236 Wilihof
info@yogavita.ch
+41 41 933 36 24
+41 79 739 32 49
www.yogavita.ch

Andrea Michaela Coco
CH-8049 Zürich
+41 79 712 45 20
www.samanayoga.ch

Marianne Stocker
CH-Wädenswil
marianne.stocker@hotmail.com
+41 44 781 34 81

Armin Meier
CH-8630 Rüti
arminmeyer48@bluewin.ch
www.yoga-astrologie-zentrum.ch

Beate Ziser
dipl. Yogatherapeutin
bziser@uhbs.ch
+41 78 617 88 50

Felizitas Giebfried
Dipl. Pflegefachfrau und dipl. Yogatherapeutin
Am Brunnenbächli 8
CH-8125 Zollikerberg
felizitas.giebfried@yahoo.de
+41 76 331 56 50

Christine Giner
Dance your Life
Dipl. Pflegefachfrau, dipl. Yogalehrerin
und dipl. Yogatherapeutin
Nord- West- & Zentralschweiz
www.priya-yoga.com

Simone Isaak
dipl. Yogalehrerin und Yogatherapeutin
CH-Winterthur
simone.isaak@hispeed.ch
+41 78 815 98 43
www.simoneyoga.ch

Deutschland

Andrea Zengerle
D-Freiburg im Breisgau
andrea.padmavati@googlemail.com
+49 176 567 14758
www.yoga-padmavati.de

Christoph Kraft
Ayur-Yogatherapie-Ausbildung in Deutschland
Kraftquelle-Yoga
Info@yoga-kraft.de
+49 6782 107 180
www.yoga-kraftquelle.de

Monika Wittner
Cranio-Sacrale Körperarbeit und Yoga
Anemonenweg 11
D-71686 Remseck
monika-wittner@web.de
+49 7146 880510
entspannung-bei-monika-wittner.de

Anke Prott
Ayurveda-, Klang- u. Yogatherapie
D-64739 Höchst i. Odenwald
abc@ayurveda-balance.com
+49 151/53 16 33 43
ayurveda-balance.com

Sabine Haag
Hochwaldstrasse 13
D-54427 Kell am See
+49 06589 91 74 85

Birgit Kaiser
500-h RYT Yogalehrerin, dipl. Yogatherapeutin
D-72072 Tübingen
kaiser.priv@freenet.de
+49 7071 68528

Ulrike Wagner
Yoga Dreiskau-Muckern
Landkreis Leipzig
yoga.in.dm@gmx.de
Tel.: 0049 34206 55201

Dahlberg Barbara
Zeppelinst. 20
DE -95444 Bayreuth,
dahlbergecke@web.de

Österreich

Dr. Peter Poeckh
Arzt und Yogatherapeut
leitet die Yogatherapie-Ausbildung 2015-2017 in Wien
(mit Remo Rittiner in der Intensivwoche)
+43 676 7090036
www.yogatherapie.co.at

Yogazentrum Mödling
Grenzgasse 40
2340 Mödling
office@yoga-austria.info
Tel. +43 676 937 21 97

Gesundheitszentrum Yoga Praxis und Osteopathie
Dr. med. Andreas Goldammer
und Mag. Martina Sommer-Goldammer
www.yogapraxis.org
Tel. +43 664 11 04 609

Gabi Baron
A-Salzburg
yogitha@gmx.at
+43 676 6924284
www.yogitha.at

Gudrun Teibler
Hochgarten 25
A-4182 Zwettl/Rodl
gudrun@teibler.com
+43 650 7412121

Mphil. Valerie Klein
Yogatherapie und Tanz
Wien/Linz
+43 699 17117420
www.valerieklein.at

Andrea Gabriel
A-Kärnten
andreja.gabriel@gmail.com

Stanislaus Bachofen-Echt
Mozartgasse 4/15
A-1040 Wien
sbe@chello.at

Bauer Irene
A-2620 Neunkirchen,
suryayoga@gmx.at

Bocksrucker Katharina
A-2620 Neunkirchen
katharina.bocksrucker@yoganesha.at

Foremniak Zdzislawa
Spundag. 14/RH 26
A-1210 Wien
z.foremniak@gmail.com
Gugler Ernst
Auf der Schön 2, Melk, AT
e@ex.gugler.at

Haiderer-Buder Susanne
Albrecht Dürerg.10
A-2232 Deutsch-Wagram
susanna-yoga@gmx.at

Mag. Tina Hofer-Leeb
Anzengruberstr. 19
A-3032 Eichgraben
tina.hofer-leeb@gmx.at

Hofreither Birgit
Serenadenring 38
A-4055 Pucking
birgit.hofreither@gmx.at

Kalina Natascha
Praxis für Kinesiologie und
Gesundheitsberatung/TCM mit
weltlichen Pflanzen/Vitalfeldtherapie
Am Anger 19
A-7100 Neusiedl am See
praxis@kraftwerk-Mensch.at

Hildegard Körbl
Holistic Pulsing
Hochstrasse 68/13
A-2380 Perchtoldsdorf
www.hildegard-koerbl.at
info@hildegard-koerbl.at

Krainer Natascha
Aichegg 160
A-8541 Schwanberg
keramikkrainer@gmx.at

Pawluk Christa
Mayrwinkl 16
A-4575 Rossleiten
pawluk.k@aon.at

Mag. Prückl Elisabeth
Ziegelofengasse 14
A-2325 Velm
lis.prueckl@aon.at

Rieberer Jasmin
Wolf-Huberstraße 10
A-4040 Linz
jasmin.rieberer@icb.at

Mag. Schöller Regina
In den Schnablern 12/5
A-2344 Maria Enzersdorf
regina.schoeller@kabsi.at

Siebenhandl-Seitz Margit
Kanalstraße 4/22
A-1220 Wien
m.siebenhandl-seitz@gmx.at

Stoiber Gertrude
Heide 19
A-2120 Obersdorf
gertrude-stoiber@gmx.net

Tauchner Claudia
2572 St.Corona am Schöpfl
AT
mc.tauchner@gmail.com

Trippl Brigitte
A-1130 Wien
www.sattvayoga.at

Trieb Traude
Kellergasse 1
A-2523 Tattendorf
hebamme.traude.trieb@gmx.at

Tuerl Sabine
Penzingerstaße 129/2/65
A-1090 Wien
sabine-tuerl@chello.at

Wegerer Helga
Hahng.8/11
A-2763 Muggendorf
goldfisch1@live.at

Shiatsu & Yoga Praxis Dakini
Weigel Antje
Johann Höslgasse 3/4
A-2511 Pfaffstätten
antje@shiatsu-dakini.at

Witzmann Uli
Berggasse 15
A-4040 Linz
uw@liwest.at

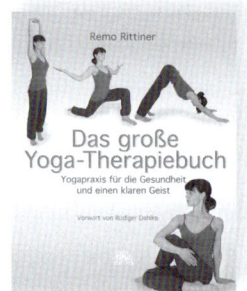
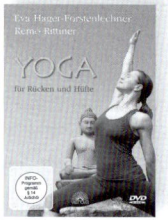
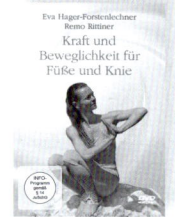
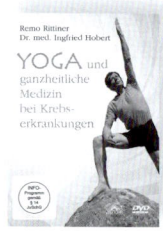
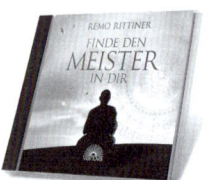
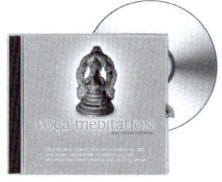
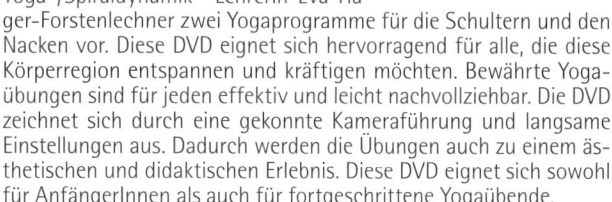
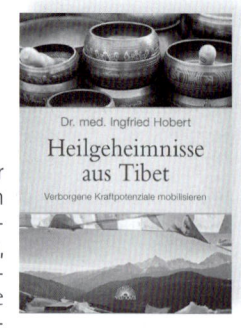

Kraftquelle Yoga
Das Praxisbuch des Viniyoga
Gary Kraftsow

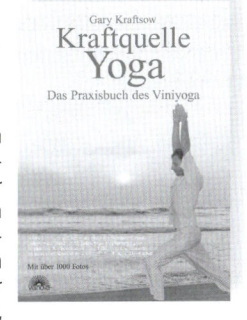

3. Auflage

Paperback, 360 Seiten, Großformat,
über 1000 Fotos, ISBN 978-3-86616-027-9

„Der Stern des Yoga geht auf." Mit diesen
Worten beginnt ein Buch, dessen Lektü-
re für alle Yoga-Praktizierenden zu einer
Sternstunde des Yoga werden kann. Im
ersten Teil des Buches, das auf einzig-
artige Weise eine Vielzahl von Themen
in großer Tiefe behandelt, erläutert der
Autor die Grundlagen der Yoga-Praxis,
zu denen körperliche Haltungen, der Atem und der richtige Aufbau
einer Yoga-Stunde gehören, sowie die Biomechanik der Bewegung
anhand einer Reihe praktischer, in sich abgeschlossener Übungsreihen. Der zweite Teil behandelt das enorm große Heilungspotenzi-
al, das der Yoga-Therapie innewohnt. Für eine Vielzahl körperlicher
und seelischer Erkrankungen zeigt der Autor – stets wissenschaft-
lich fundiert – eine Fülle von Übungsreihen und Haltungen, die in
hohem Maße zu ihrer Heilung beitragen können. Einzigartig sind
auch die exzellenten, über 1000 fotografischen Darstellungen und
detaillierten Anleitungen zu den einzelnen Asanas. Dieses Buch ist
eine Goldgrube praktischen Wissens, das den Leser immer wieder zu
neuen Erkenntnissen führen wird.

Heilquelle Yoga
Yogatherapie-Übungen
gegen Schmerzen
im unteren Rücken
Remo Rittiner

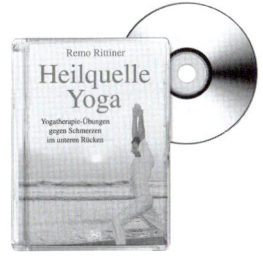

DVD, ISBN 978-3-86616-054-5

Die Wirbelsäule ist der Zauberstab
des Lebens. Der untere Rücken gehört
zu den schmerzanfälligsten Körper-
zonen. Gemäß vielen publizierten
Statistiken leidet in Europa jede dritte Person an Schmerzen im unteren Rücken. Viele Menschen sind täglich von chronischen Rückenschmerzen betroffen. Der therapeutische Yoga besitzt seit Jahrhun-
derten eine erprobte Heilkraft auch bei der Lösung von Rückenbeschwerden. Auf dieser DVD stellt Ihnen der bekannte Yogatherapeut
Remo Rittiner einfache und wirksame Yogaübungen zur Lösung von
Rückenschmerzen vor. Die zwei Yogaprogramme basieren auf seiner
langjährigen Erfahrung als Yogatherapeut mit zahlreichen Menschen
mit Rückenschmerzen. Ayur Yogatherapie basiert auf den Grundp-
rinzipien der Yogatradition von T. Krishnamacharya aus Indien und
integriert dabei Übungen aus der Muskelfunktionstherapie. Diese
Programme sind so einfach gestaltet, dass auch Menschen ohne Yo-
gaerfahrungen die Übungen gut ausführen können. Die Yogalehrerin
Patricia Bissegger macht die Übungen vor, während Remo Rittiner
mit meditativer Stimme die Übungen anleitet.

Klarer Geist – weites Herz
Die Wirkung des integrativen
Übens im Yoga
Helga Simon-Wagenbach

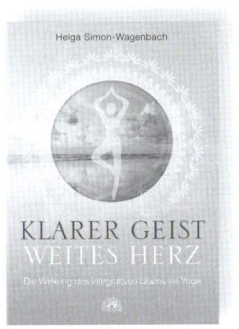

Hardcover, 240 Seiten, 108 Abbildungen,
ISBN 978-3-86616-250-1

Die integrativeYogapraxis, die zur Balance, zur Meditation und zur Heilung
führt, realisiert in einfachen und in an-
spruchsvollen Übungen das Zusammen-
wirken von Körper, Atem und höchster
Aufmerksamkeit. Spürende Achtsamkeit
als innere Haltung ermöglicht dadurch in
jeder Yogaübung auch die individuell stimmige Balance zwischen
Bemühen und Loslassen. Die Kunst des Übens im Yoga ist es, wie
die Autorin anschaulich und nachvollziehbar erklärt, diese verschiedenen Aspekte als wechselseitige Ergänzungen zu erfahren, die
zusammengehören und miteinander auf vielfältige Weise kommu-
nizieren. Dabei ist es wichtig, sich immer wieder daran zu erinnern,
dass es weniger auf das WAS des Übens als auf das WIE ankommt,
um eine innere Vision zu verwirklichen.

Gesund durch Yoga
Praktische Übungen
aus der Yogatherapie
Dr. med. Peter Poeckh

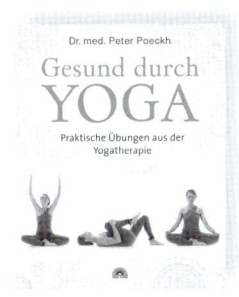

Klappen-Broschur, 160 Seiten, 189 farb.Fotos,
9 Grafiken, ISBN 978-3-86616-303-4

Dieses Buch ist eine Einladung an alle,
die die wunderbaren und wohltuenden
Wirkungen des Yoga am eigenen Leibe
erfahren möchten. Sowohl für Anfänger
als auch für Erfahrene bietet es einen

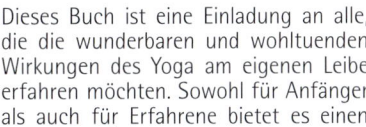

fundierten Überblick über das riesige Spektrum der Yogatherapie
mit all seinen Aspekten, wie Anatomie, Medizin, Philosophie, Meditation, und insbesondere der großen Bedeutung der Atmung. Besonders eindrücklich sind die klaren Anleitungen der einfachen und
zugleich sehr bewährten Übungen mit farbigen Fotos der Yogaposi-
tionen sowie die Darstellung verschiedener Yogaübungsprogramme
zu körperbezogenen und energetischen Themen. Ein wundervoll
erfrischendes Buch aus der gelebten Praxis, das es versteht, die Begeisterung am Yoga zu vermitteln.

Wie Yoga wirklich wurde
Ursprung und Entwicklung
der Lehre des Yoga
Ein Übungsprogramm nach dem
Yogameister T. Krishnamacharya
T.K. Sribhashyam

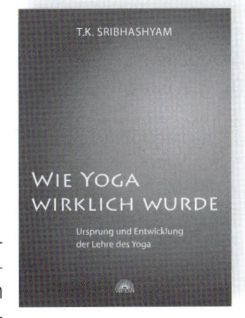

Klappenbroschur, 256 Seiten, 168 Fotos,
13 farbige Fotos, ISBN 978-3-86616-267-9

Yoga hat längst die westliche Welt ero-
bert und viele Menschen haben die heil-
samen Wirkungen dieser tiefgreifenden
Lebensphilosophie für sich selbst erfah-
ren. Was dieses neue Buch besonders auszeichnet, ist, dass es ein
Yoga-Wissen vermittelt, das aus der direkten und unmittelbaren
Überlieferung von einem Meister an den nächsten entspringt. Somit
werden dem Leser unverfälschte und tiefe Einblicke in die Ursprün-
ge einer mehr als tausendjährigen Tradition gewährt. Eine wertvolle
Gelegenheit, die Schätze des Yoga als exakte Wissenschaft für Körper, Geist und Seele neu zu entdecken. Die sehr detailliert beschriebenen praktischen Positionen und Atmungen offenbaren die Essenz
des Yoga, die sich dem Praktizierenden in ihrer ganzen Kraft und
Kostbarkeit erschließt.

Herz–Yoga
Die heilende Kraft
inniger Verbindung
Mark Whitwell

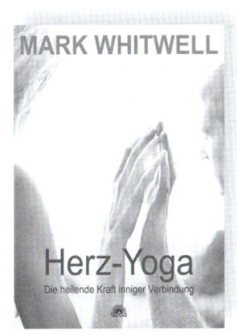

Paperback, 304 Seiten, 160 Fotos und Grafiken,
ISBN 978-3-86616-176-4

„Der höchste Ort yogischer Bewusstheit
ist das Herz, nicht der Kopf." Und im Herzen sind wir alle schon erleuchtet, meint
Mark Whitwell. Er studierte den Yoga bei
bedeutenden Meistern wie T.K.V. Desika-
char, der ihn auch in den Yoga des Yoga-
meisters T. Krishnamacharia einführt. Im „Herz-Yoga" wagt Whitwell
Revolutionäres: Er formuliert ein neues, ein eigenes Yogasutra des
Herzens: 44 knapp zusammengefasste Weisheiten über das Leben,
die Liebe und die Erleuchtung. Yoga ist für den Autor das Leben
selbst, ein Tanz des Männlichen und des Weiblichen in gegensei-
tigem Respekt. Wie sich dies auf die eigene, tägliche Yogapraxis
auswirken kann – auch dies kann man in diesem aufrüttelnden Buch
lernen.

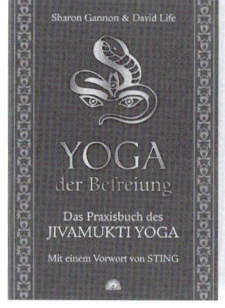
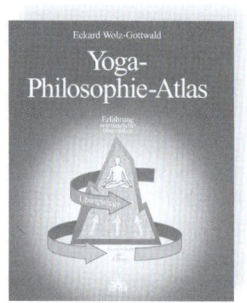
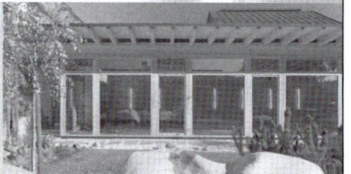
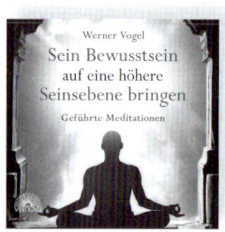
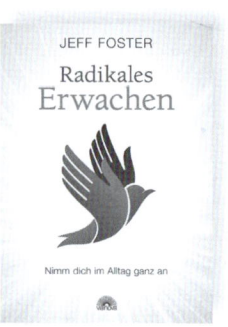
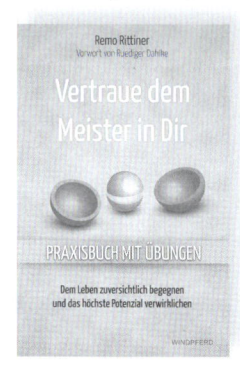